JN039550

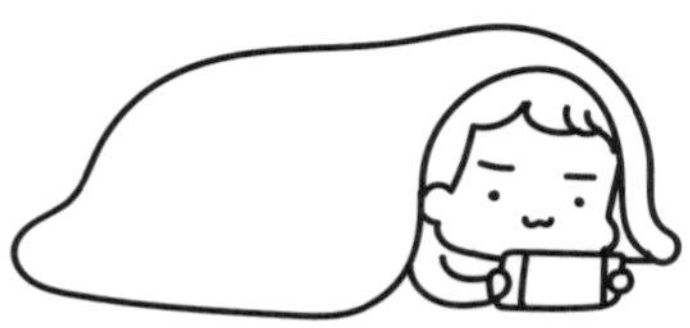

うちの子、ゲームして動画ばっかり見てますけど大丈夫ですか!?

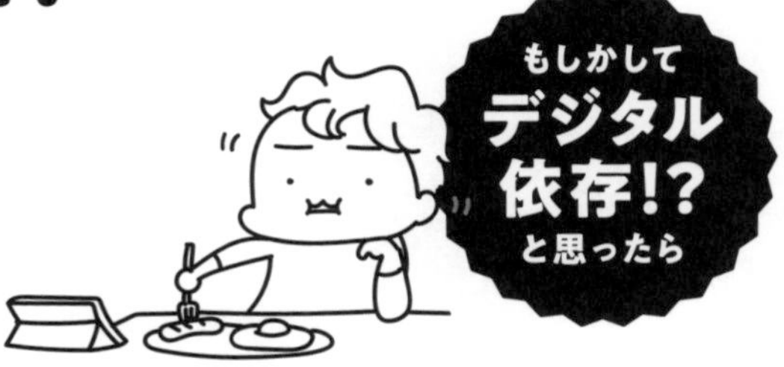

アベ ナオミ

監修 森山沙耶

KADOKAWA

プロローグ

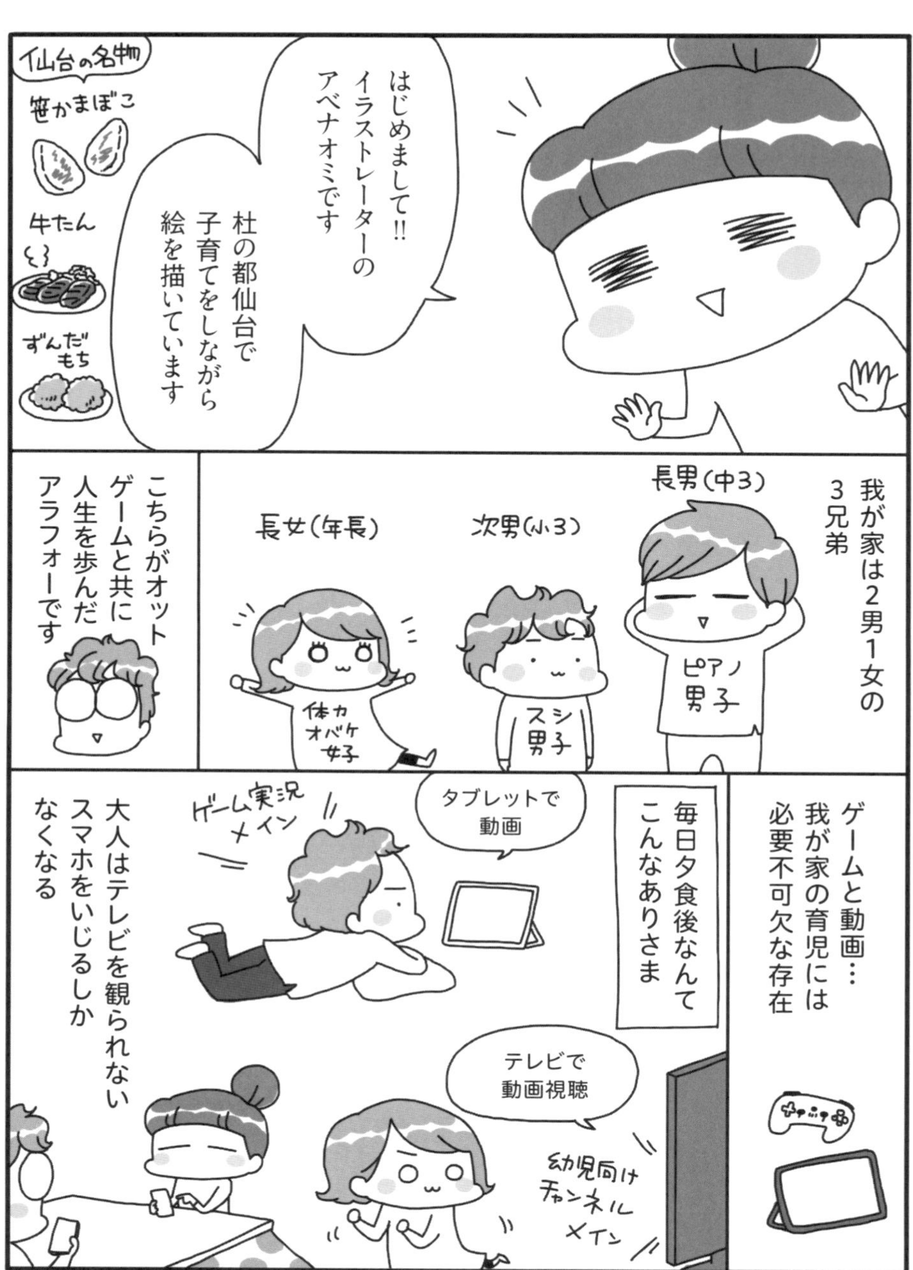

はじめまして!! イラストレーターのアベナオミです
杜の都仙台で子育てをしながら絵を描いています
仙台の名物
笹かまぼこ
牛たん
ずんだもち
我が家は2男1女の3兄弟
長男(中3)
ピアノ男子
次男(小3)
シス男子
長女(年長)
体力オバケ女子
こちらがオットゲームと共に人生を歩んだアラフォーです
ゲームと動画…我が家の育児には必要不可欠な存在
毎日夕食後なんてこんなありさま
タブレットで動画
ゲーム実況メイン
テレビで動画視聴
幼児向けチャンネルメイン
大人はテレビを観られないスマホをいじるしかなくなる

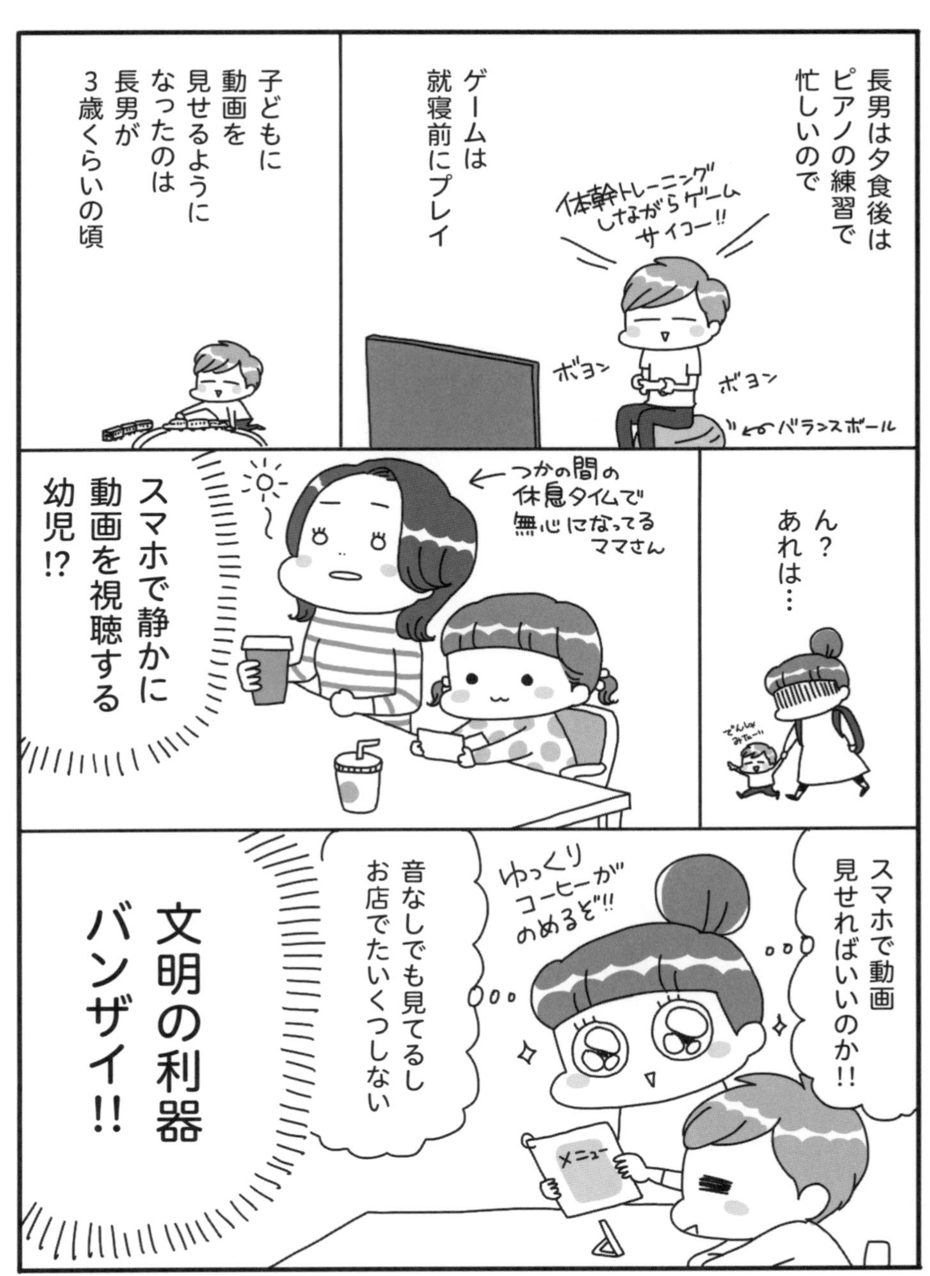

長男は夕食後はピアノの練習で忙しいので
ゲームは就寝前にプレイ
体幹トレーニングしながらゲームサイコー!!
ボヨン
ボヨン
バランスボール
子どもに動画を見せるようになったのは長男が3歳くらいの頃
ん？あれは…
つかの間の休息タイムで無心になってるママさん
スマホで静かに動画を視聴する幼児!?
スマホで動画見せればいいのか!!
ゆっくりコーヒーがのめるぞ!!
音なしでも見てるしお店でたいくつしない
メニュー
文明の利器バンザイ!!

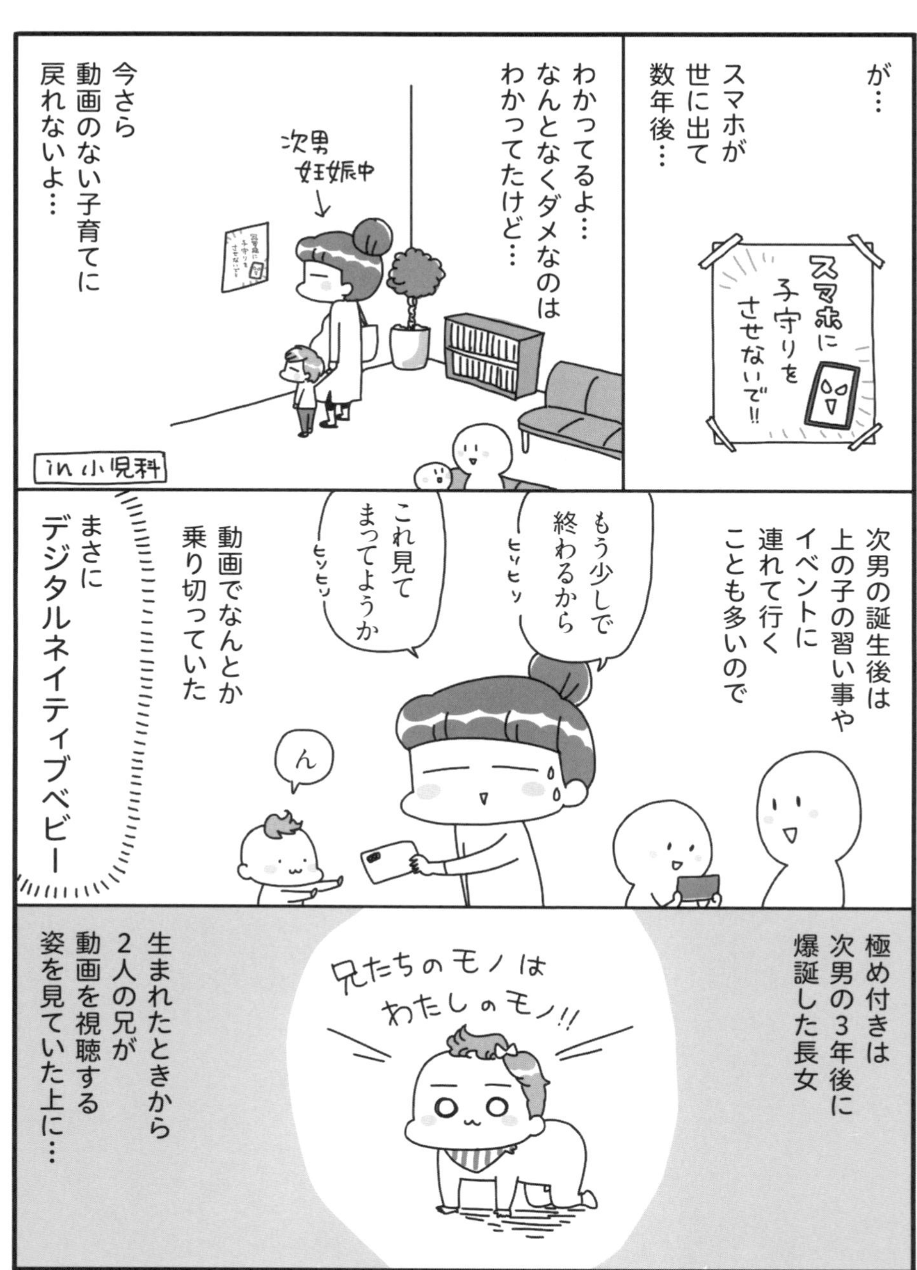
が…
スマホが
世に出て
数年後…
スマホに
子守りを
させないで!!
わかってるよ…
なんとなくダメなのは
わかってたけど…
次男
妊娠中
今さら
動画のない子育てに
戻れないよ…
in 小児科
次男の誕生後は
上の子の習い事や
イベントに
連れて行く
ことも多いので
もう少しで
終わるから
ヒソヒソ
これ見て
まってようか
ヒソヒソ
動画でなんとか
乗り切っていた
ん
まさに
デジタルネイティブベビー
極め付きは
次男の3年後に
爆誕した長女
兄たちのモノは
わたしのモノ!!
生まれたときから
2人の兄が
動画を視聴する
姿を見ていた上に…

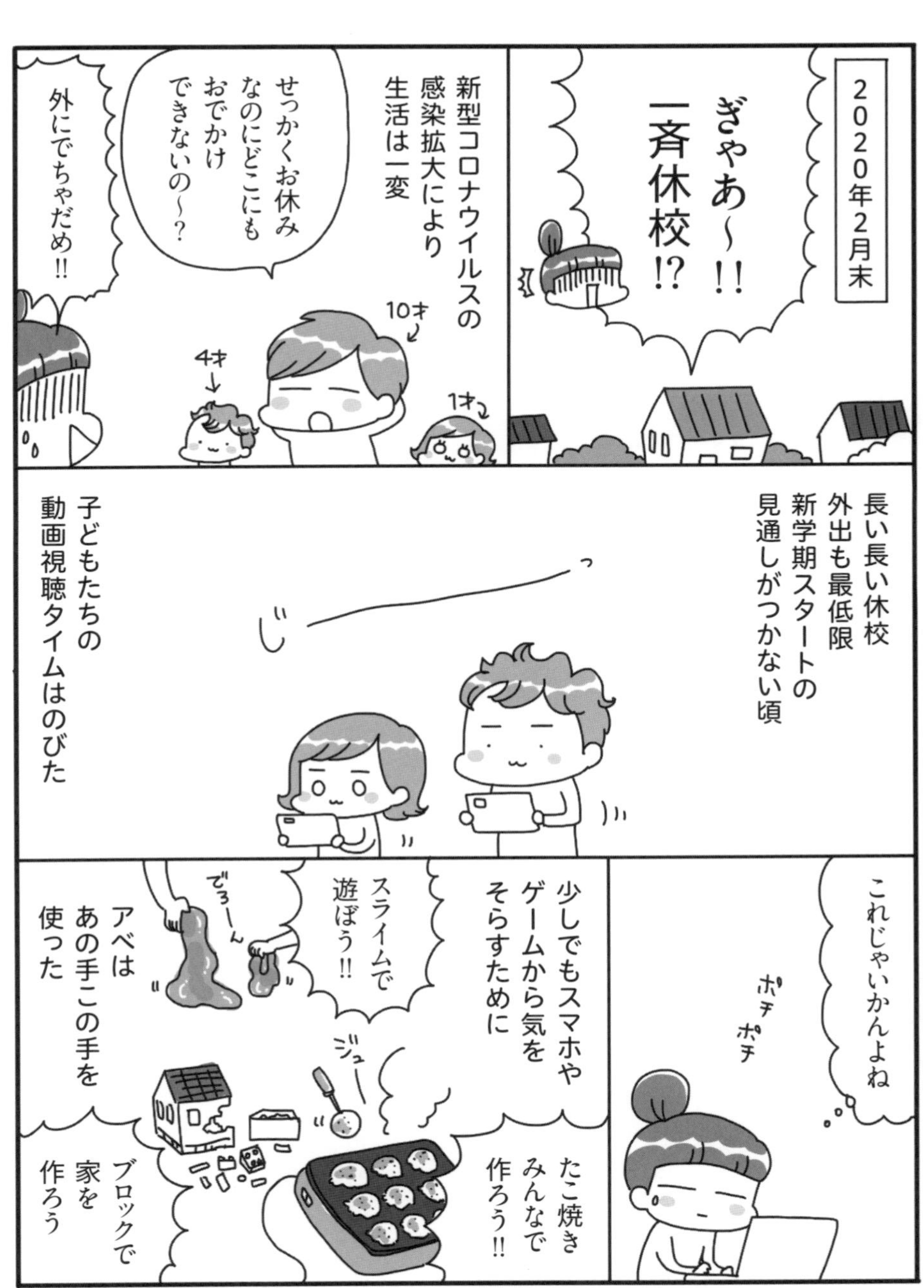
2020年2月末
ぎゃあ～!!
一斉休校!?
新型コロナウイルスの
感染拡大により
生活は一変
10才
4才
1才
せっかくお休み
なのにどこにも
おでかけ
できないの～?
外にでちゃだめ!!
長い長い休校
外出も最低限
新学期スタートの
見通しがつかない頃
じ――っ
子どもたちの
動画視聴タイムはのびた
これじゃいかんよね
ポチ
ポチ
少しでもスマホや
ゲームから気を
そらすために
スライムで
遊ぼう!!
でろ～ん
アベは
あの手この手を
使った
ジュー
たこ焼き
みんなで
作ろう!!
ブロックで
家を
作ろう

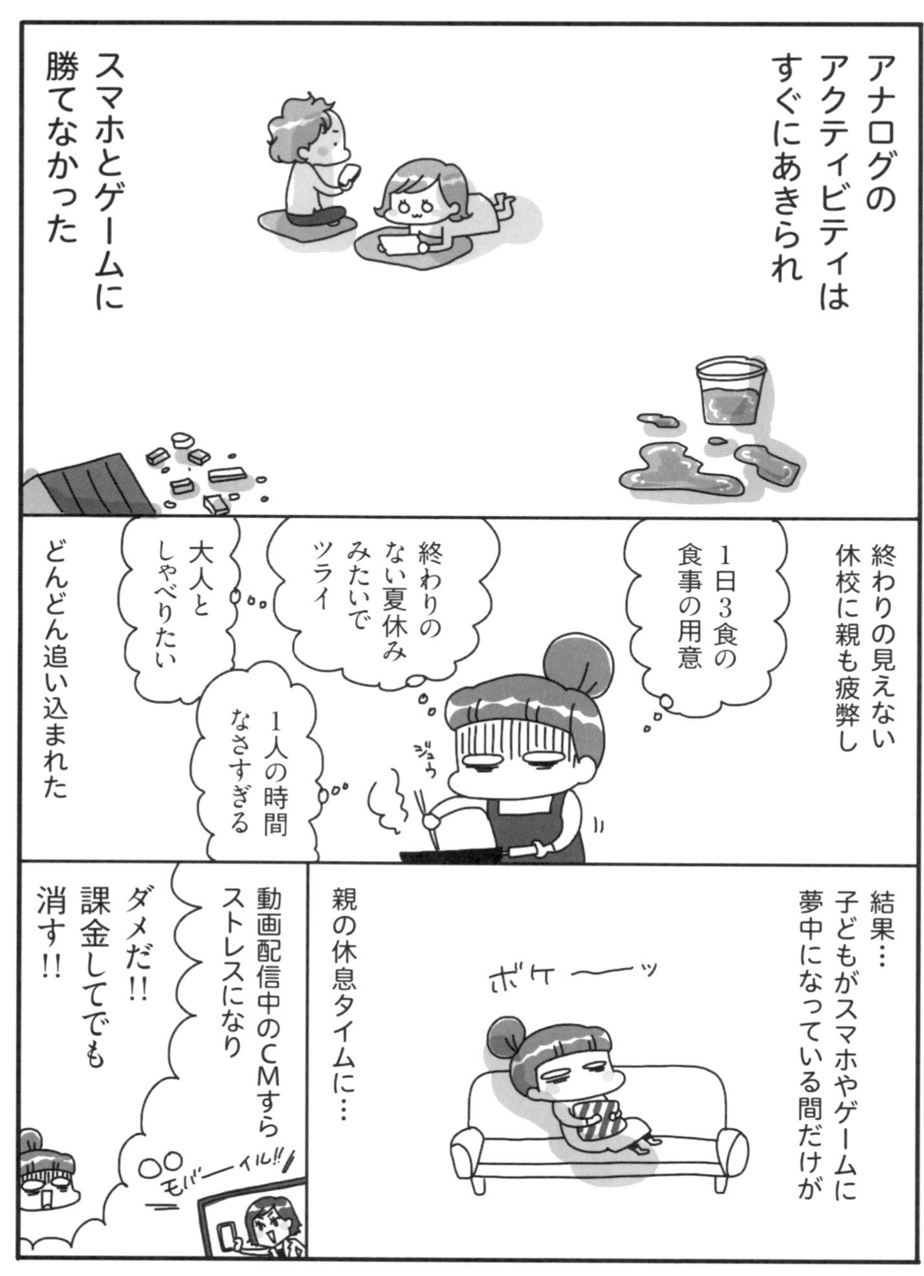

アナログのアクティビティはすぐにあきられ
スマホとゲームに勝てなかった
終わりの見えない休校に親も疲弊し
1日3食の食事の用意
終わりのない夏休みみたいでツライ
ジュウ
1人の時間なさすぎる
大人としゃべりたい
どんどん追い込まれた
結果…子どもがスマホやゲームに夢中になっている間だけが
ボケ〜〜ッ
親の休息タイムに…
動画配信中のCMすらストレスになり
ダメだ!!課金してでも消す!!
モバ――イル!!

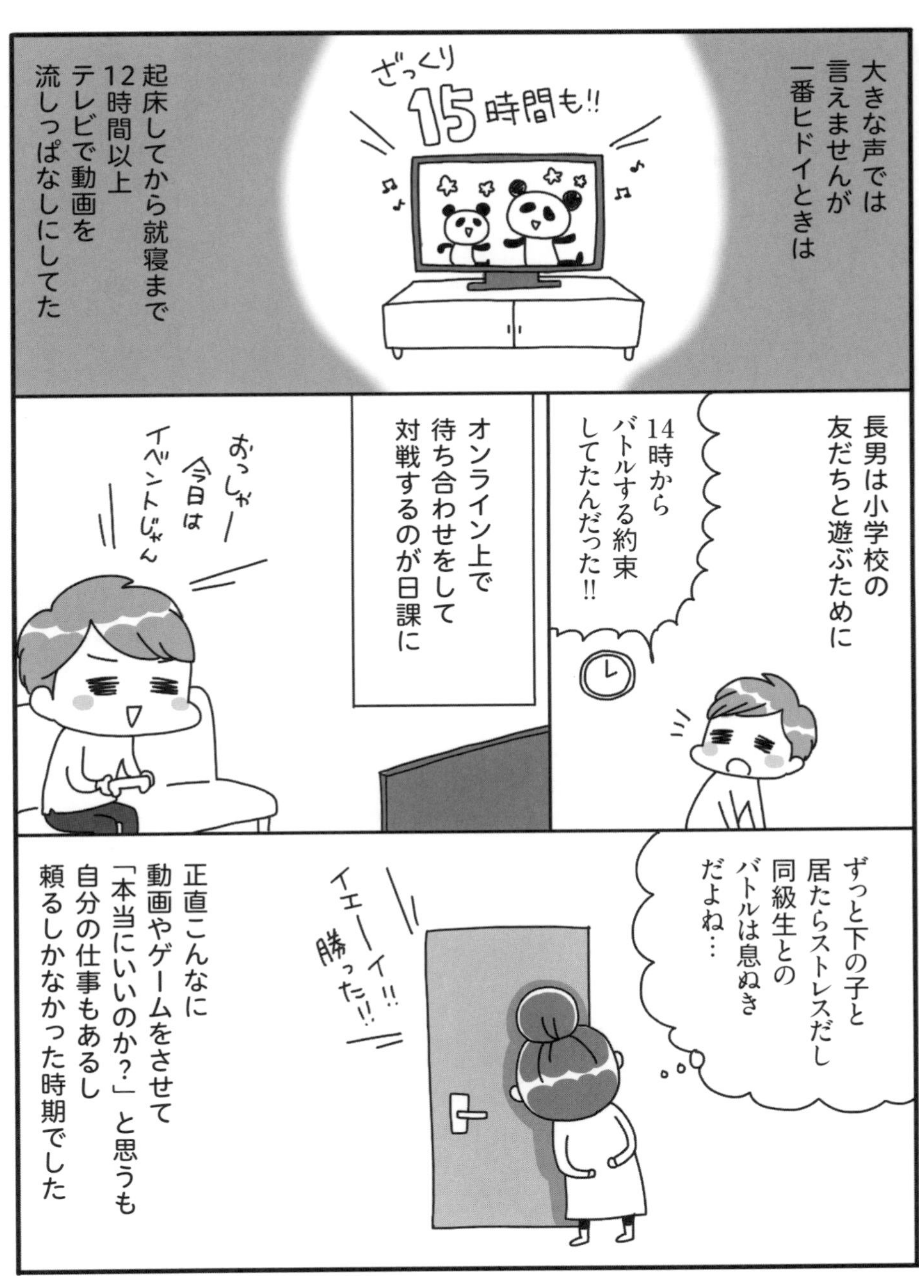
大きな声では
言えませんが
一番ヒドイときは
ざっくり
15時間も!!
起床してから就寝まで
12時間以上
テレビで動画を
流しっぱなしにしてた
長男は小学校の
友だちと遊ぶために
14時から
バトルする約束
してたんだった!!
オンライン上で
待ち合わせをして
対戦するのが日課に
おっしゃー
今日は
イベントじゃん
ずっと下の子と
居たらストレスだし
同級生との
バトルは息ぬき
だよね…
イエーーイ!!
勝った!!
正直こんなに
動画やゲームをさせて
「本当にいいのか?」と思うも
自分の仕事もあるし
頼るしかなかった時期でした

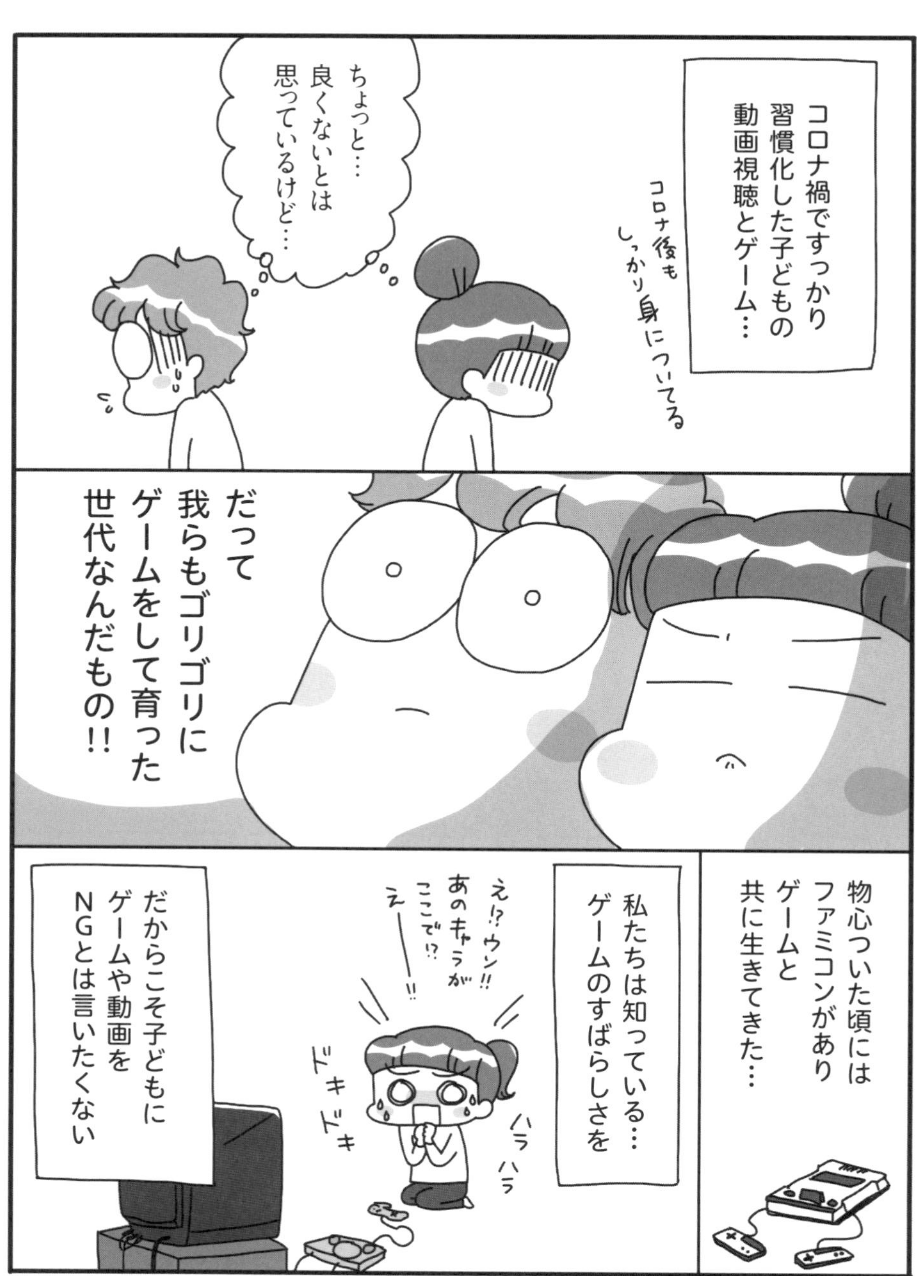

コロナ禍ですっかり習慣化した子どもの動画視聴とゲーム…
コロナ後もしっかり身についてる
ちょっと…良くないとは思っているけど…
だって我らもゲームをしてゴリゴリに育った世代なんだもの!!
物心ついた頃にはファミコンがありゲームと共に生きてきた…
私たちは知っている…ゲームのすばらしさを
え!?ウソ!!あのキャラがここで!?えー!!
ドキドキ
ハラハラ
だからこそ子どもにゲームや動画をNGとは言いたくない

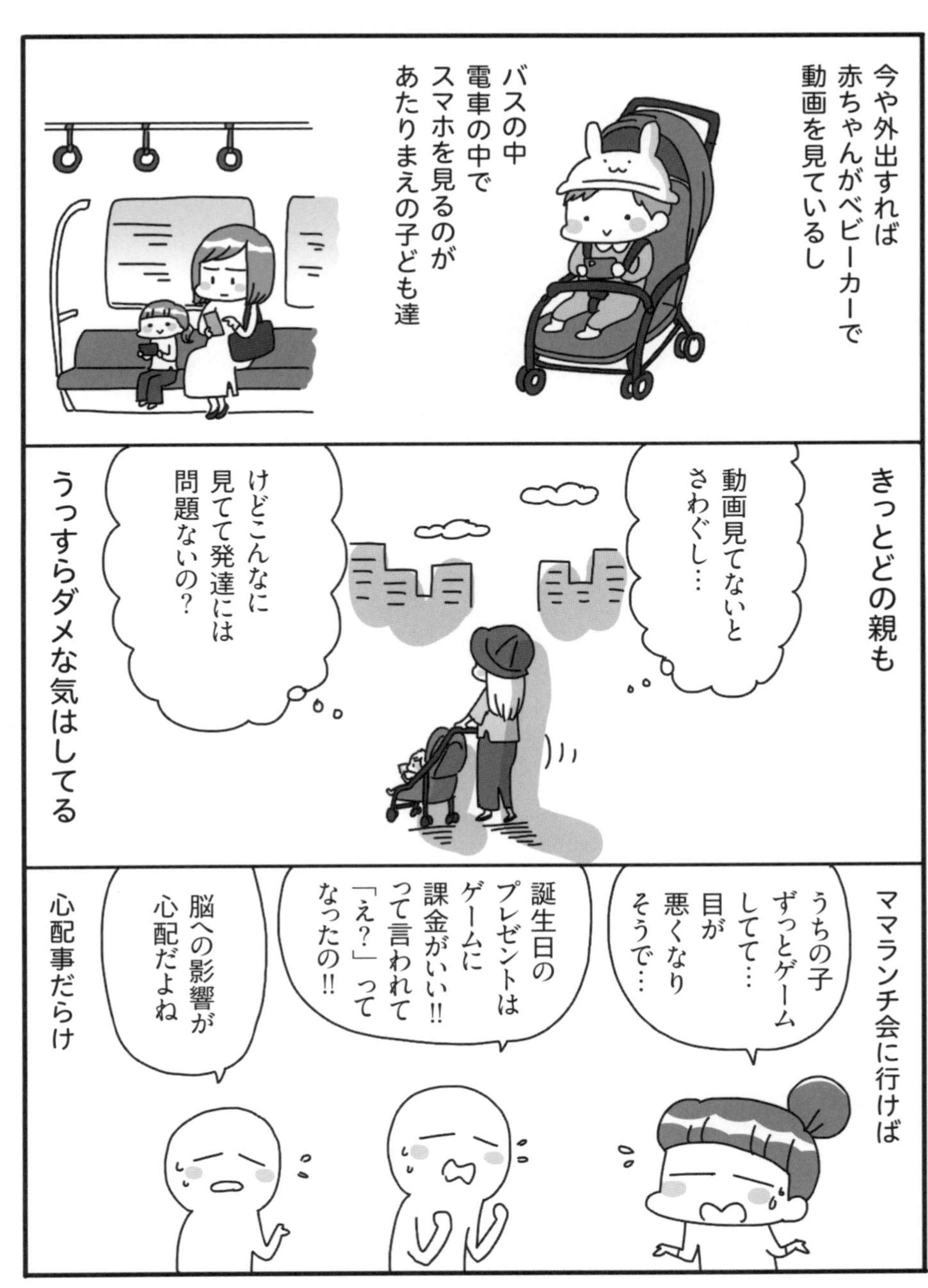
今や外出すれば
赤ちゃんがベビーカーで
動画を見ているし
バスの中
電車の中で
スマホを見るのが
あたりまえの子ども達
きっとどの親も
動画見てないと
さわぐし…
けどこんなに
見てて発達には
問題ないの？
うっすらダメな気はしてる
ママランチ会に行けば
うちの子
ずっとゲーム
してて…
目が
悪くなり
そうで…
誕生日の
プレゼントは
ゲームに
課金がいい‼
って言われて
「え？」って
なったの‼
脳への影響が
心配だよね
心配事だらけ

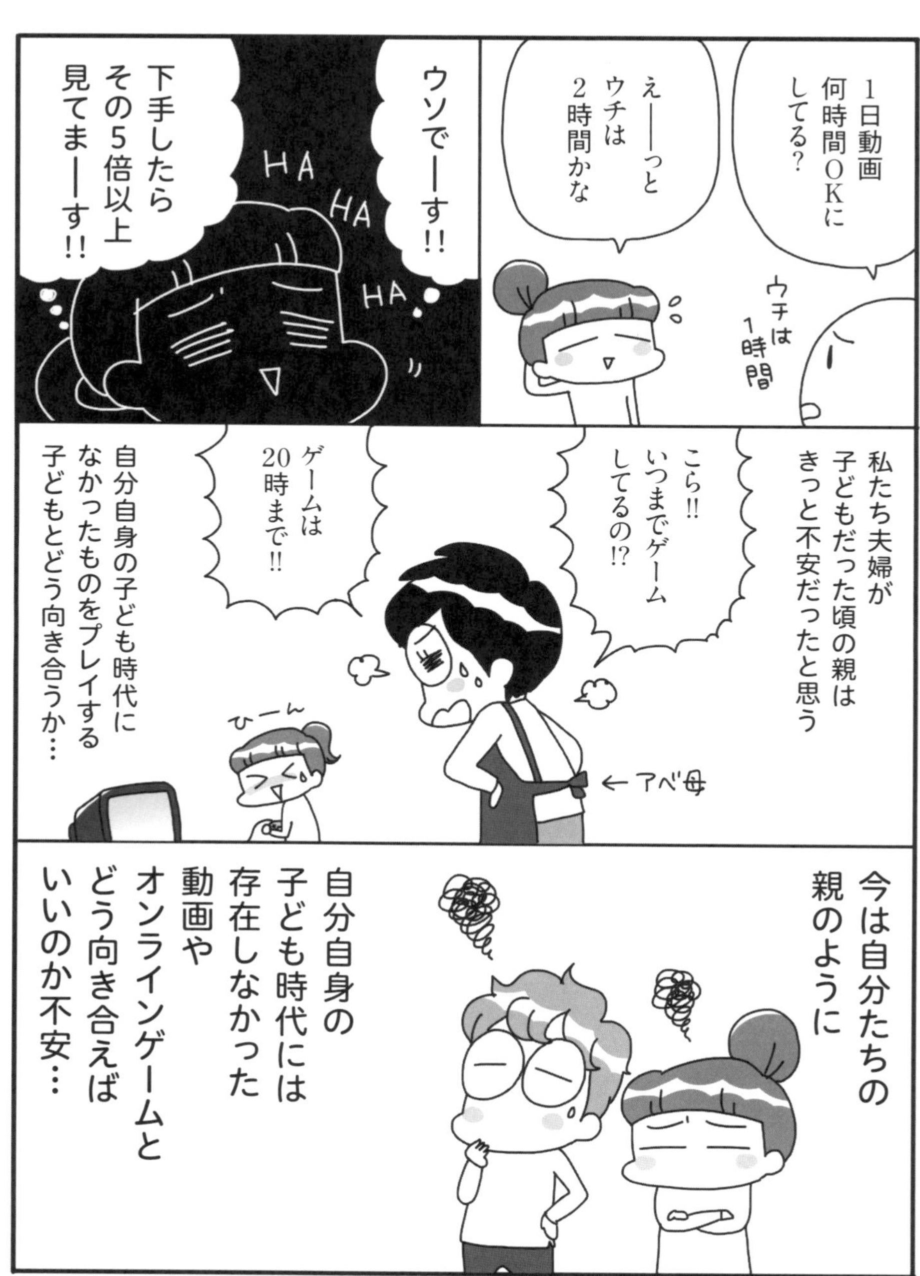
1日動画
何時間OKに
してる?
ウチは1時間
え――っと
ウチは
2時間かな
ウソでーす!!
HA HA HA
下手したら
その5倍以上
見てまーーす!!
私たち夫婦が
子どもだった頃の親は
きっと不安だったと思う
こら!!
いつまでゲーム
してるの!?
ゲームは
20時まで!!
ひーん
←アベ母
自分自身の子ども時代に
なかったものをプレイする
子どもとどう向き合うか…
今は自分たちの
親のように
自分自身の
子ども時代には
存在しなかった
動画や
オンラインゲームと
どう向き合えば
いいのか不安…

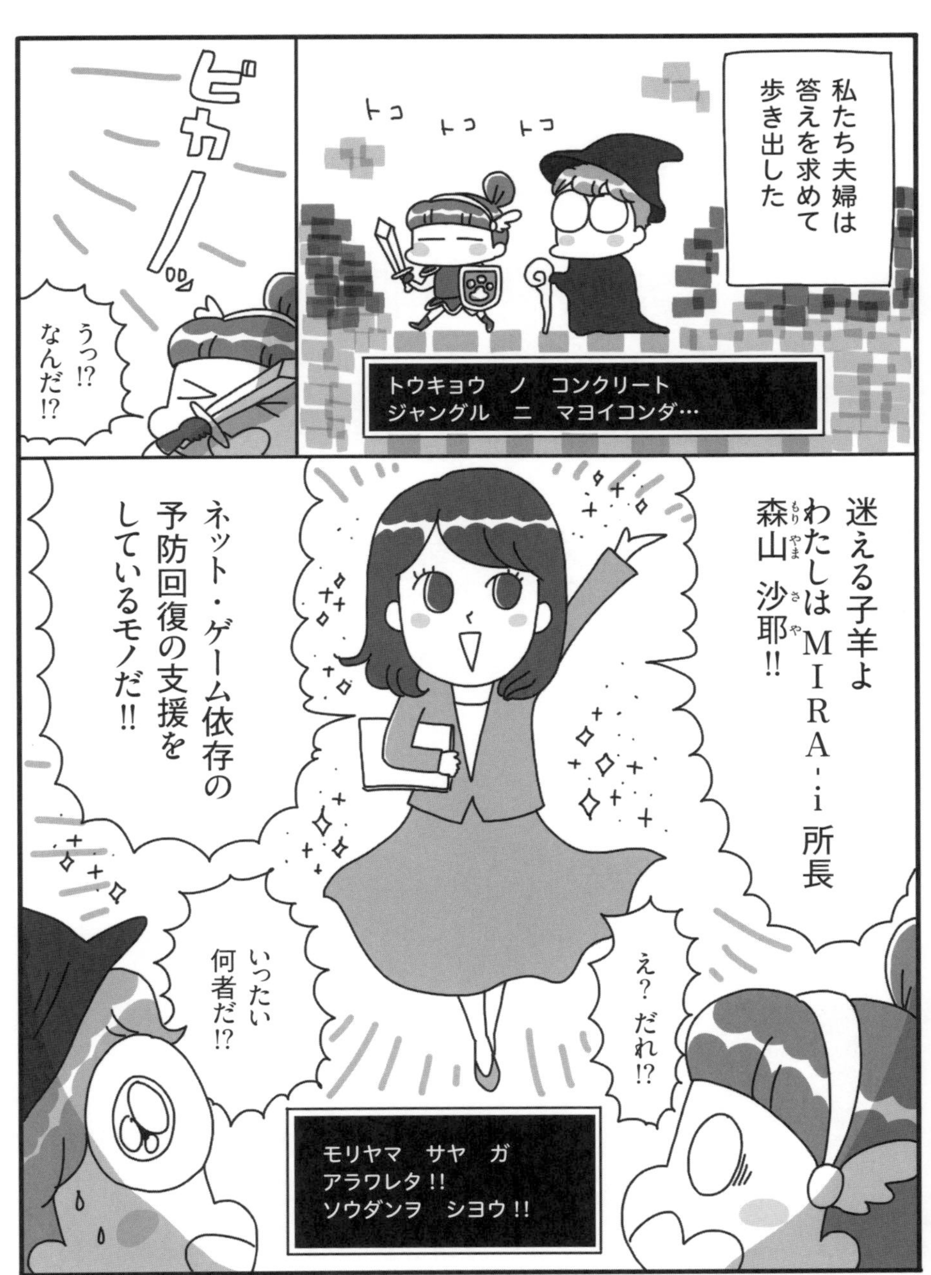
私たち夫婦は
答えを求めて
歩き出した
トコ
トコ
トコ
トウキョウ　ノ　コンクリート
ジャングル　ニ　マヨイコンダ…
ピカーノ
うっ!?
なんだ!?
迷える子羊よ
わたしはＭＩＲＡ-ｉ所長
森山沙耶!!
ネット・ゲーム依存の
予防回復の支援を
しているモノだ!!
え？だれ!?
いったい
何者だ!?
モリヤマ　サヤ　ガ
アラワレタ!!
ソウダンヲ　シヨウ!!

もくじ

第1章 ゲームや動画を見ていると心配ですか？

第2章

だらだら見る、キレる、課金する…子どもの問題行動、どうしたら？

第3章
うちはうち！ と言いたいけれど…
子どもへの向き合い方

第4章

これって本当？ 心配なこと、見守ってOKなこと

はじめに

この本を手に取っているということは、お子さんとデジタルメディア（ゲーム、動画、スマホなど）の関わりに悩んでいるのでしょうか。どれくらいの時間ならいいの？　どんな内容ならいいの？　発達に影響はないの？　…悩みや疑問はつきません。

でも、ゲームや動画の視聴は、やめさせなくていいのです。

小学校でひとり１台のタブレット端末を与えられている時代に、デジタルメディアに触れさせないのは無理な話。いっぽうでゲームやネットに依存し、うまく日常生活がおくれなくなっている子どもが増えているのも事実です。

本書は「うちの子、ゲームして動画ばっかり見てますけど大丈夫ですか!?」と日々悩んでいる方々へ、デジタルメディアとの付き合い方と、依存を予防できる工夫を紹介しています。心身ともに健康でいながら、ゲームや動画を楽しむための「はじめの一冊」としてお役に立てることを願っています。

第1章

ゲームや動画を見ていると心配ですか？

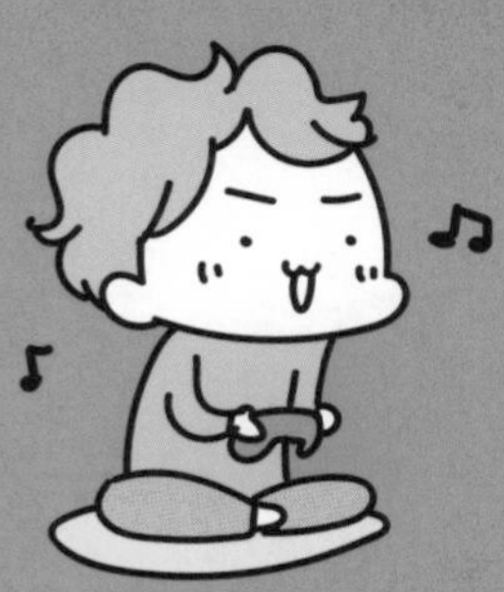

第1話

やめさせなくていいのです

そもそも
なぜゲームや
動画が問題に
なるんだろう？
夏におじいちゃんが
1日中高校野球の
試合の中継を
がんばれー!!
高校球児!!
パラパラ～
かっとばせー!!
観ているのは
問題にならないのに
子どもが数時間
動画やゲームに
熱中すると
よくない!!
ダメ!!
やめさせたほうが
いいでしょうか!!
と問題になる？

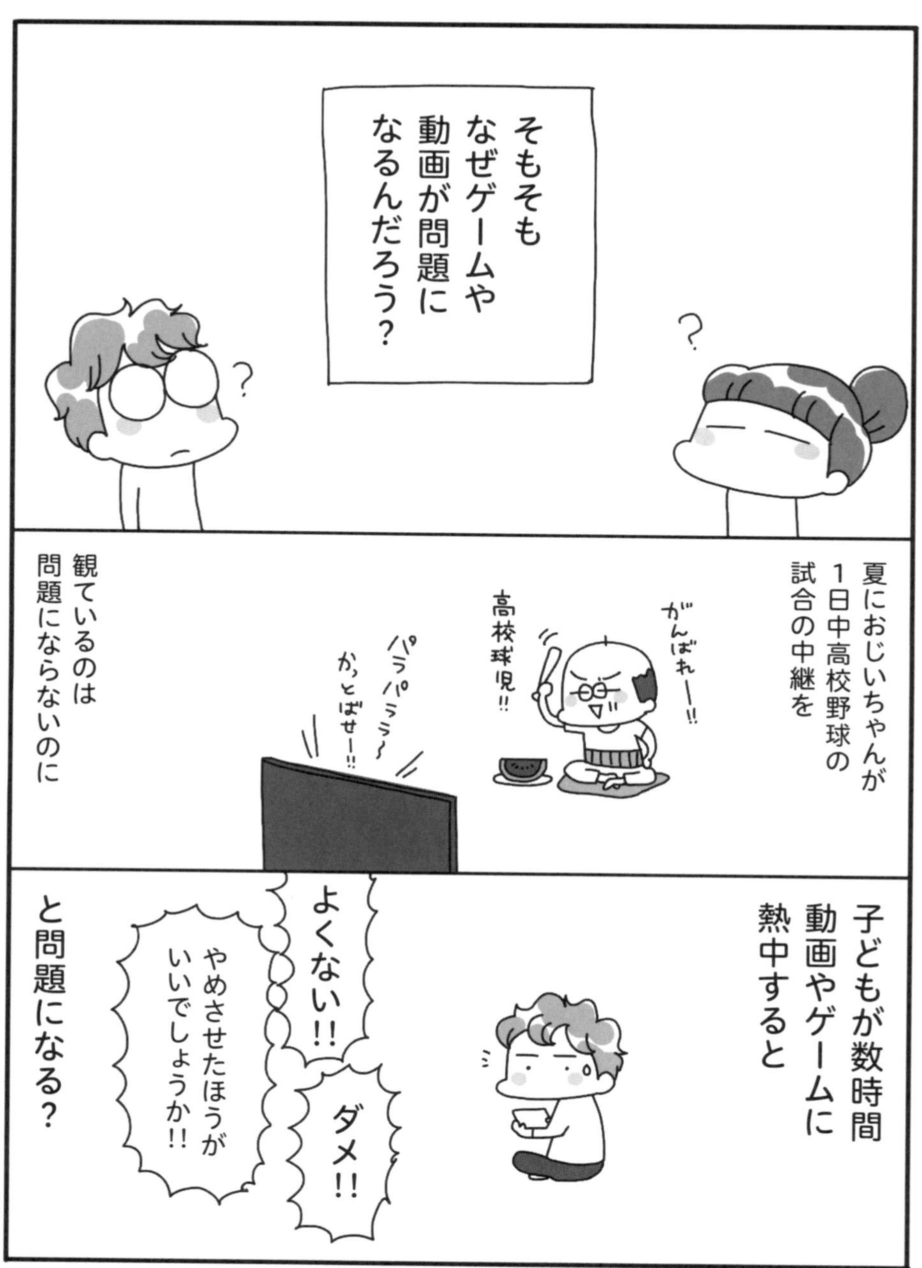

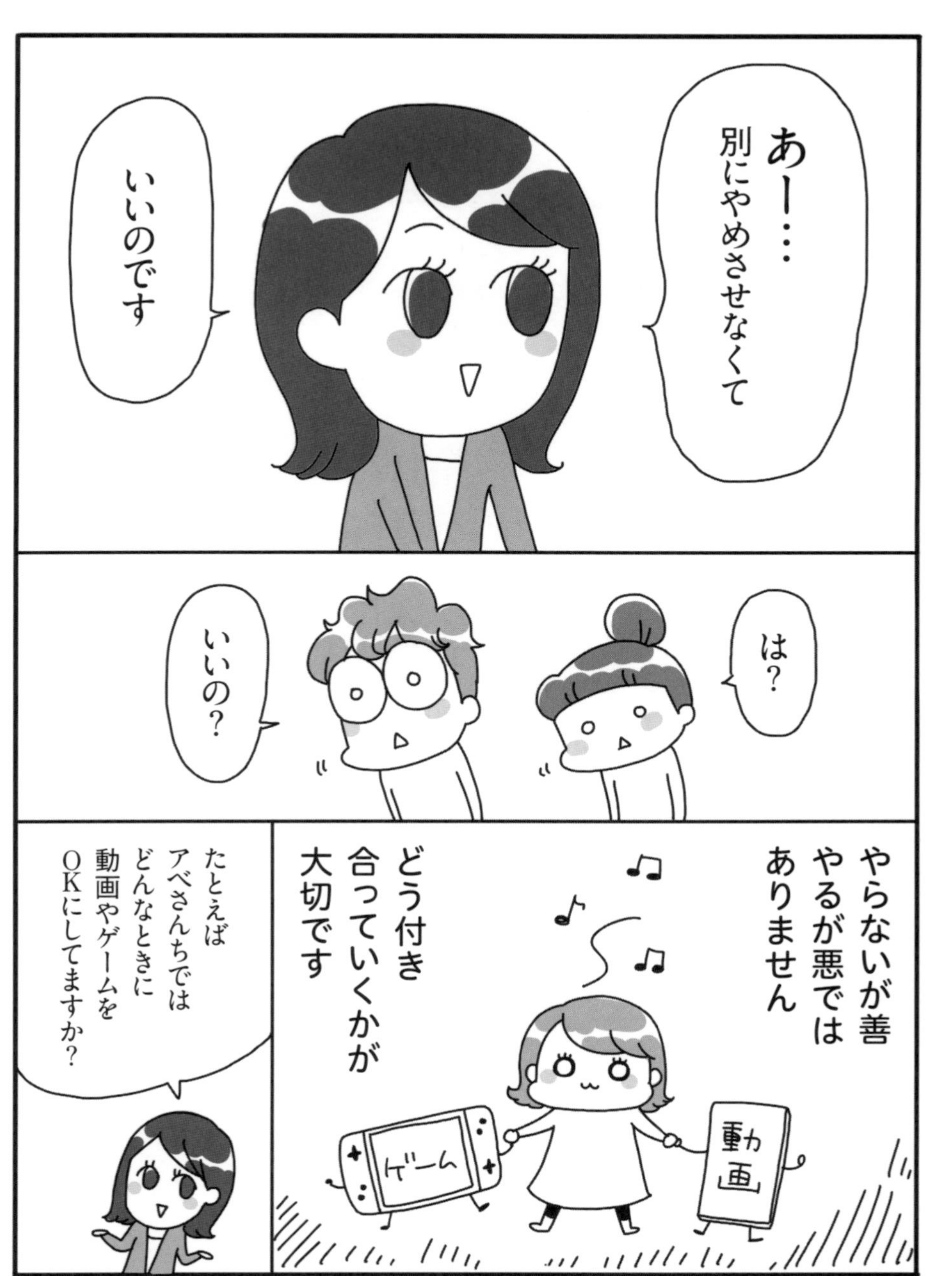
あー…
別にやめさせなくて
いいのです
は？
いいの？
やらないが善
やるが悪では
ありません
どう付き
合っていくかが
大切です
ゲーム
動画
たとえば
アベさんちでは
どんなときに
動画やゲームを
OKにしてますか？

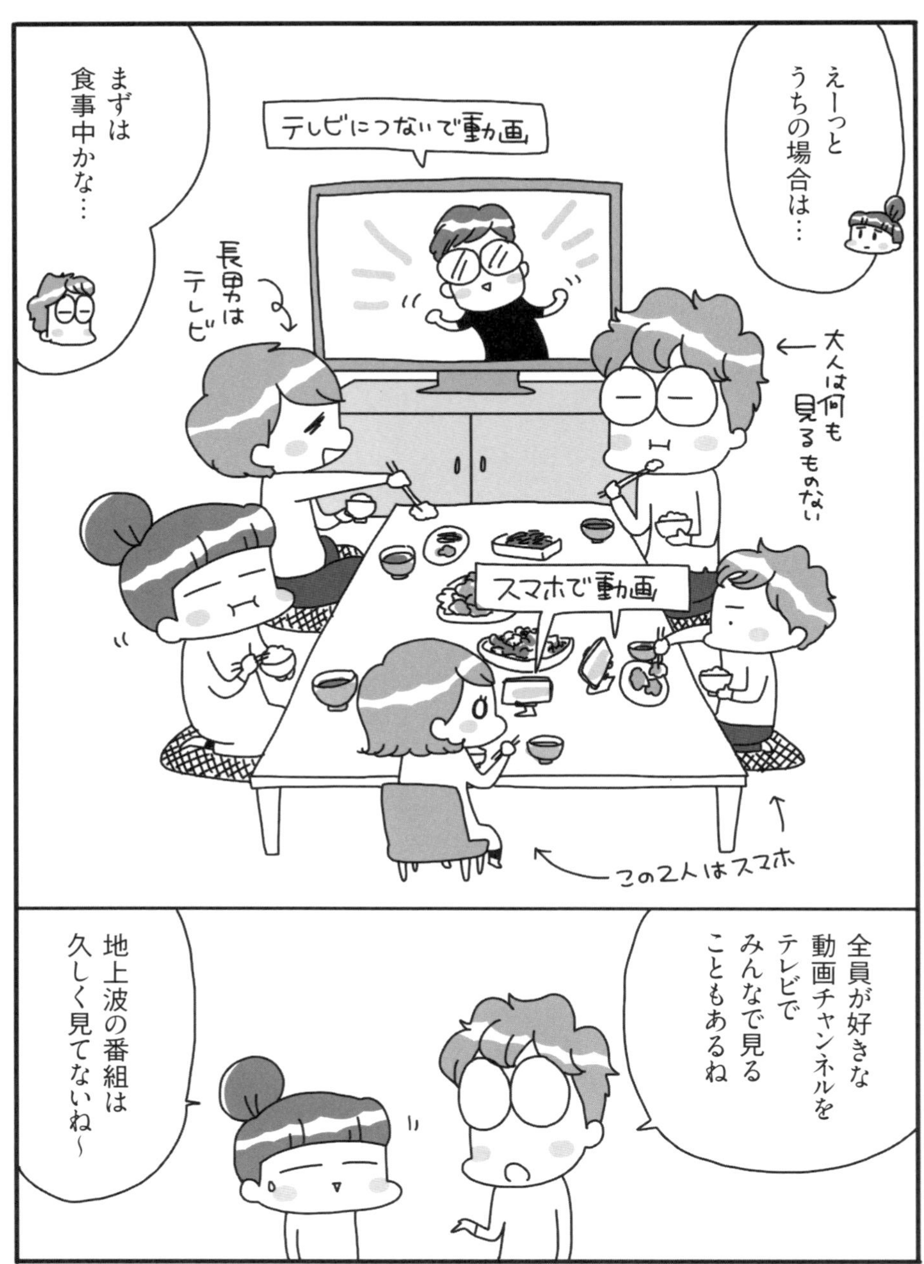
えーっと
うちの場合は…
まずは
食事中かな…
テレビにつないで動画
長男は
テレビ
大人は何も
見るものない
スマホで動画
この2人はスマホ
全員が好きな
動画チャンネルを
テレビで
みんなで見る
こともあるね
地上波の番組は
久しく見てないね〜

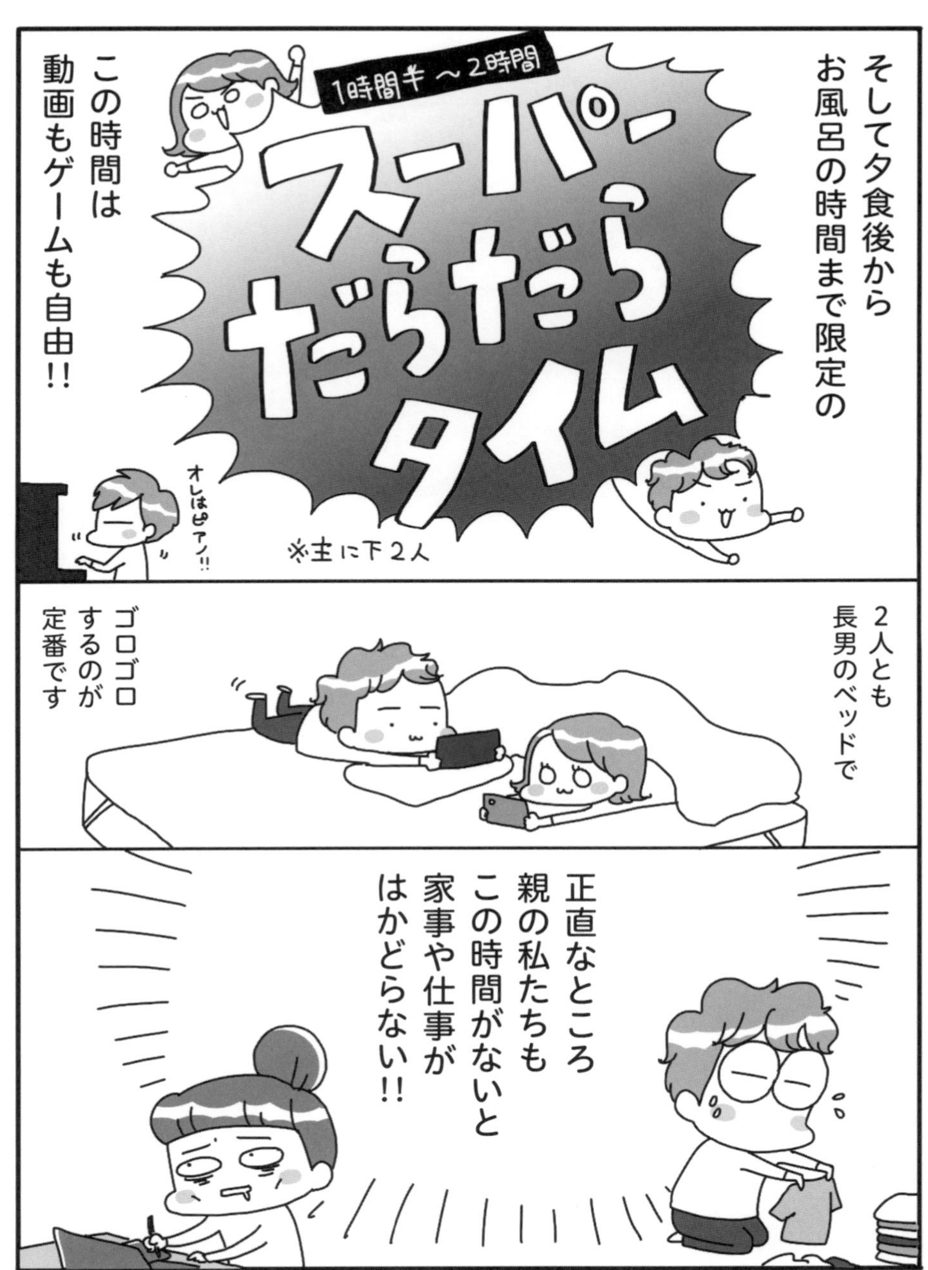
そして夕食後から
お風呂の時間まで限定の
1時間半～2時間
スーパーだらだらタイム
この時間は
動画もゲームも自由!!
オレはピアノ!!
※主に下2人
2人とも
長男のベッドで
ゴロゴロ
するのが
定番です
正直なところ
親の私たちも
この時間がないと
家事や仕事が
はかどらない!!

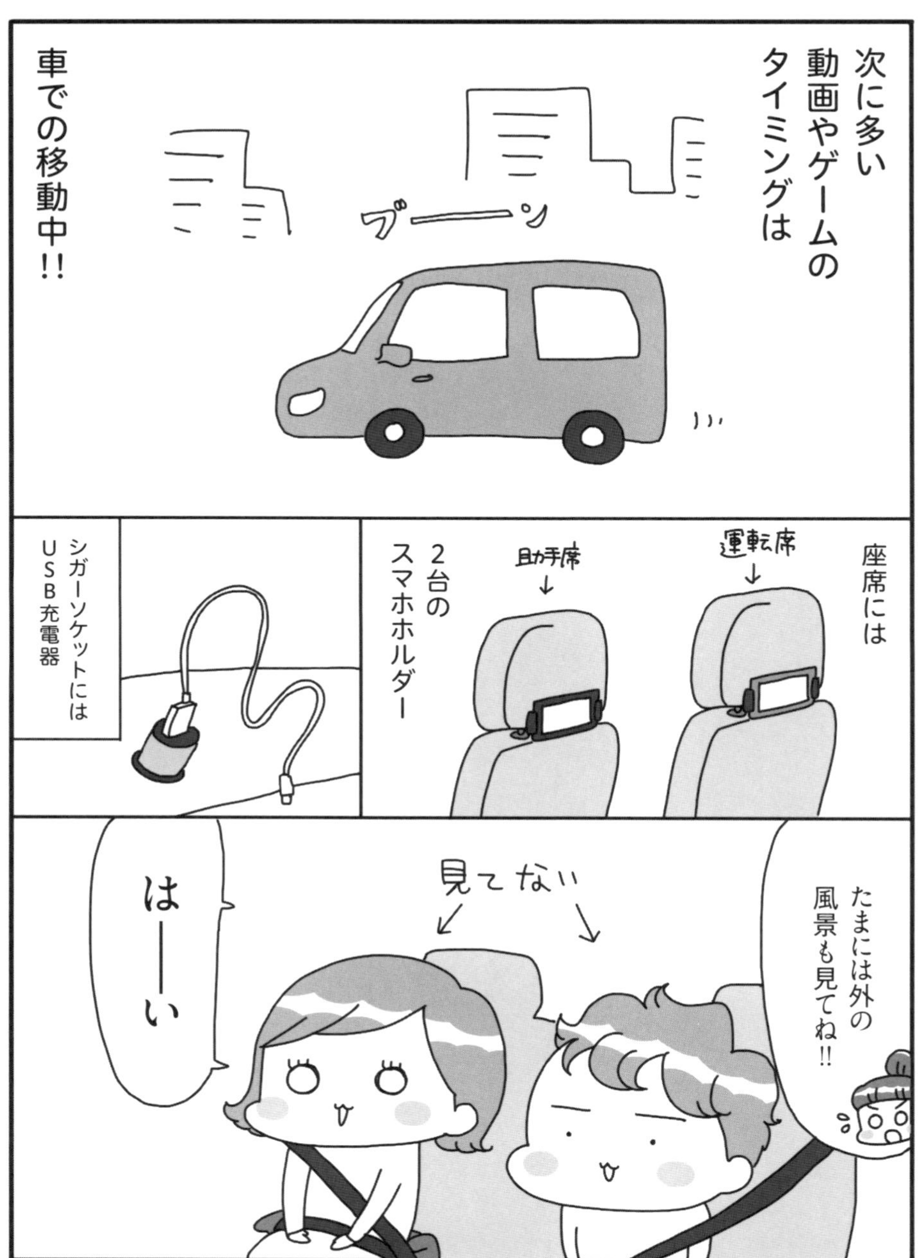
次に多い
動画やゲームの
タイミングは
車での移動中!!
ブーーン
座席には
運転席
助手席
2台の
スマホホルダー
シガーソケットには
USB充電器
たまには外の
風景も見てね!!
見てない
はーーい

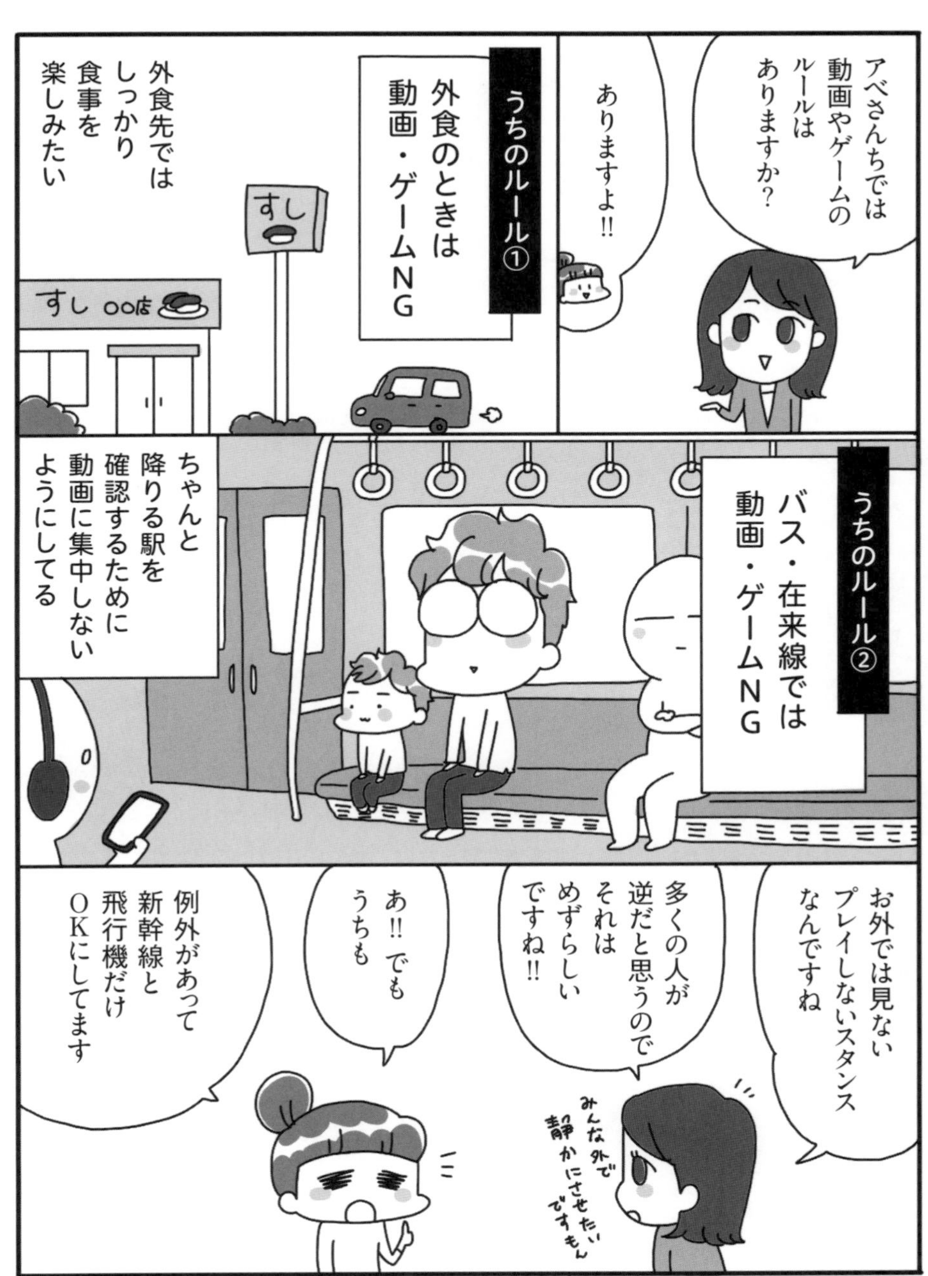
アベさんちでは動画やゲームのルールはありますか？
ありますよ!!
うちのルール①
外食のときは動画・ゲームNG
外食先ではしっかり食事を楽しみたい
すし
すし ○○店
うちのルール②
バス・在来線では動画・ゲームNG
ちゃんと降りる駅を確認するために動画に集中しないようにしてる
お外では見ないプレイしないスタンスなんですね
多くの人が逆だと思うのでそれはめずらしいですね!!
あ!! でもうちも
例外があって新幹線と飛行機だけOKにしてます
みんな外で静かにさせたいですもん

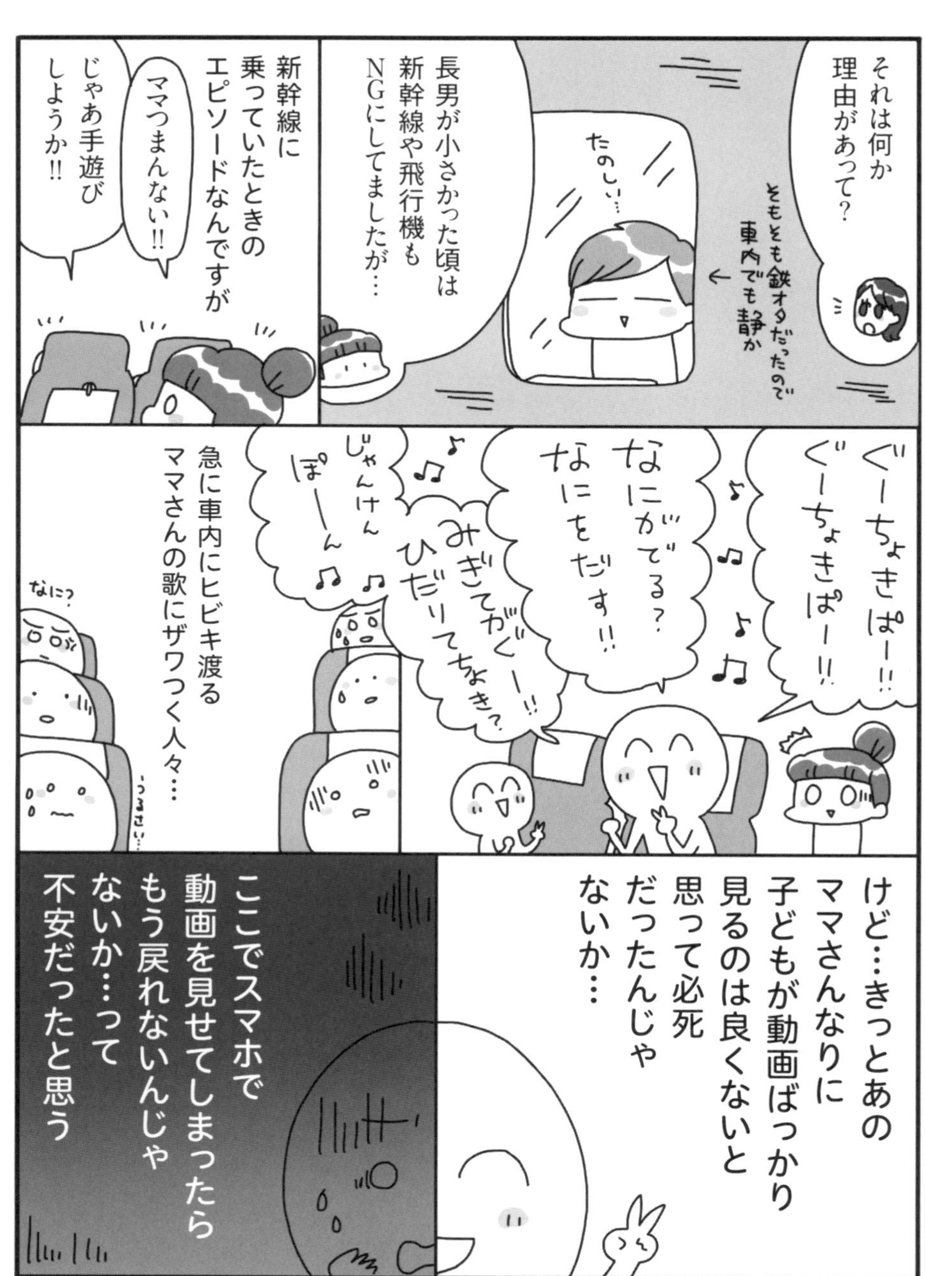
それは何か
理由があって？
そもそも鉄オタだったので
車内でも静か
たのしい…
長男が小さかった頃は
新幹線や飛行機も
NGにしてましたが…
新幹線に
乗っていたときの
エピソードなんですが
ママつまんない!!
じゃあ手遊び
しようか!!
ぐーちょきぱー!!
ぐーちょきぱー!!
なにかでる？
なにをだす!!
みぎてがぐー!!
ひだりてちょき？
じゃんけん
ぽーん
急に車内にヒビキ渡る
ママさんの歌にザワつく人々…
なに？
うるさい…
けど…きっとあの
ママさんなりに
子どもが動画ばっかり
見るのは良くないと
思って必死
だったんじゃ
ないか…
ここでスマホで
動画を見せてしまったら
もう戻れないんじゃ
ないか…って
不安だったと思う

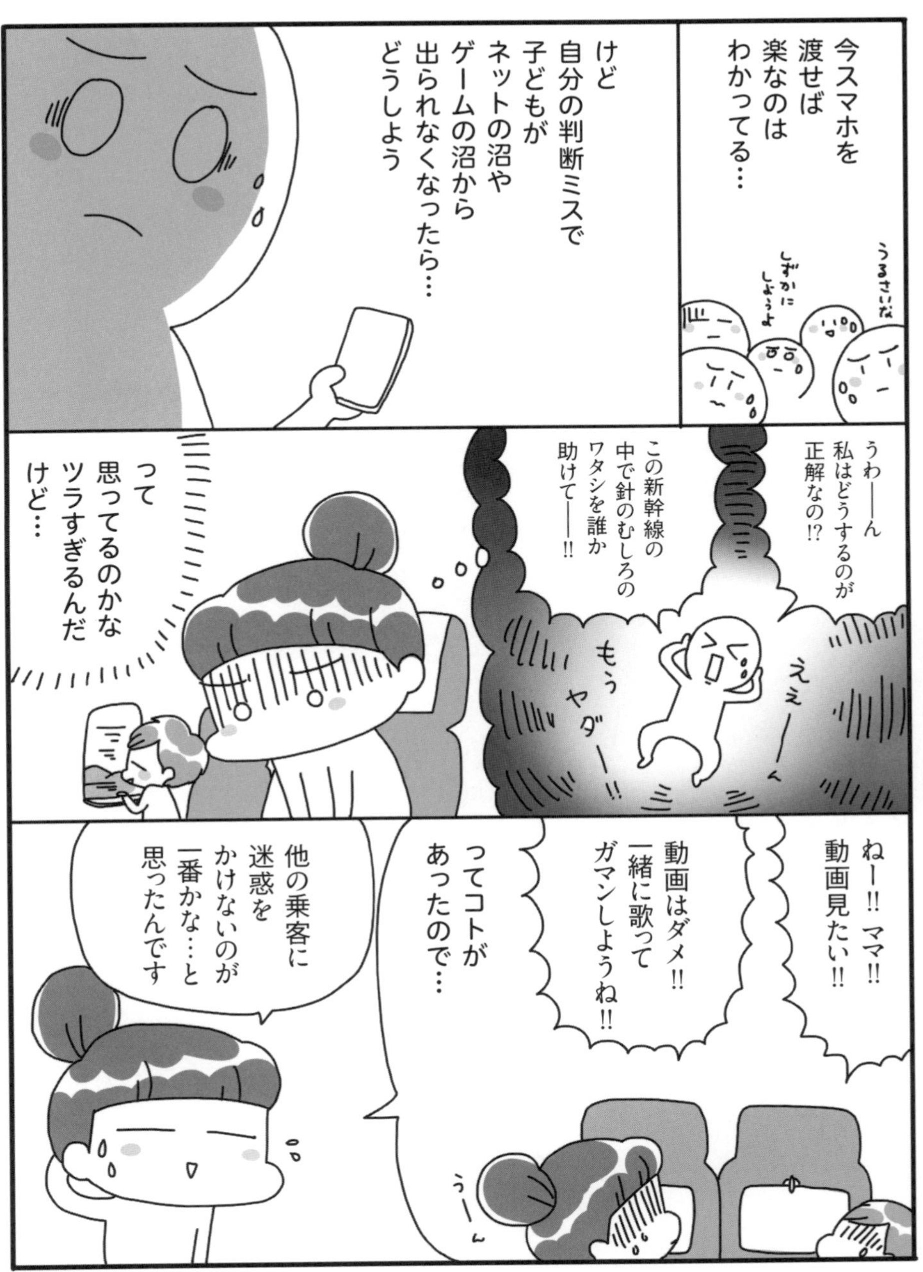
今スマホを
渡せば
楽なのは
わかってる…
うるさいな
しずかに
しようよ
けど
自分の判断ミスで
子どもが
ネットの沼や
ゲームの沼から
出られなくなったら…
どうしよう
うわ――ん
私はどうするのが
正解なの!?
この新幹線の
中で針のむしろの
ワタシを誰か
助けて――!!
ええ――ん
もうヤダー!!
って
思ってるのかな
ツラすぎるんだ
けど…
ねー!! ママ!!
動画見たい!!
動画はダメ!!
一緒に歌って
ガマンしようね!!
ってコトが
あったので…
他の乗客に
迷惑を
かけないのが
一番かな…と
思ったんです
うーん

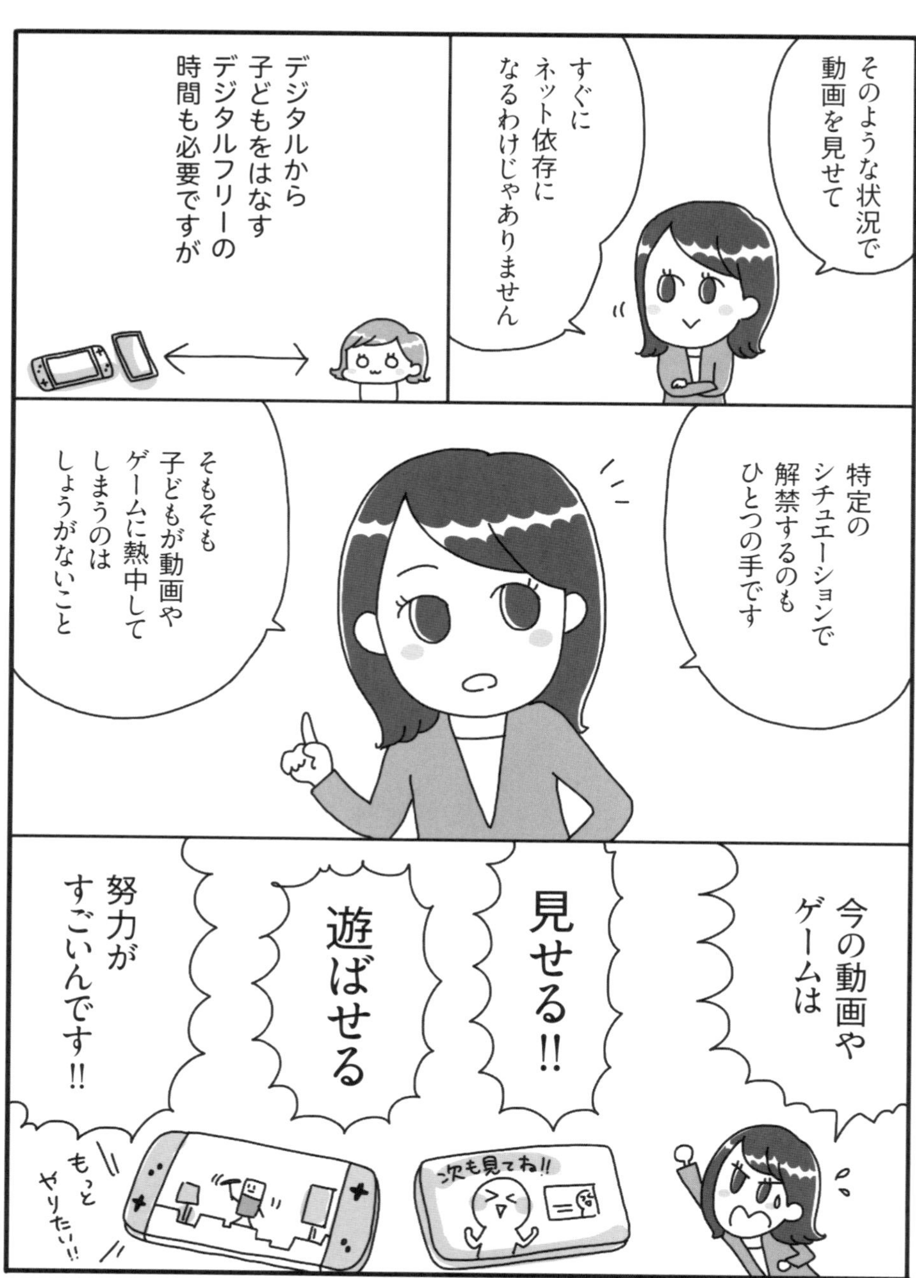

そのような状況で
動画を見せて
すぐに
ネット依存に
なるわけじゃありません
デジタルから
子どもをはなす
デジタルフリーの
時間も必要ですが
特定の
シチュエーションで
解禁するのも
ひとつの手です
そもそも
子どもが動画や
ゲームに熱中して
しまうのは
しょうがないこと
今の動画や
ゲームは
見せる!!
遊ばせる
努力が
すごいんです!!
次も見てね!!
もっと
やりたい!!

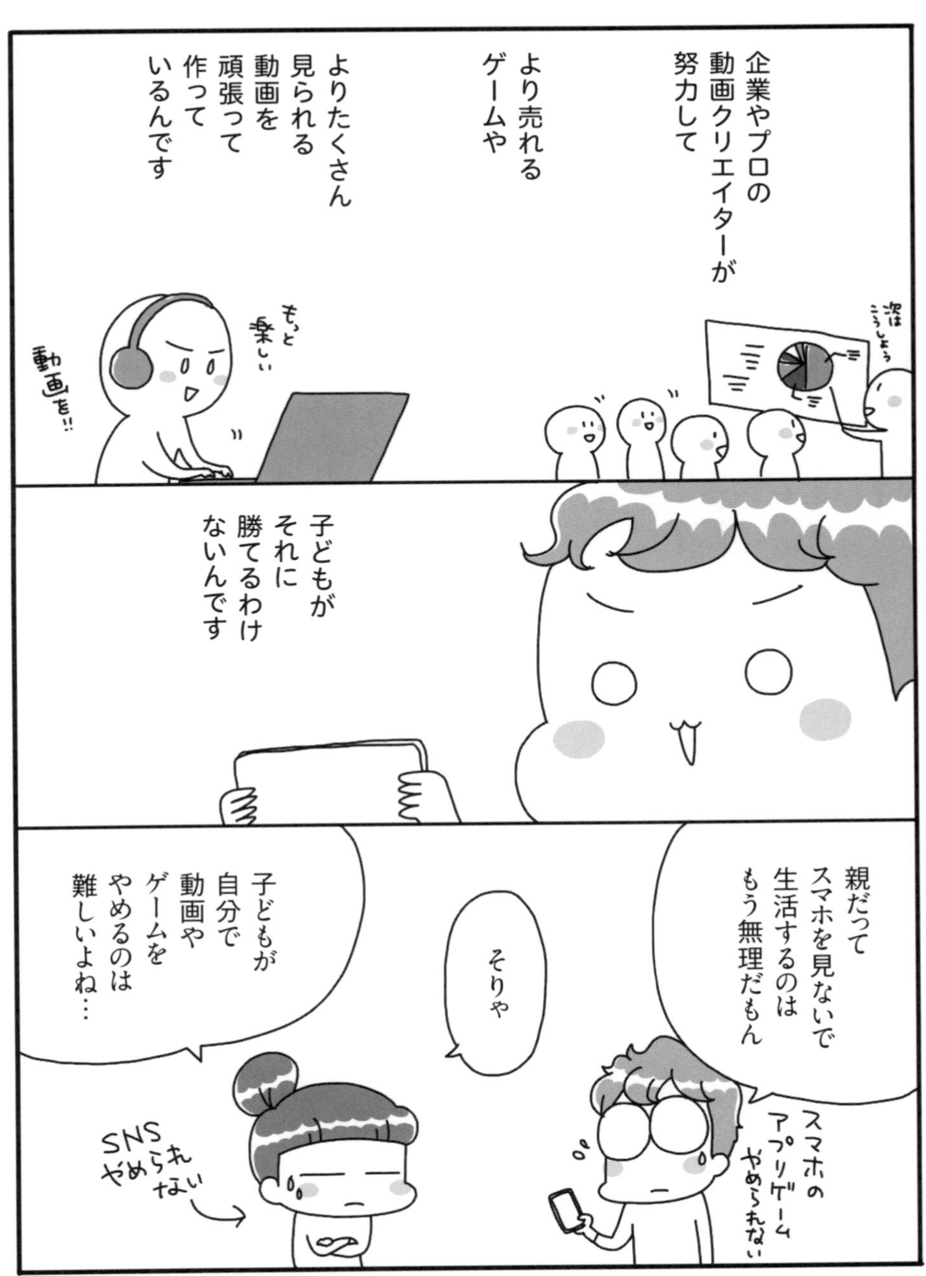
企業やプロの動画クリエイターが努力して
より売れるゲームや
よりたくさん見られる動画を頑張って作っているんです
次はこうしよう
もっと楽しい
動画を!!
子どもがそれに勝てるわけないんです
親だってスマホを見ないで生活するのはもう無理だもん
そりゃ
子どもが自分で動画やゲームをやめるのは難しいよね…
スマホのアプリゲームやめられない
SNSやめられない

コラム 1

親子で納得する使い方を

これからは〝どう付き合っていくか〟がカギ

マンガでは、森山先生が「別にやめさせなくていいのです」とアドバイスしています。少し前であれば「うちはケータイ、ゲームなどすべて禁止!」という家庭のルールもアリでしたが、今は小学生からひとり一台のタブレットやPCを支給されて学習する時代ですから、そんなことも言っていられません。親と子どもがお互いに納得する使い方を探していくことが大切です。

与えっぱなしはNG

今の動画やゲームはビジュアルがきれいで物語性にもあふれ、ユーザーを楽しませてくれます。動画やゲームで感動して涙したことがある人は多いはず。一方で見せよう、課金させようという仕組みがどんどん進化しています。大人でもはまってしまう人がいるのですから、子どもが自分の意志の力で欲求を抑えるのは最初から「無理」と考えましょう。

子どもにスマホやゲーム機を与えるときは、親が管理しないとメディア漬けになる可能性を考えておくことが大事です。成人するまでは、与えっぱなしはNGであることを心にとめておきましょう。

大人の意思統一がカギ

アベ家では食事中、3人の子どもたちがそれぞれテレビやスマホで別々の動画を見ていることが多いそう。また、「スーパーだらだらタイム」を設けていて、「この時間は動画もゲームもOK」として子どもたちが自由に楽しんでいる姿が描かれています。

食事中に動画?　ベッドでゲーム?　など自分の家と違うと思う人もいるでしょう。第3章の第1話、第2話で詳しく解説していますが、森山先生によると、それぞれの家庭のライフスタイルにあったルールを作り、その上で使用するのであれば大きな心配はないそう。「デジタルから子どもをはなすデジタルフリーの時間も必要ですが」という前提で、特定のシチュエーションで解禁（禁止）するなど、メリハリを付けるのもひとつの手だと解説しています。

ただし、そのルール作りには両親や祖父母といった大人の意思統一が必須です。母親が「食事しながらスマホを見ないで！」と言う横で父親がスマホゲームをしていたら子どもは混乱しますし、その場限りで使用をOKしたりNGにしたりすると、ルールそのものを軽く考えるようになります。いくら注意されても聞き流し、いずれ誰の言うことも聞かなくなってしまうでしょう。

デジタルメディアとの付き合いは、「どのような家庭を築きたいか」を見直すきっかけにもなるのです。

こんな使い方ならOK！

デジタルメディアに触れない時間をつくる	寝る前の1時間、起床から登校まで、食事中…など、家族のライフスタイルに合った「例外なく使用NG」の時間をつくっておく
与えっぱなしにせず、親が管理する	デジタル機器は親のもの（親が子どもに貸している）である、という意識をもって親が管理する。パスコードの共有、履歴のチェックなども子どもと合意しておく
視聴している動画やプレイしているゲームを親が把握する	子どもが見ている動画やプレイしているゲームの内容は、年齢に合っているか、内容が適切かなど必ずチェック。ペアレンタルコントロールやスクリーンタイムも効果的
ルールや家の決まりに、家族全員が合意して守る	ルールは家族全員で守る

第2話

何が心配ですか？ 子どもをよく見よう

子どもが動画やゲームに熱中すると
なんとなく良くない気がする
モヤ
モヤ
私たちはこんな気持ちになる
映像に音声音楽がのってるってところはテレビも動画も同じなのにね
映像
音楽
音声
たしかに…
本はいいけどマンガはダメに似てる？
マンガばっかり読んでないで本読みなさい!!
アベの小学生時代
えー…
ヤダ…
ムリ…
アベ母
今はスマホで本も読めるけどなんとなく紙の方がいい気がするみたいな？

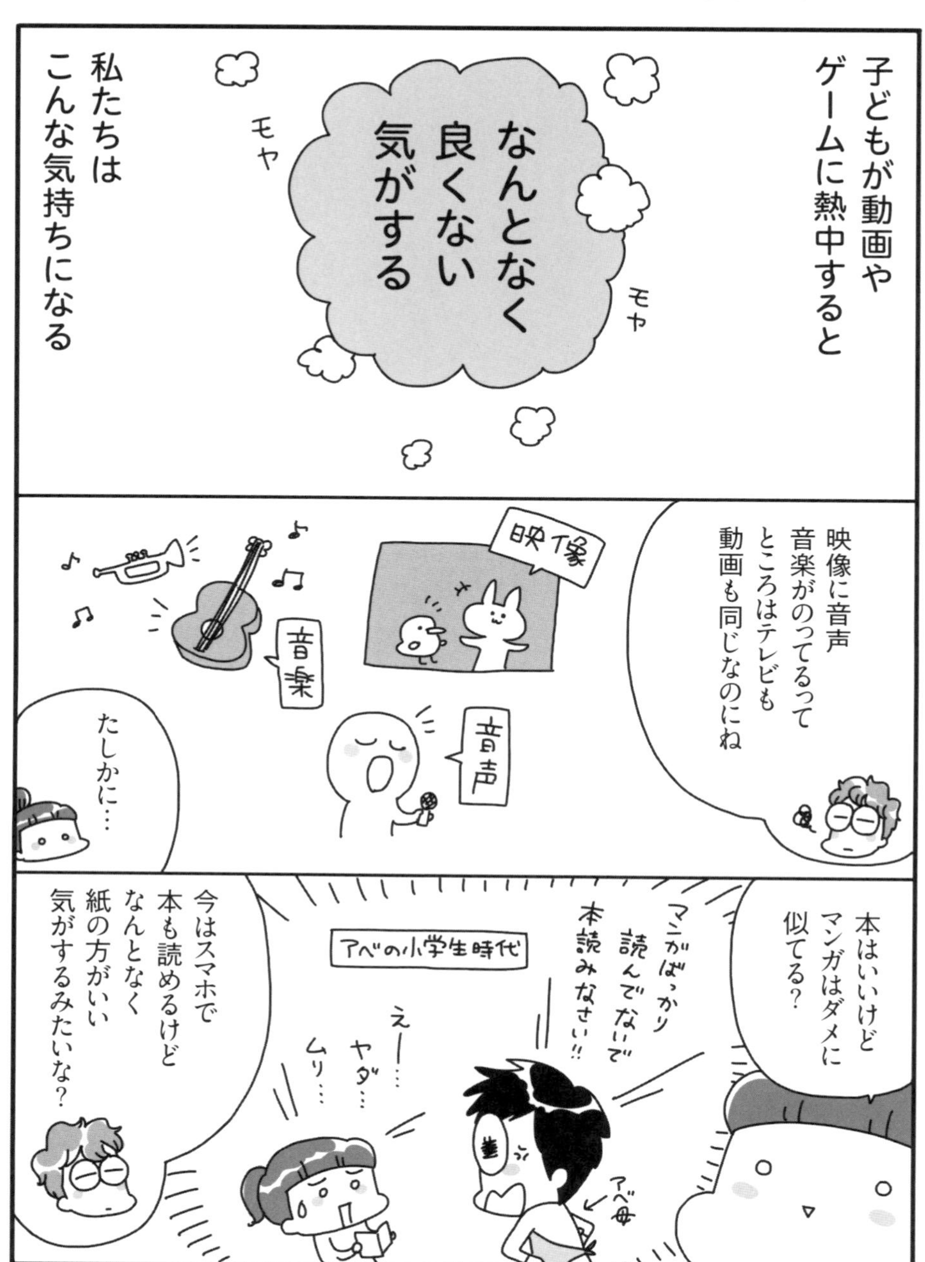

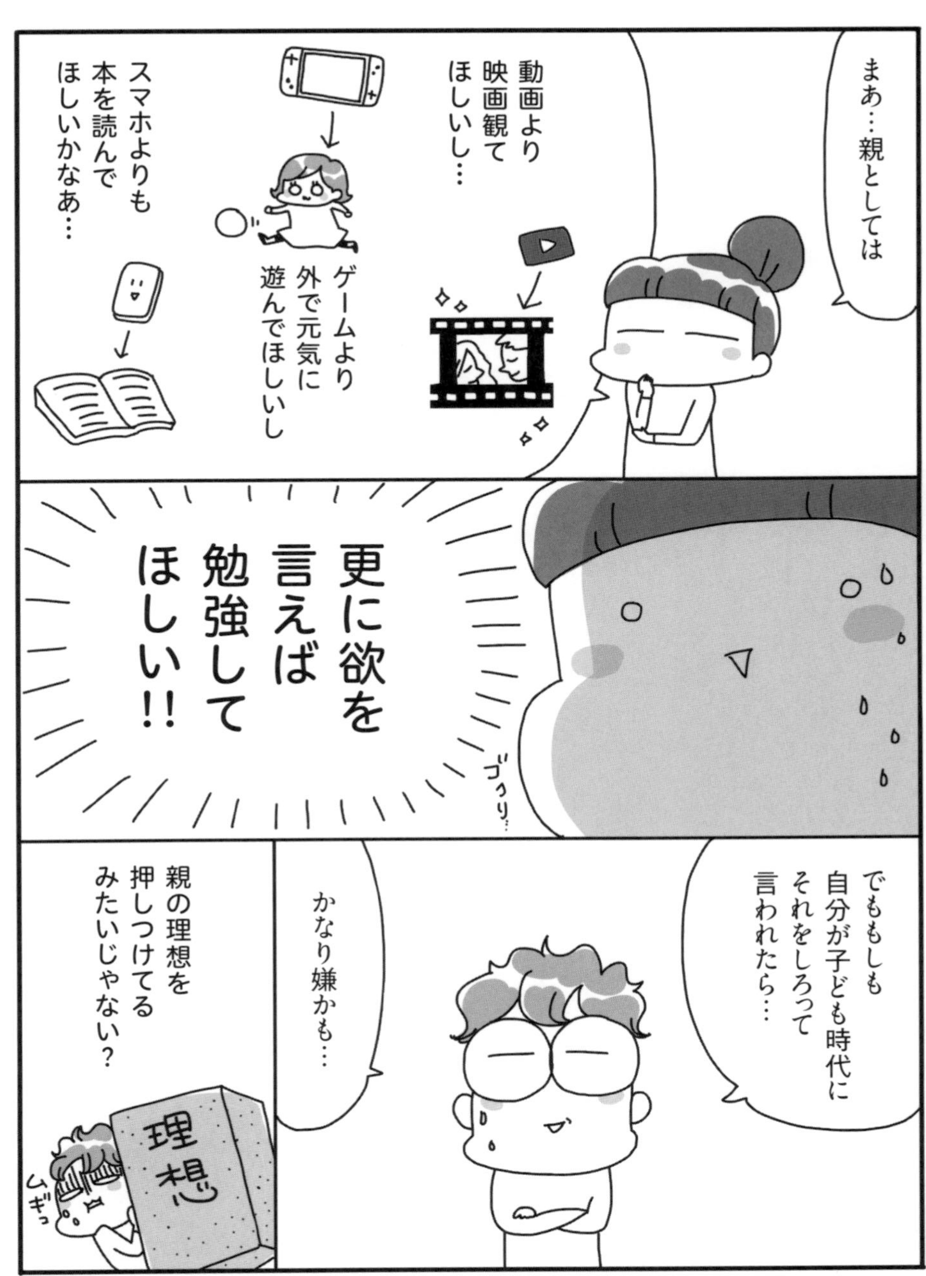
まあ…親としては
動画より映画観てほしいし…
ゲームより外で元気に遊んでほしいし
スマホよりも本を読んでほしいかなあ…
更に欲を言えば勉強してほしい!!
ゴクリ…
でももし自分が子ども時代にそれをしろって言われたら…
かなり嫌かも…
親の理想を押しつけてるみたいじゃない?
理想
ムギュッ

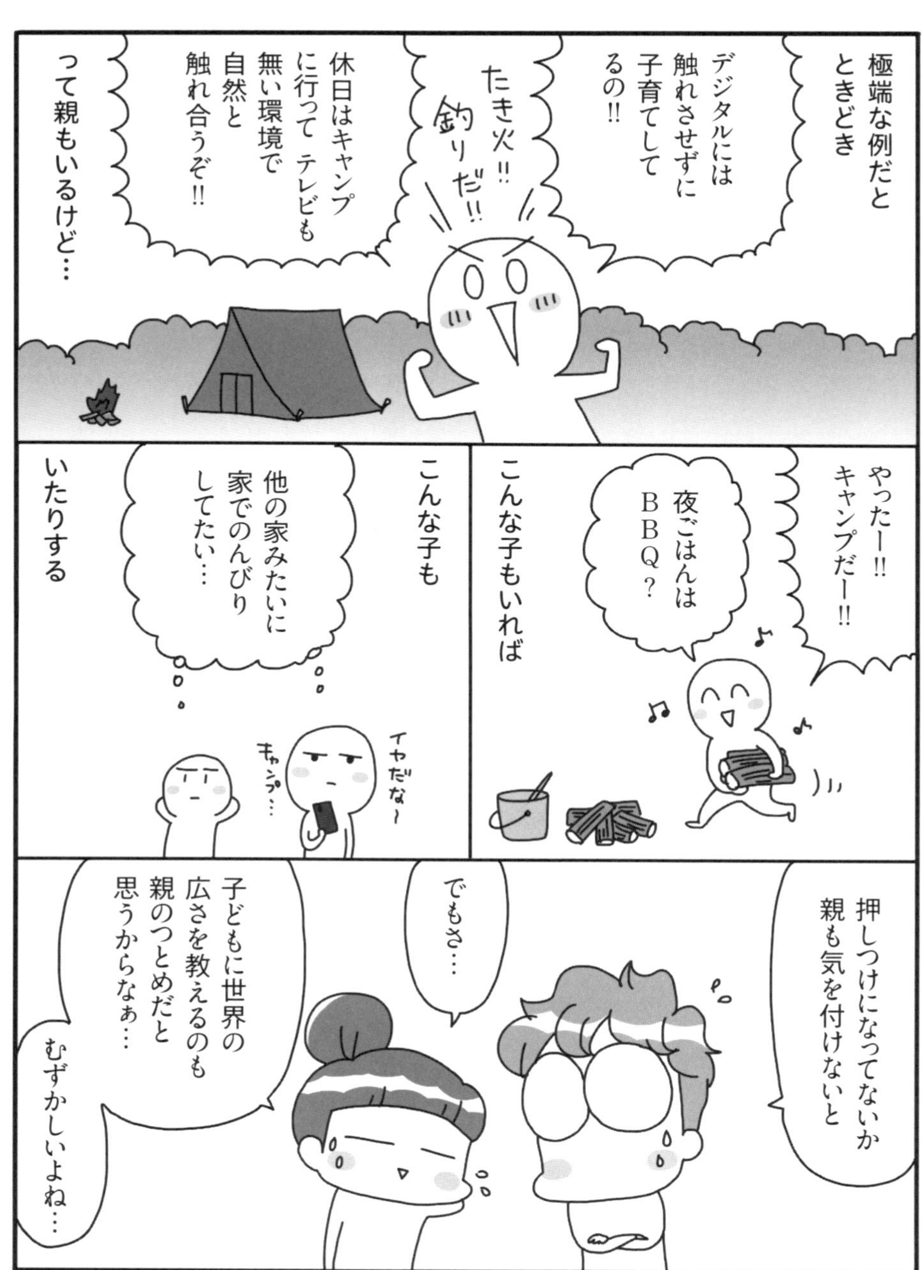

極端な例だとときどき
デジタルには触れさせずに子育てしてるの!!
たき火!!
釣りだ!!
休日はキャンプに行ってテレビも無い環境で自然と触れ合うぞ!!
って親もいるけど…
やったー!!キャンプだー!!
夜ごはんはBBQ?
こんな子もいれば
イヤだな〜
キャンプ…
他の家みたいに家でのんびりしてたい…
こんな子も
いたりする
押しつけになってないか親も気を付けないと
でもさ…
子どもに世界の広さを教えるのも親のつとめだと思うからなぁ…
むずかしいよね…

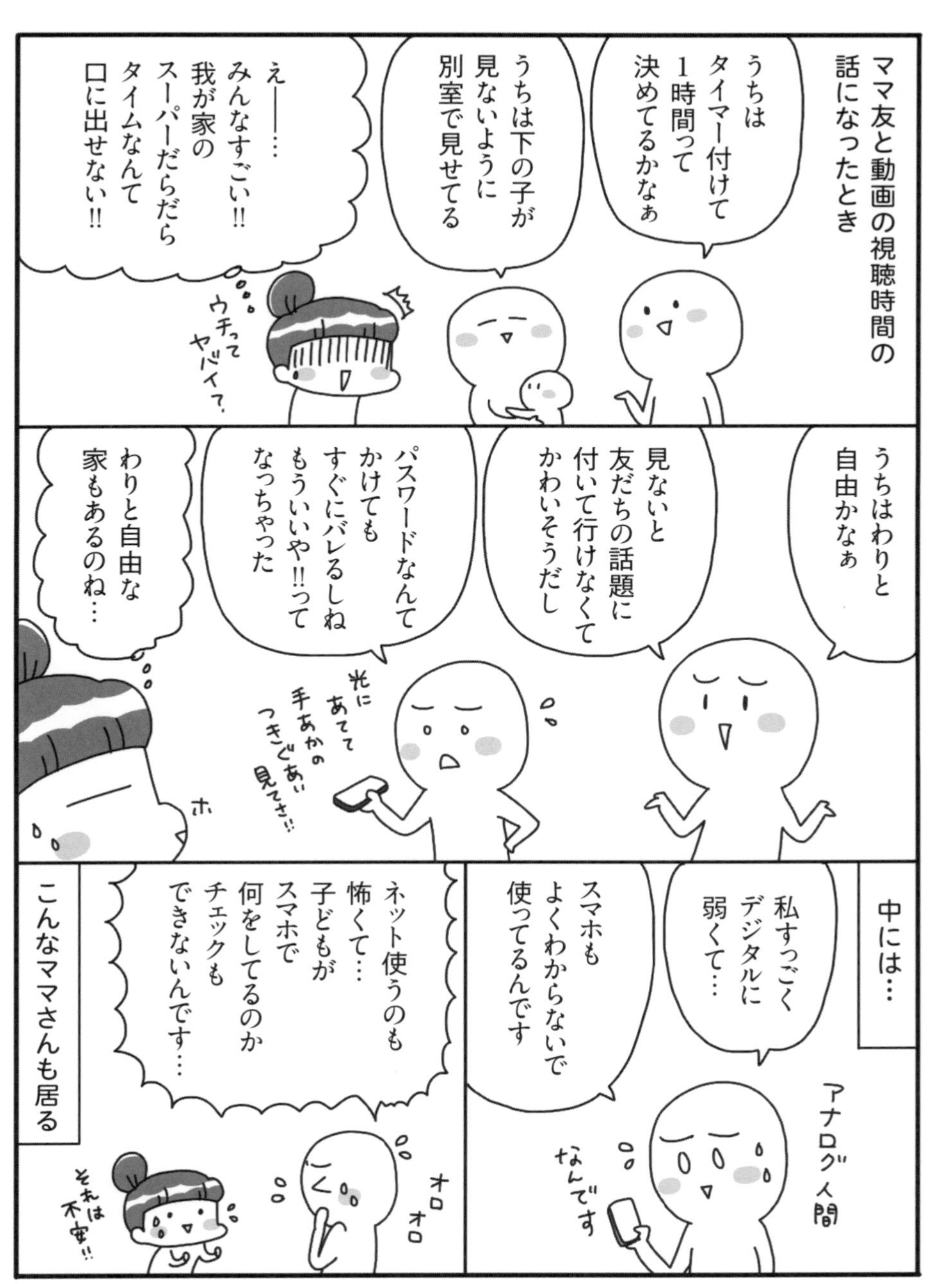

ママ友と動画の視聴時間の話になったとき
うちはタイマー付けて1時間って決めてるかなぁ
うちは下の子が見ないように別室で見せてる
ウチってヤバイ?
え――…みんなすごい!! 我が家のスーパーだらだらタイムなんて口に出せない!!
うちはわりと自由かなぁ
見ないと友だちの話題に付いて行けなくてかわいそうだし
パスワードなんてかけてもすぐにバレるしねもういいや!!ってなっちゃった
光にあてて手あかのつきぐあい見てさ!!
わりと自由な家もあるのね…
ホ
中には…
私すっごくデジタルに弱くて…
スマホもよくわからないで使ってるんです
アナログ人間なんです
ネット使うのも怖くて…子どもがスマホで何をしてるのかチェックもできないんです…
オロオロ
それは不安!!
こんなママさんも居る

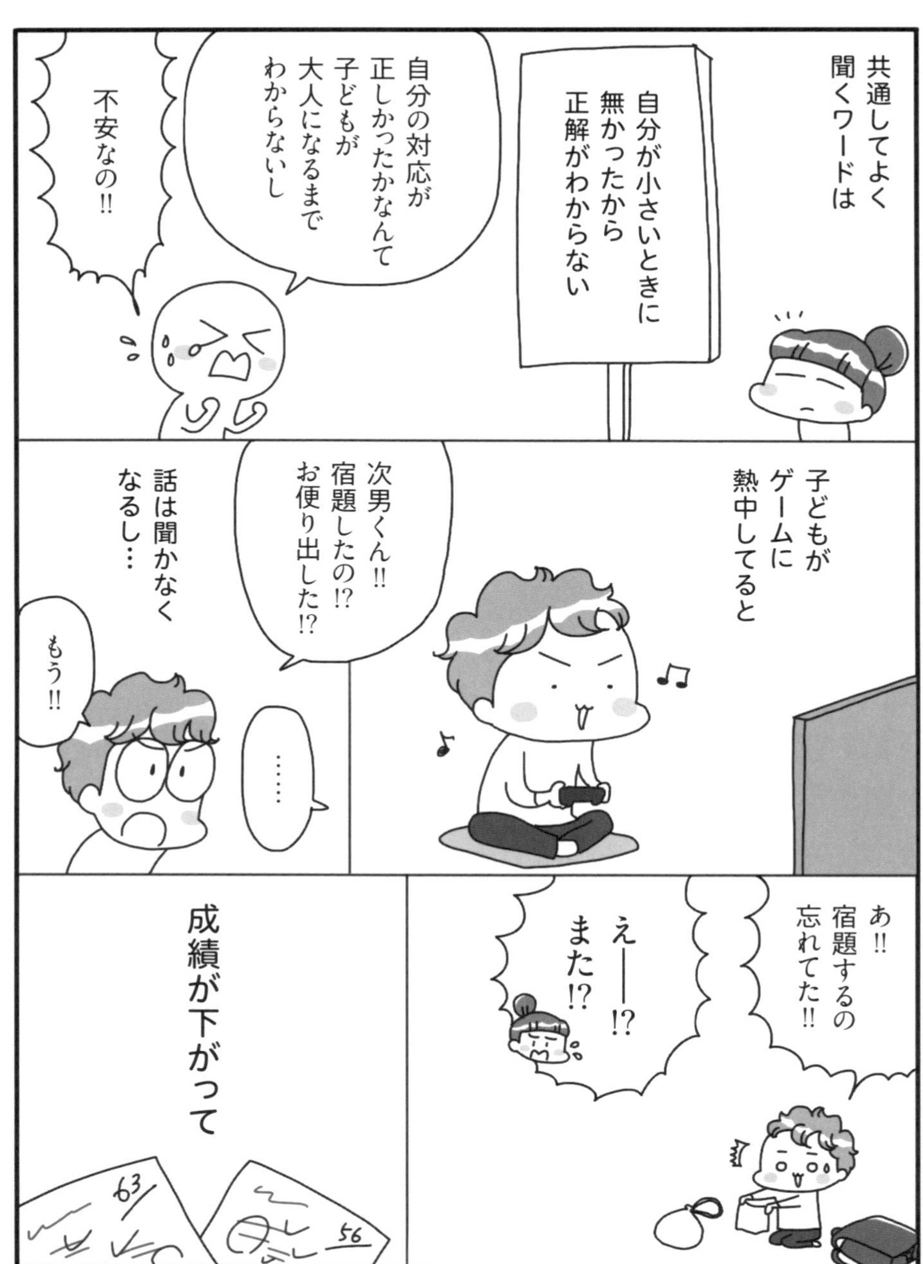
共通してよく聞くワードは
自分が小さいときに無かったから正解がわからない
自分の対応が正しかったかなんて子どもが大人になるまでわからないし
不安なの!!
子どもがゲームに熱中してると
次男くん!! 宿題したの!? お便り出した!?
話は聞かなくなるし…
……
もう!!
あ!! 宿題するの忘れてた!!
え――!? また!?
成績が下がって
63
56

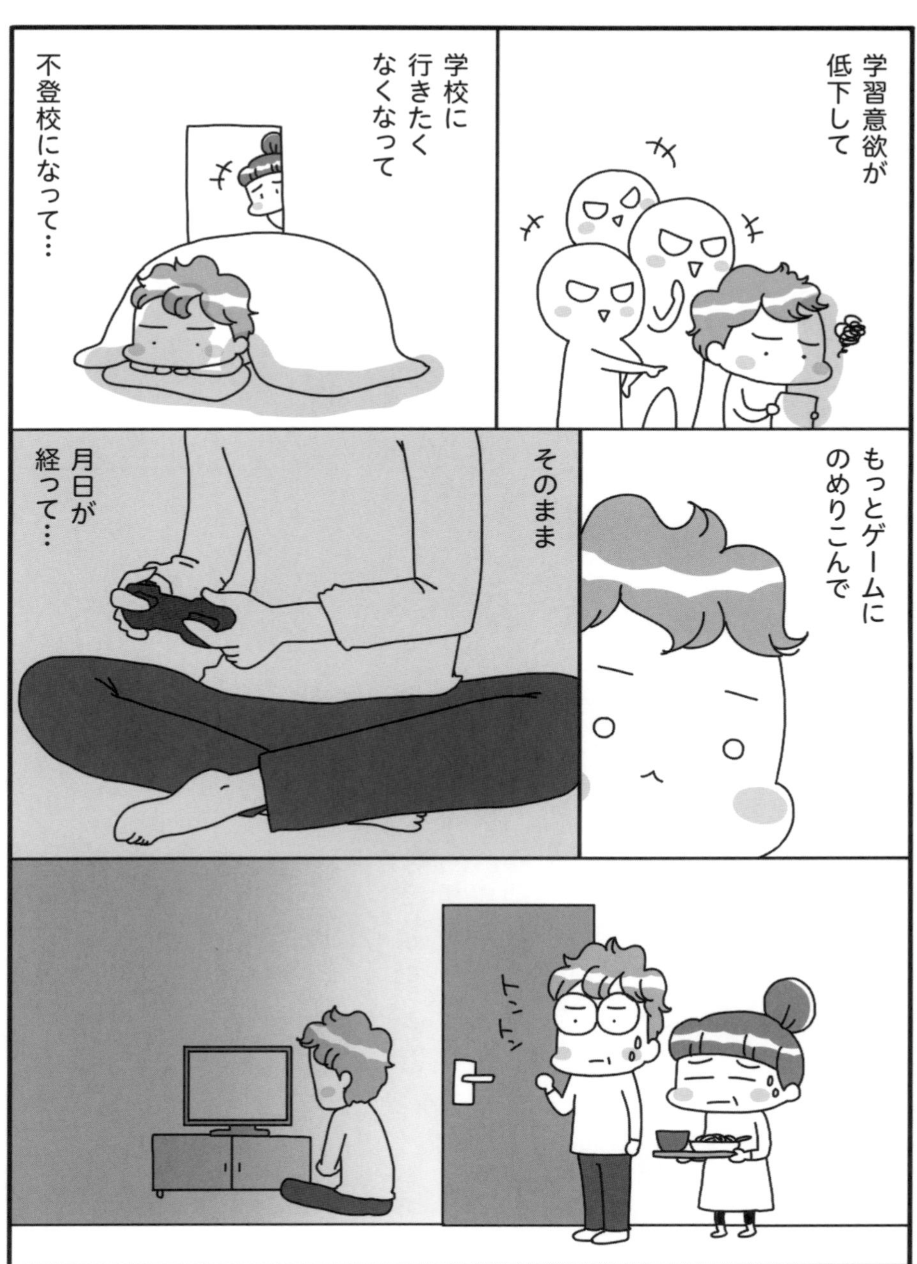
学習意欲が
低下して
学校に
行きたく
なくなって
不登校になって…
もっとゲームに
のめりこんで
そのまま
月日が
経って…
トントン

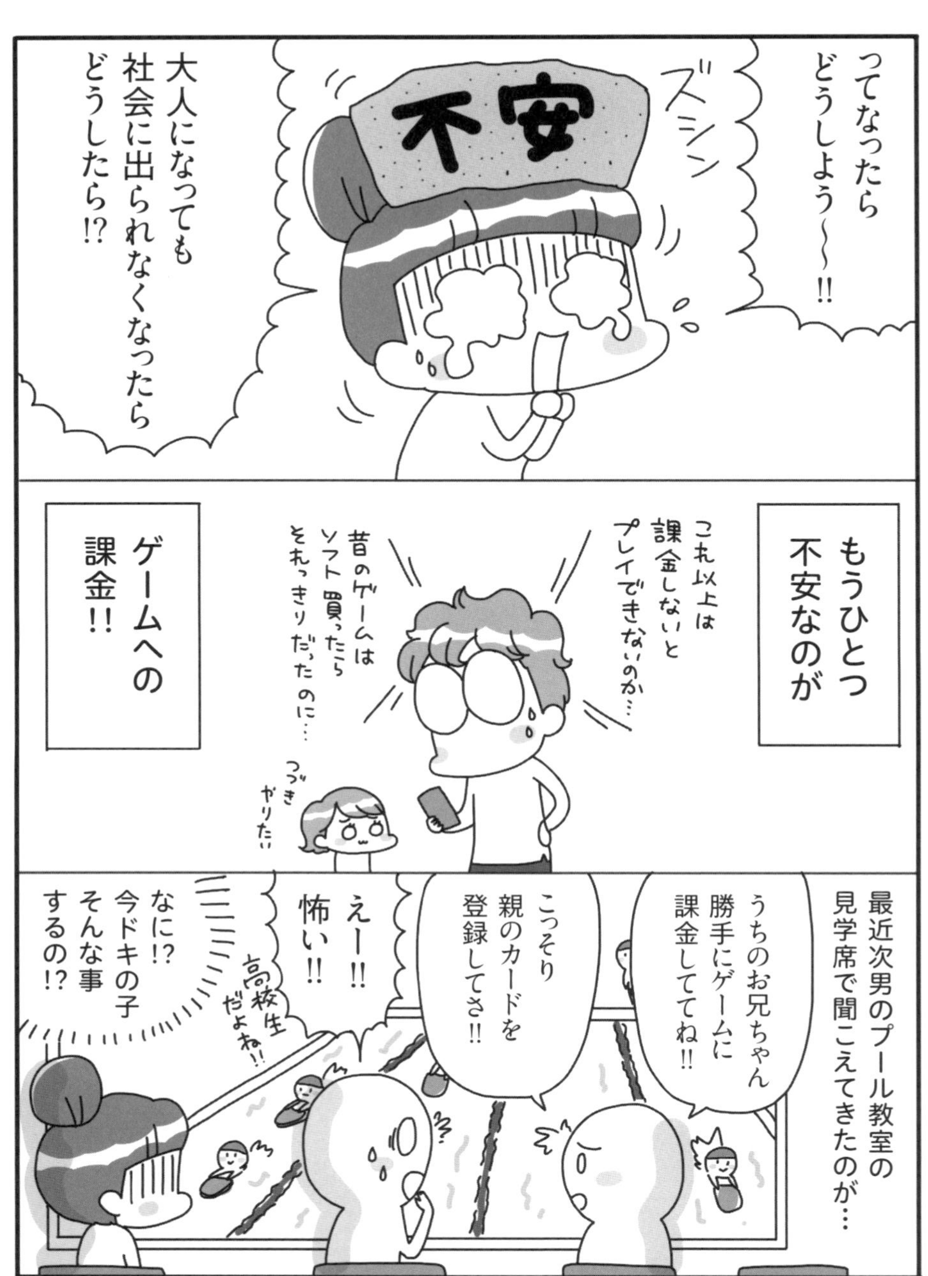
ってなったらどうしよう〜〜!!
ズシン
不安
大人になっても社会に出られなくなったらどうしたら!?
もうひとつ不安なのが
これ以上は課金しないとプレイできないのか…
昔のゲームはソフト買ったらそれっきりだったのに…
つづきやりたい
ゲームへの課金!!
最近次男のプール教室の見学席で聞こえてきたのが…
うちのお兄ちゃん勝手にゲームに課金しててね!!
こっそり親のカードを登録してさ!!
えー!!怖い!!
高校生だよね!!
なに!? 今ドキの子そんな事するの!?

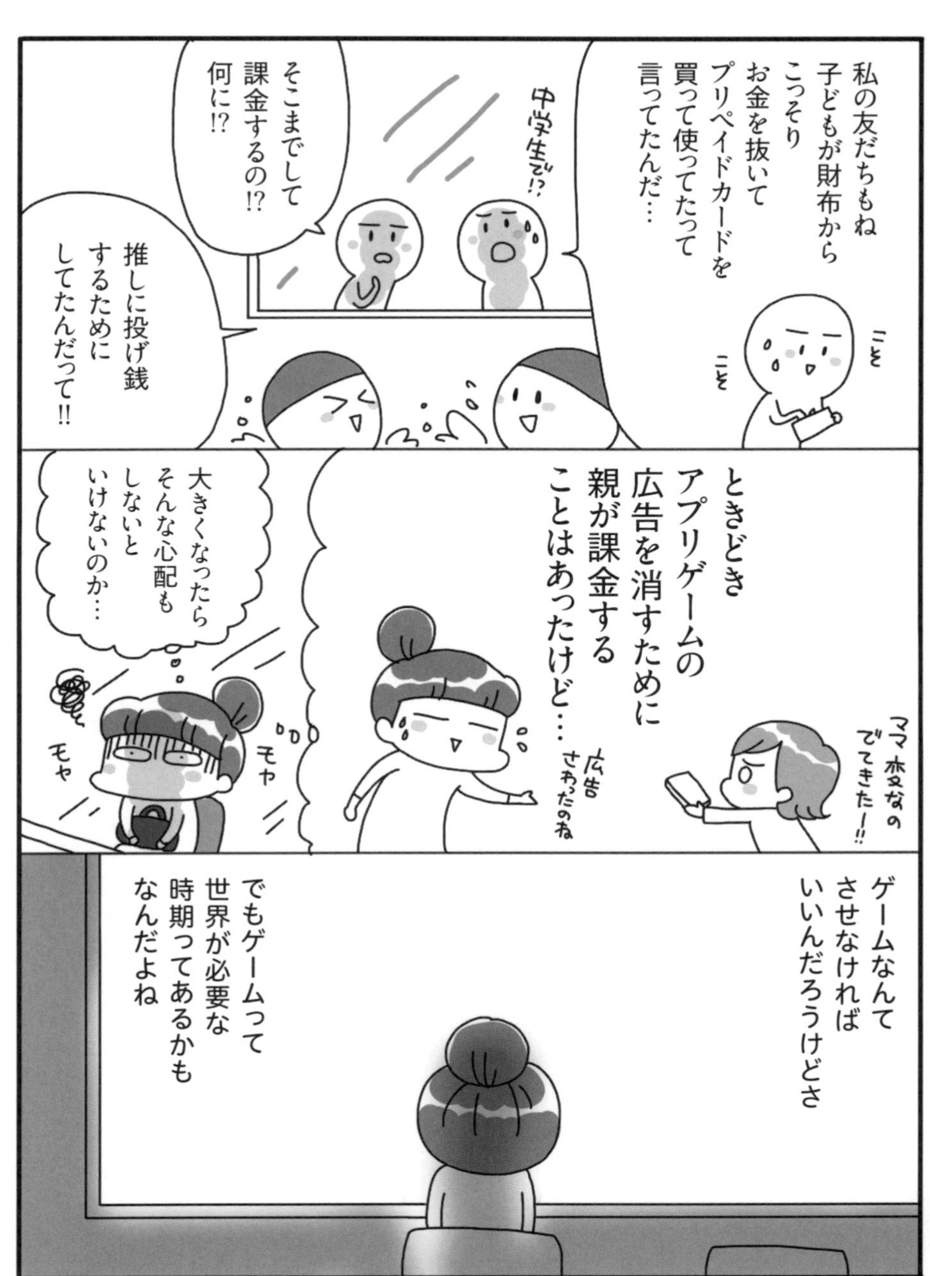
私の友だちもね
子どもが財布から
こっそり
お金を抜いて
プリペイドカードを
買って使ってたって
言ってたんだ…
ニセ
ニセ
中学生で!?
そこまでして
課金するの!?
何に!?
推しに投げ銭
するために
してたんだって!!
ママ変なの
できた―!!
広告
さわったのね
ときどき
アプリゲームの
広告を消すために
親が課金する
ことはあったけど…
モヤ
モヤ
大きくなったら
そんな心配も
しないと
いけないのか…
ゲームなんて
させなければ
いいんだろうけどさ
でもゲームって
世界が必要な
時期ってあるかも
なんだよね

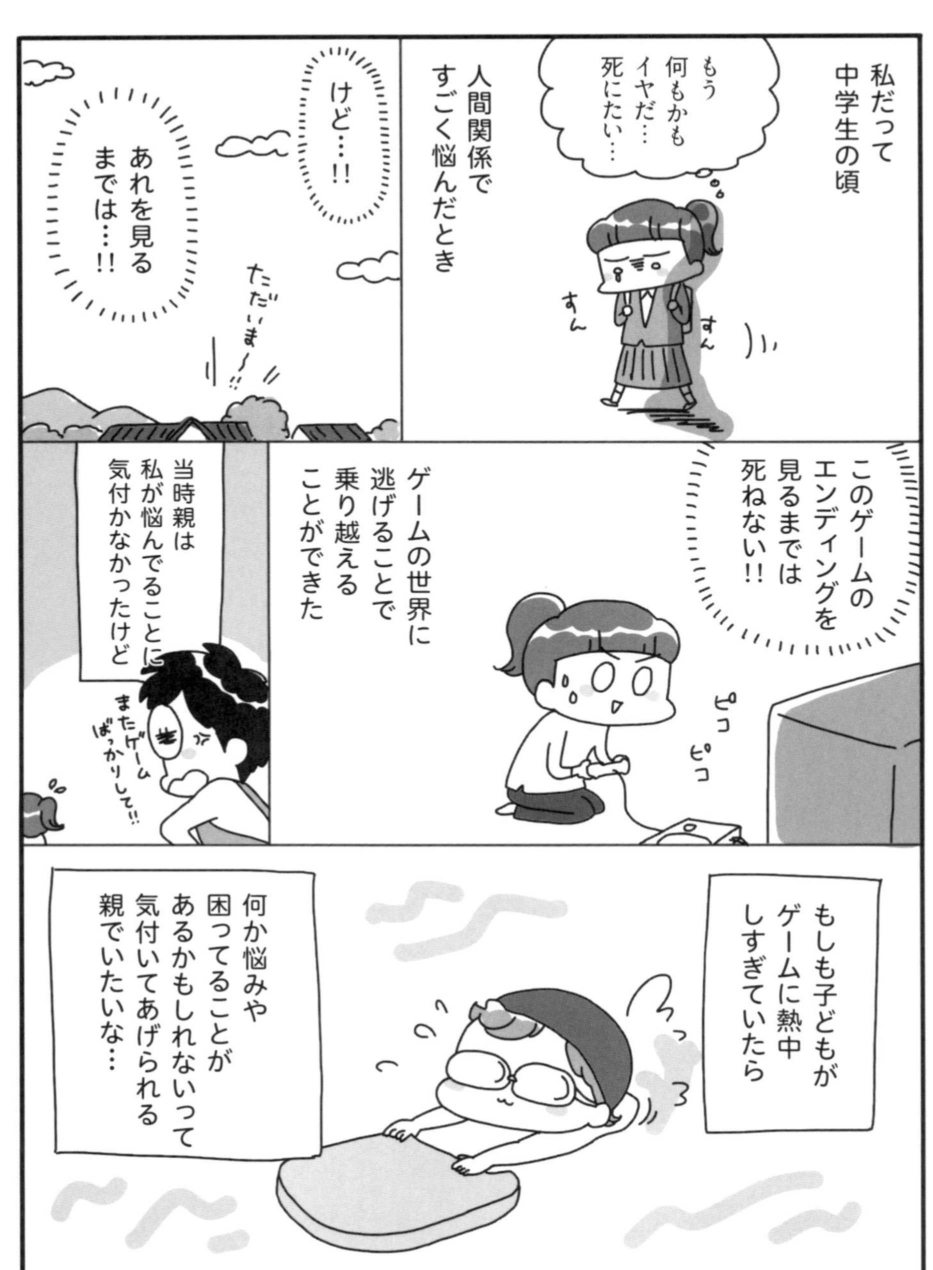
私だって
中学生の頃
もう
何もかも
イヤだ…
死にたい…
すん
すん
人間関係で
すごく悩んだとき
けど…!!
あれを見る
までは…!!
ただいま～!!
このゲームの
エンディングを
見るまでは
死ねない!!
ピコ
ピコ
ゲームの世界に
逃げることで
乗り越える
ことができた
当時親は
私が悩んでることに
気付かなかったけど
またゲーム
ばっかりして!!
もしも子どもが
ゲームに熱中
しすぎていたら
何か悩みや
困ってることが
あるかもしれないって
気付いてあげられる
親でいたいな…

コラム 2

言語化、可視化が効果的

まずは「モヤモヤ」をクリアにしよう！

「なんとなく良くない気がする」そう思っている大人は多いはず。なんとなく食事中は見ない方がいい、なんとなく寝る前はやめさせたい、なんとなく外でゲームするのってどうなの？ …など。だから「もうやめたら？」と曖昧（あいまい）に注意してしまいますが、まずはその「なんとなく」というモヤモヤをクリアにしてみることをおすすめします。

適当な注意をしていませんか？

ひと昔前、今の親世代がよく言われたのは「テレビばっかり見てないで本を読みなさい」というセリフ。そう言われて言うことを聞いた人がどのくらいいるでしょうか。それは親の注意の根拠がはっきりしないので、「親も適当に注意してるなー」と聞き流していたからかもしれません。

子どもが手放したくないくらい大好きなこと（ゲームやスマホ）に一定の制限をかけるのであれば、こちらもそれなりの根拠をもたないと届かないはずです。

「どういう行為」が「どうして心配？」

さて、何が心配なのか？ それはどうしてなのか？を考えてみましょう。例えばアベさんが考える子どもの「モヤモヤ行為」に基づくモヤモヤポイントは、

- **動画より映画を観てほしい**
- **ゲームより外で元気に遊んでほしい**
- **スマホより本を読んでほしい**
- **勉強してほしい**

でした。多くの人が「そうそう！」とうなずく姿が見えるようです。次にその行為にどうしてモヤモヤするのか考えてみましょう。

「モヤモヤポイント」を整理しよう

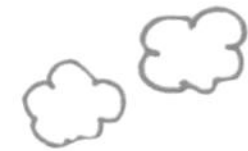

	モヤモヤポイント	どうして？
1	動画より映画を観てほしい	映画の方がタメになる 映画の方が思い出に残る 映画を一緒に観たい など
2	ゲームより外で元気に遊んでほしい	丈夫な体になってほしい 日の光を浴びてほしい 季節を感じてほしい など
3	スマホより本を読んでほしい	本の方がタメになる 紙の方がいい気がする 想像力が育つ／目が悪くなる など
4	勉強してほしい	成績が下がっている 成績が下がるのが心配 子どもの仕事は勉強だから など

表のように、「どうして？」を洗い出して整理すると、注意するポイントも見えてきます。モヤモヤを解消するためには、例えば、映画の素晴らしさを知るには映画を観て心が動かされた経験が必要です。同じように、外遊びで楽しかったり、本を読んで感動したりした体験があってこそ、それらの選択肢が増えていくのです。そのためには、

- **映画の素晴らしさを知るために一緒に観る**
- **外遊びに誘い出す**
- **本を一緒に読んだり読んでいる姿を見せたりする**
- **勉強するための静かな環境を整える**

また、ゲームをせずに勉強しなさいというのは厳しすぎる気がします。「先に勉強してからならOK」「隔日ならOK」など、親子でルールを決めてはいかがでしょうか。

ただ「こうなってほしい」と思うだけでは、手軽で飽きのこないゲームやスマホから子どもを離すことはできません。親として子どもの生活にどう向き合っていくか、考えるきっかけになるはずです。

可視化のすすめ

はっきりとした理由がなくてもモヤモヤする原因で多いのは、

- **いつもだらだらやっている（見ている）**
- **暇さえあればゲームやスマホを手にしている**

という姿ではないでしょうか。そんなモヤモヤを解決する手段としておすすめなのは、子どもの生活を可視化することです。起床から就寝まで、いつもより意識して子どもの様子を観察し、簡単なグラフなどにしてみましょう。くわしくはP120でご紹介しますので参考にしてみてください。

子どもの本当の使用時間を可視化すると、思ったより使っていなかった、逆に思った以上に使っていた、だらだら遊んでいるが時間をまとめると1時間未満だった、などの気づきがあるかもしれません。

「思った以上に」とはどれくらい？

令和5年度「青少年のインターネット利用環境実態調査」報告書（令和6年3月こども家庭庁）によると、平日のインターネットの平均的な利用時間は、小学生が226・3分、中学生が282・1分、高校生が374・2分でした（注）。

学校での利用のほか、天気予報や地図アプリ、連絡などの時間も含んでいるため、動画やゲームにどれくらい利用しているかは明確ではありません。ただ子どもの利用状況を可視化することで、自分の家にとって「思った以上に」がどれくらいなのかを改めて考えるいい機会になりますし、各家庭のルール作りにも役立つでしょう。

メリットとしては、可視化することで生活習慣の見直しができること。家族がだらだらと夜遅くまで起きている時間が子どもにとっての「スマホだらだらタイム」かもしれません。子どもが小さいうちは就寝時間をきちんと守ったり、家族みんなでデジタルメディアから離れる時間をつくったりするなどメリハリのある生活を心がけることで、無理をせずに使用時間が減る効果が期待できるでしょう。

（注）「インターネットを利用している」とは、サイトやコンテンツを見たり、文章を書き込んだりすることです。インターネットには、WEBサービス及びアプリケーションを含みます。（例）電子メール、SNS、動画・音楽視聴、オンラインゲーム、電子書籍、ショッピング など。

第3話

ネット依存、ゲーム依存とは？ ～どこからが依存症？～

これは
スーパーだらだらタイムの
我が子たち
ざっくり
時間は決めてるけど
家にいる間の
ほとんどの時間
動画・ゲーム…
もう実は
ネット依存
ゲーム依存
なのでは!?
わな
わな
ん？ でも
そもそも
どの程度からを
ネット依存や
ゲーム依存って
言うんだろ？
ばびゅーーーーん
アベハ モリヤマセンセイ ニ
キキニ イクコトニ シタ…

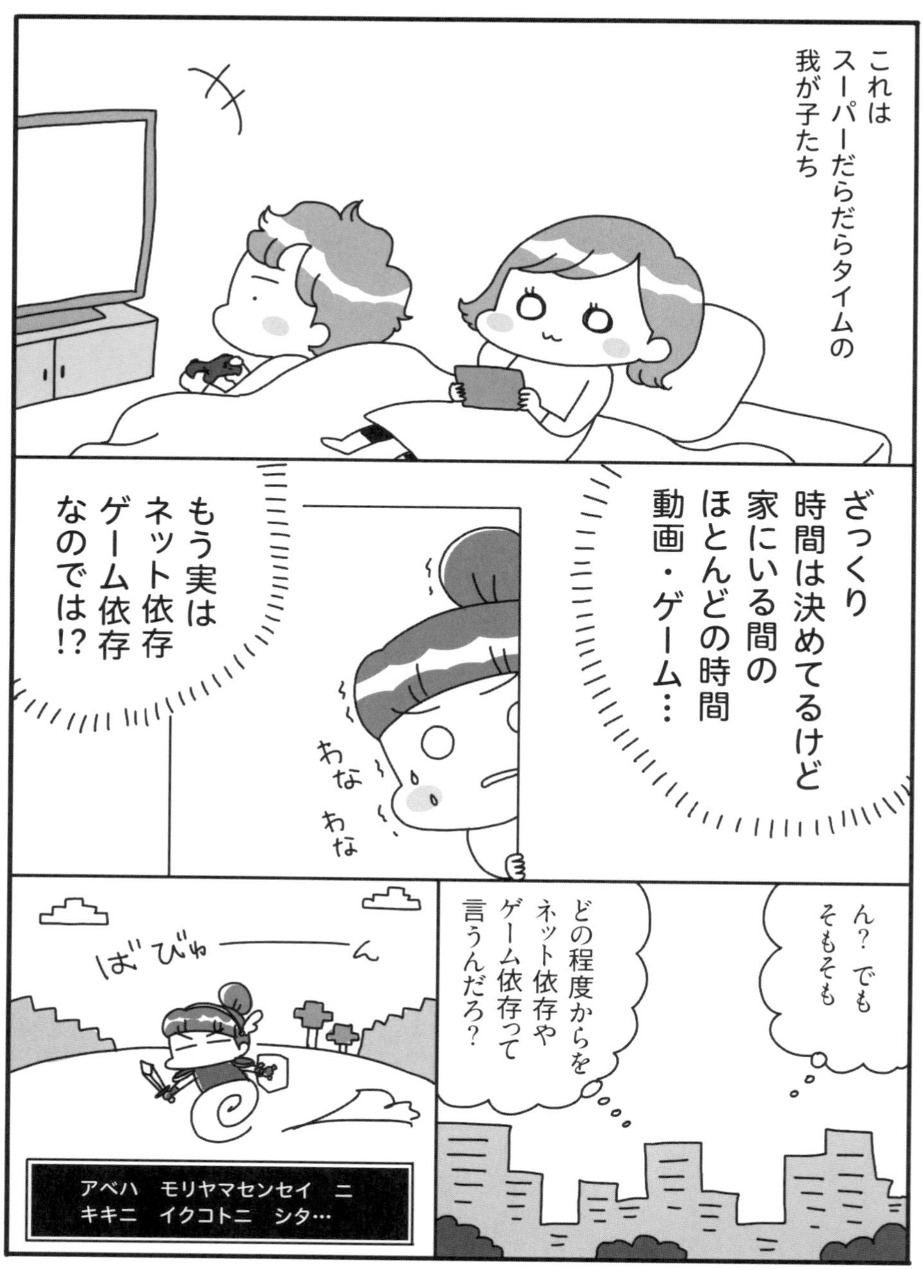

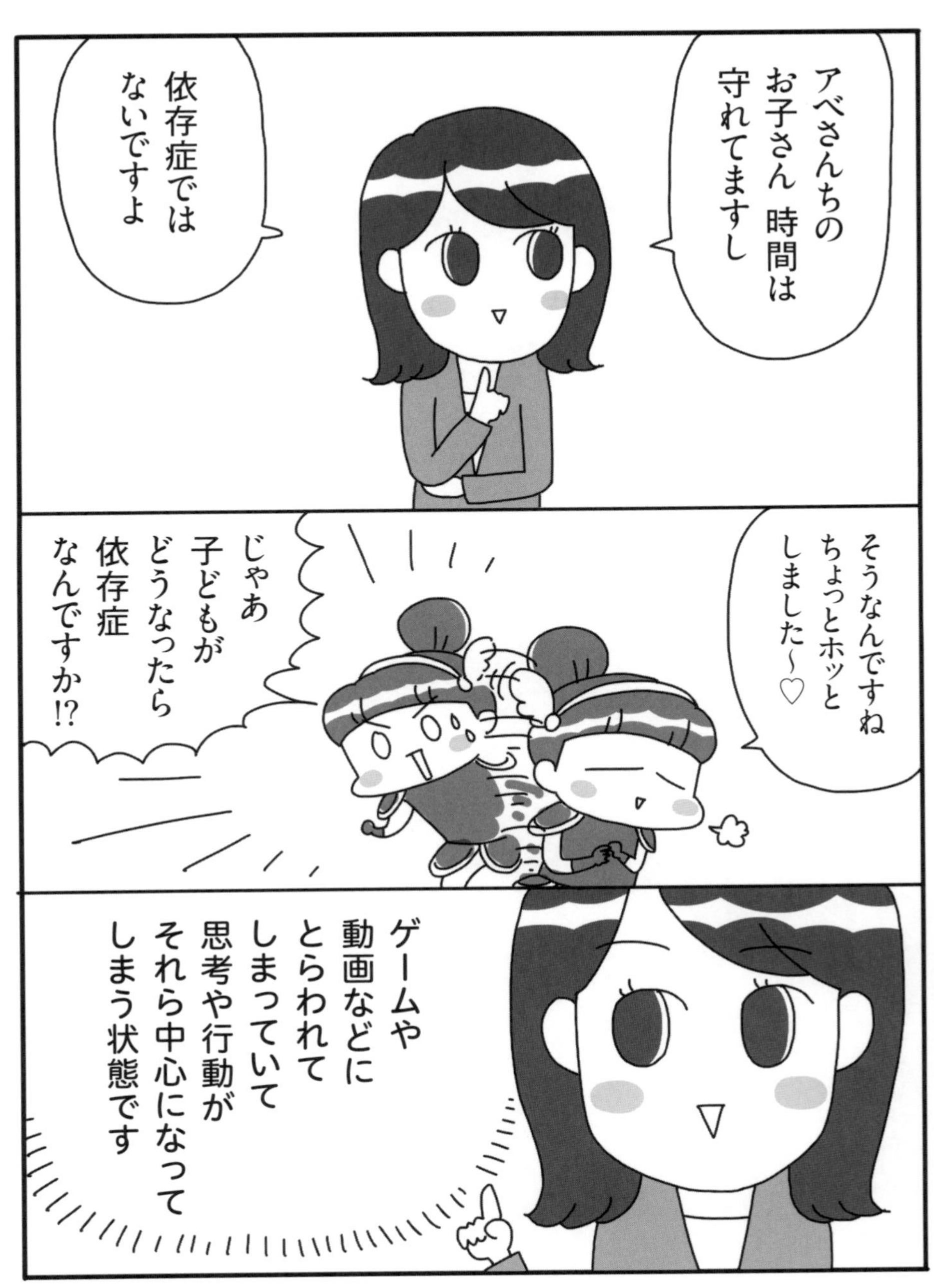
アベさんちのお子さん 時間は守れてますし
依存症ではないですよ
そうなんですねちょっとホッとしました〜♡
じゃあ子どもがどうなったら依存症なんですか!?
ゲームや動画などにとらわれてしまっていて思考や行動がそれら中心になってしまう状態です

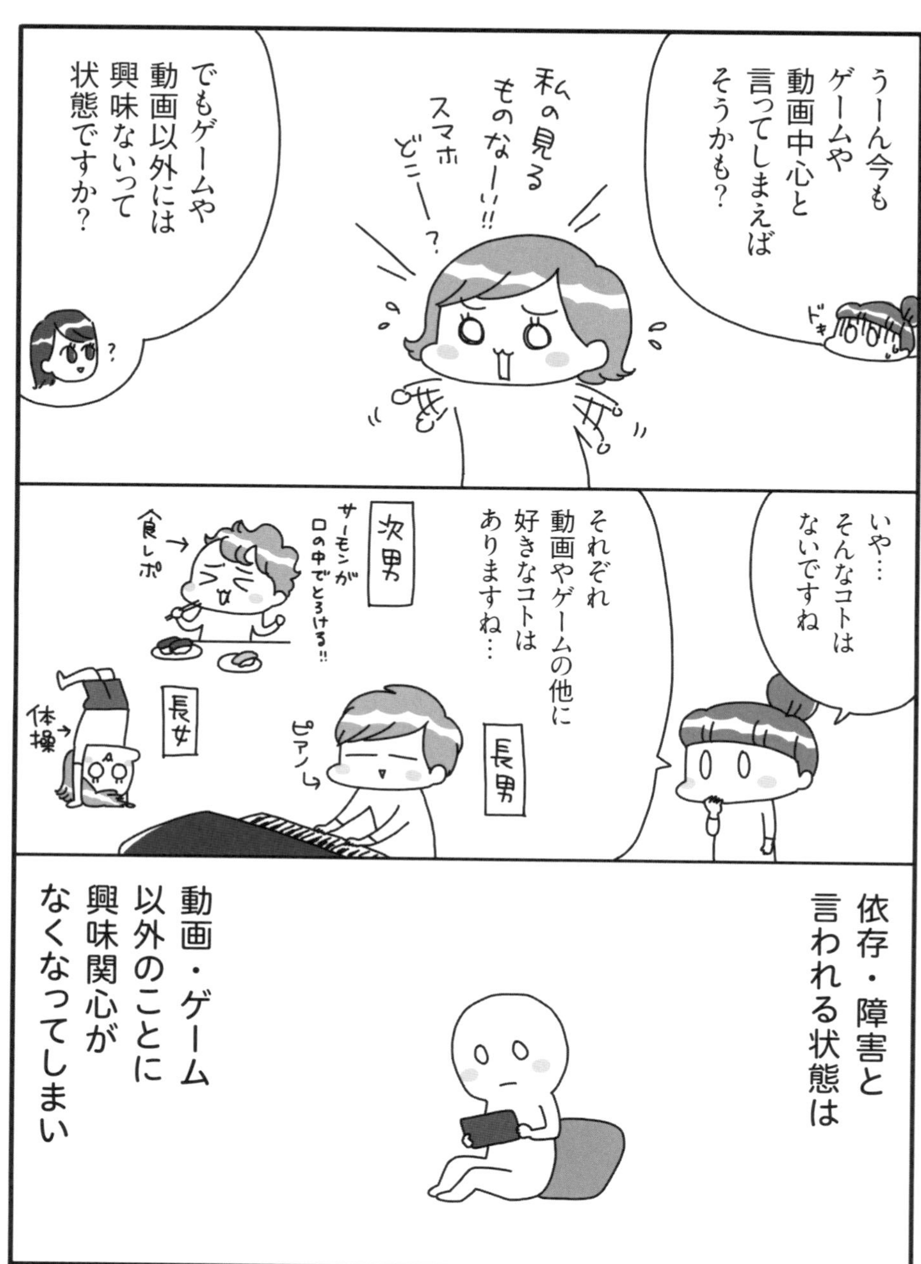
うーん今もゲームや動画中心と言ってしまえばそうかも？
ドキ
私の見るものなーい!!
スマホどこー？
でもゲームや動画以外には興味ないって状態ですか？
？
いや…そんなコトはないですね
それぞれ動画やゲームの他に好きなコトはありますね…
長男
ピアノ
次男
サーモンが口の中でとろける!!
食レポ
長女
体操
依存・障害と言われる状態は
動画・ゲーム以外のことに興味関心がなくなってしまい

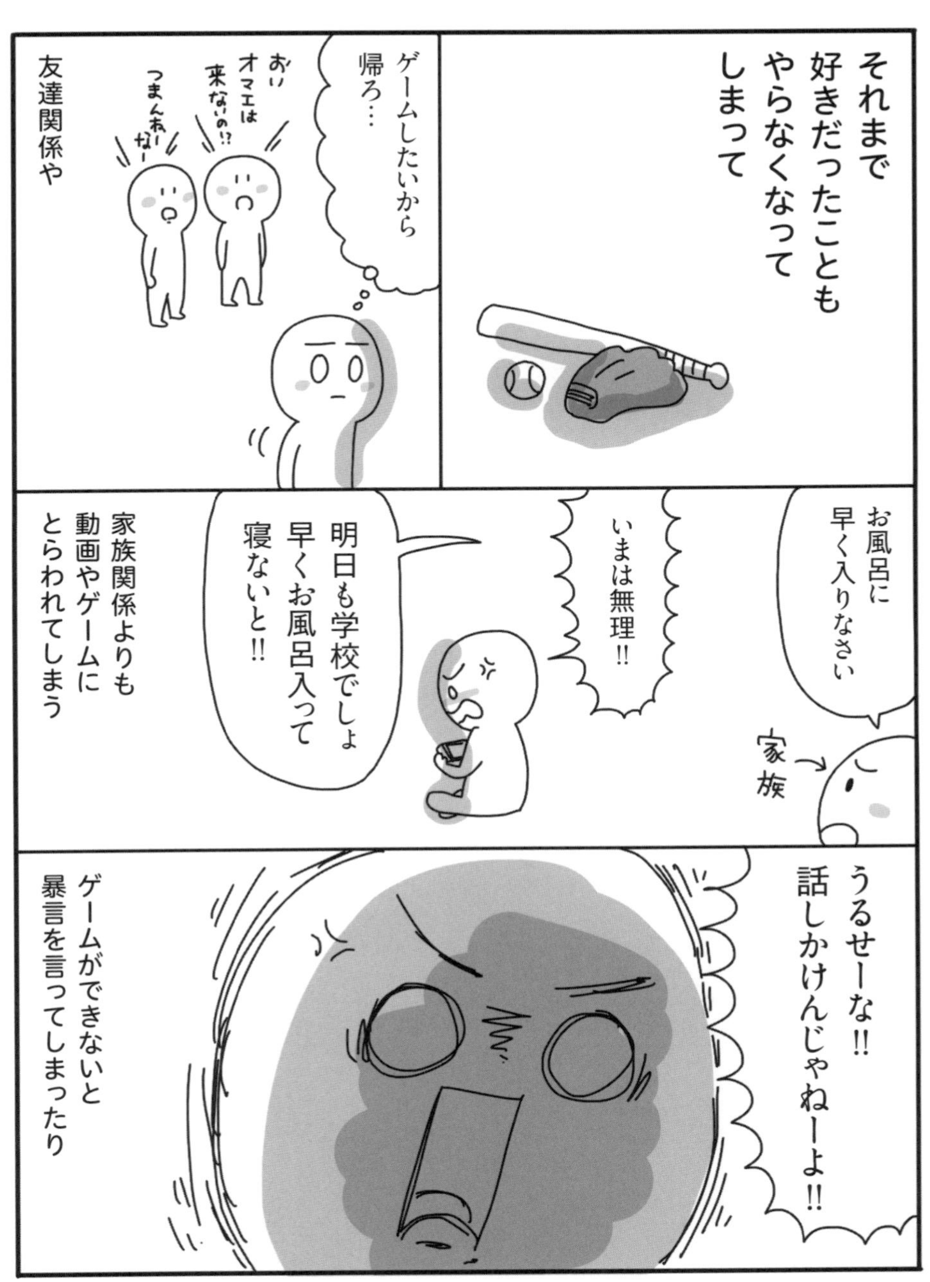
それまで
好きだったことも
やらなくなって
しまって
ゲームしたいから
帰ろ…
おい
オマエは
来ないの!?
つまんねー
なー
友達関係や
お風呂に
早く入りなさい
家族
いまは無理!!
明日も学校でしょ
早くお風呂入って
寝ないと!!
家族関係よりも
動画やゲームに
とらわれてしまう
うるせーな!!
話しかけんじゃねーよ!!
ゲームができないと
暴言を言ってしまったり

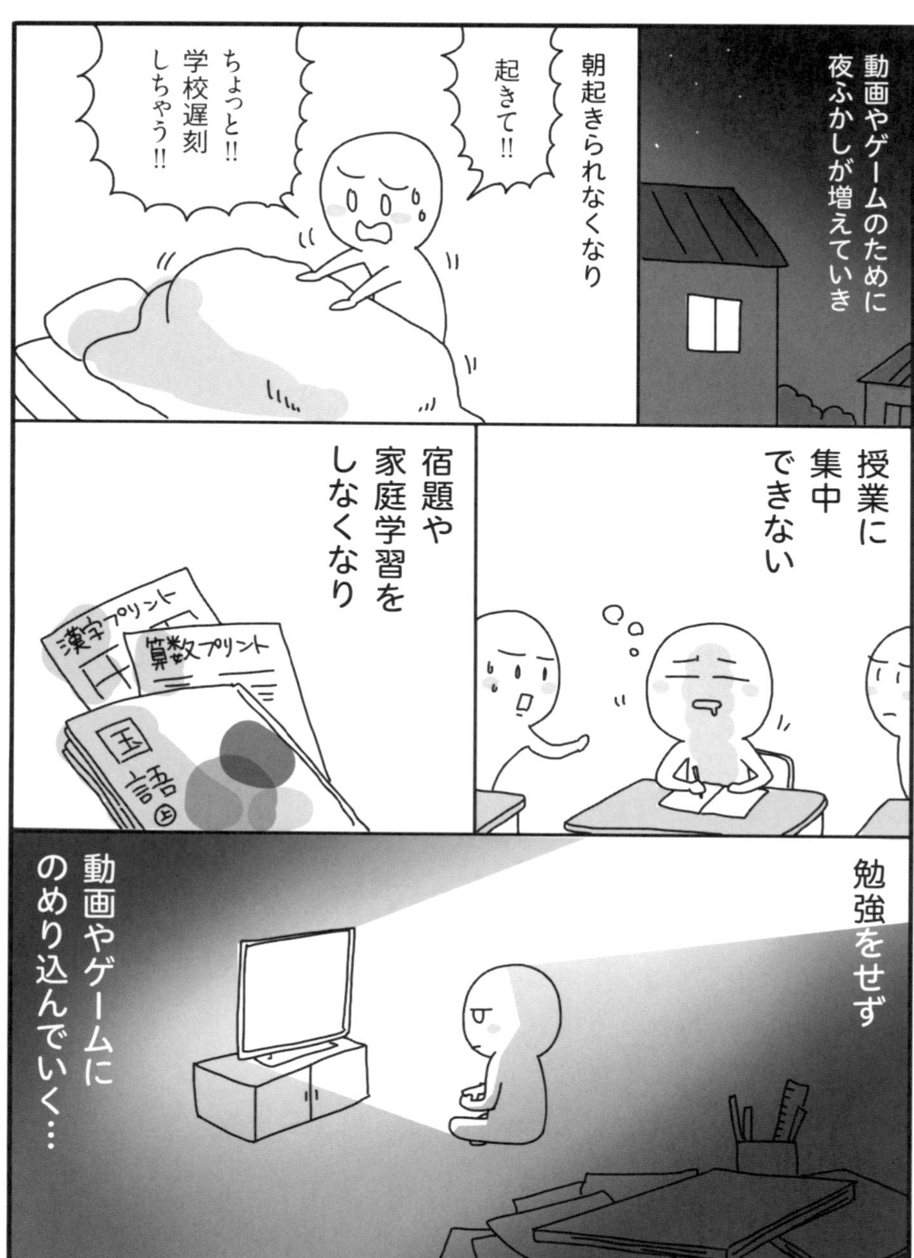
動画やゲームのために
夜ふかしが増えていき
朝起きられなくなり
起きて!!
ちょっと!!
学校遅刻
しちゃう!!
授業に
集中
できない
宿題や
家庭学習を
しなくなり
漢字プリント
算数プリント
国語
勉強をせず
動画やゲームに
のめり込んでいく…

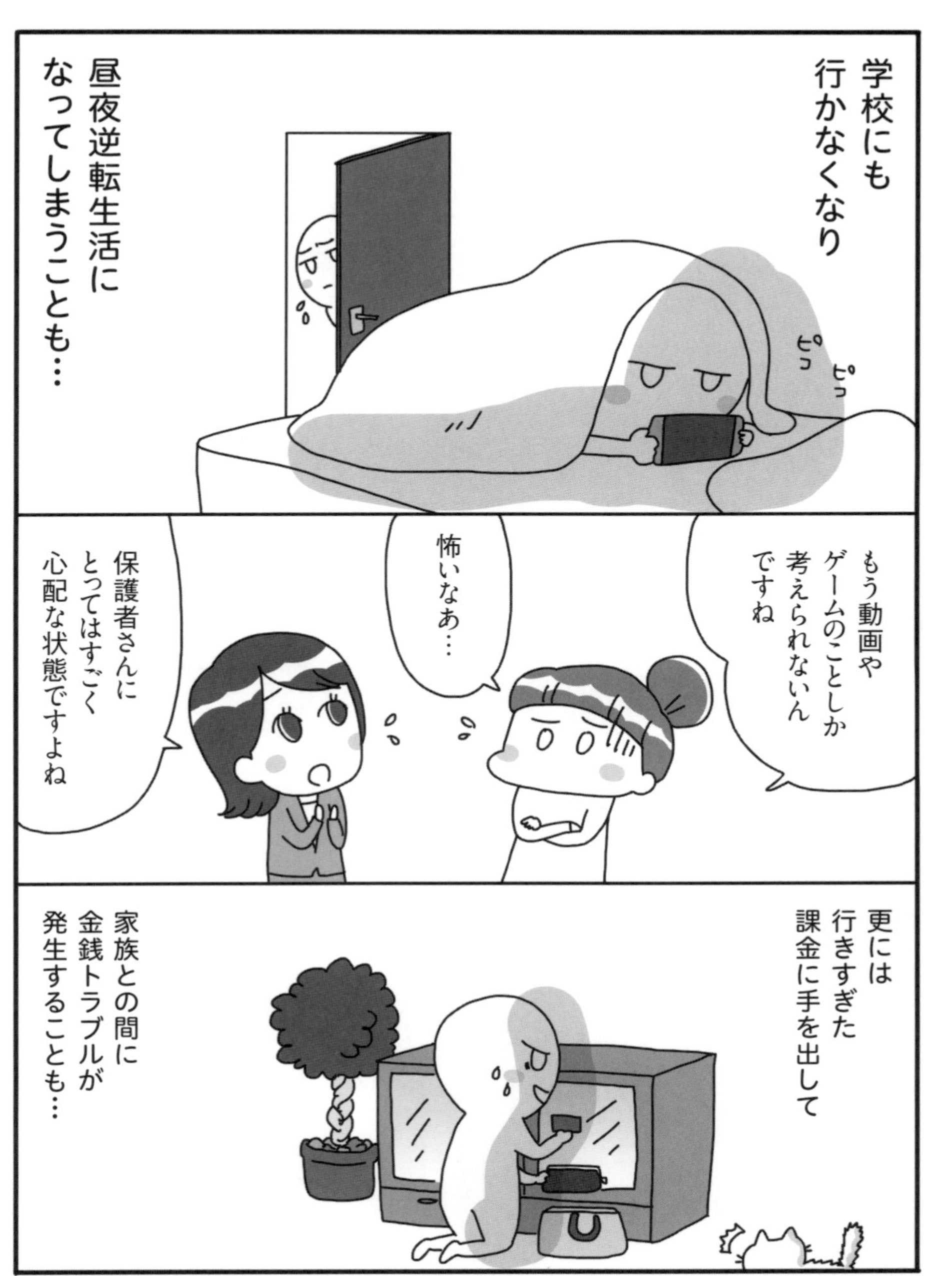
学校にも
行かなくなり
昼夜逆転生活に
なってしまうことも…
ピコ
ピコ
もう動画や
ゲームのことしか
考えられないいん
ですね
怖いなあ…
保護者さんに
とってはすごく
心配な状態ですよね
更には
行きすぎた
課金に手を出して
家族との間に
金銭トラブルが
発生することも…

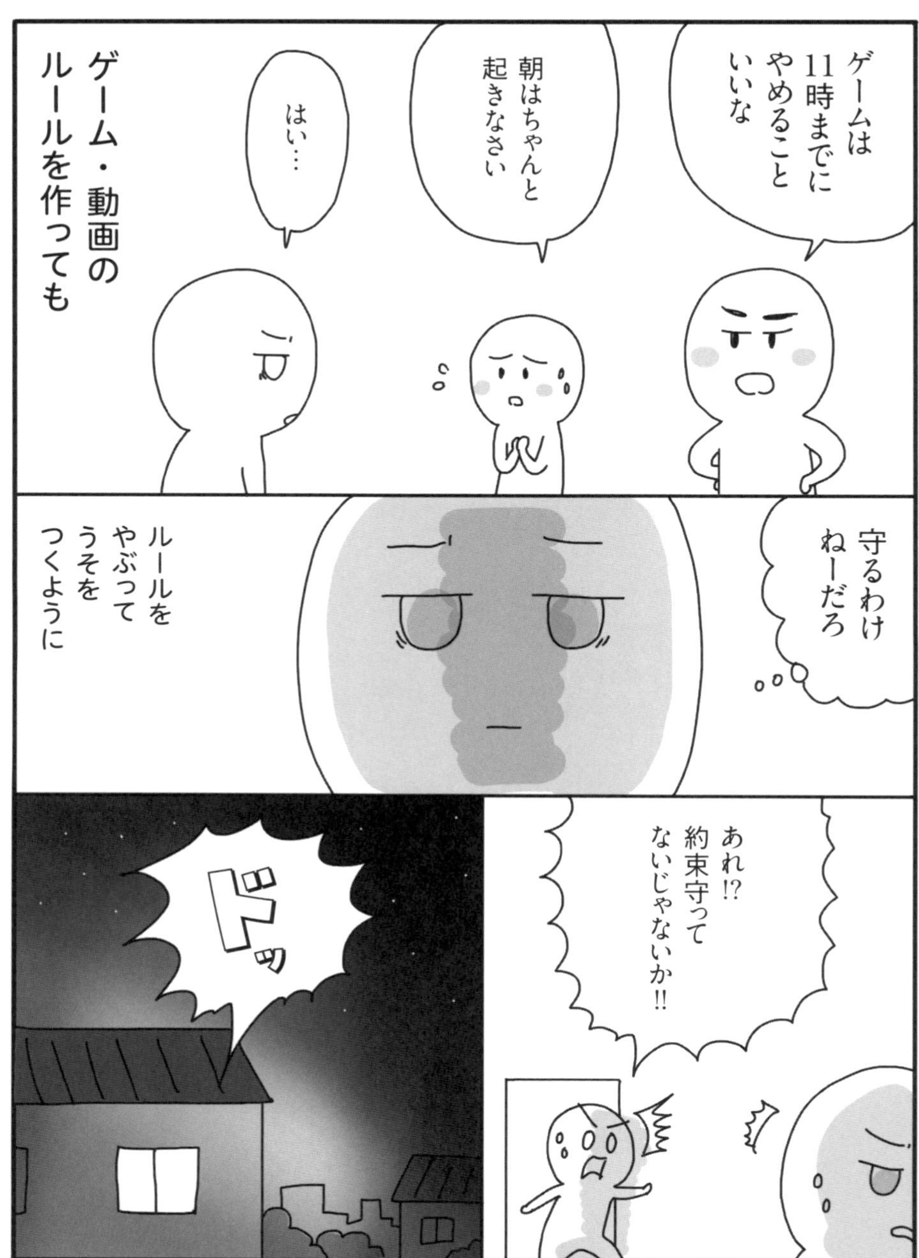
ゲームは
11時までに
やめること
いいな
朝はちゃんと
起きなさい
はい…
ゲーム・動画の
ルールを作っても
守るわけ
ねーだろ
ルールを
やぶって
うそを
つくように
あれ⁉
約束守って
ないじゃないか‼
ドッ

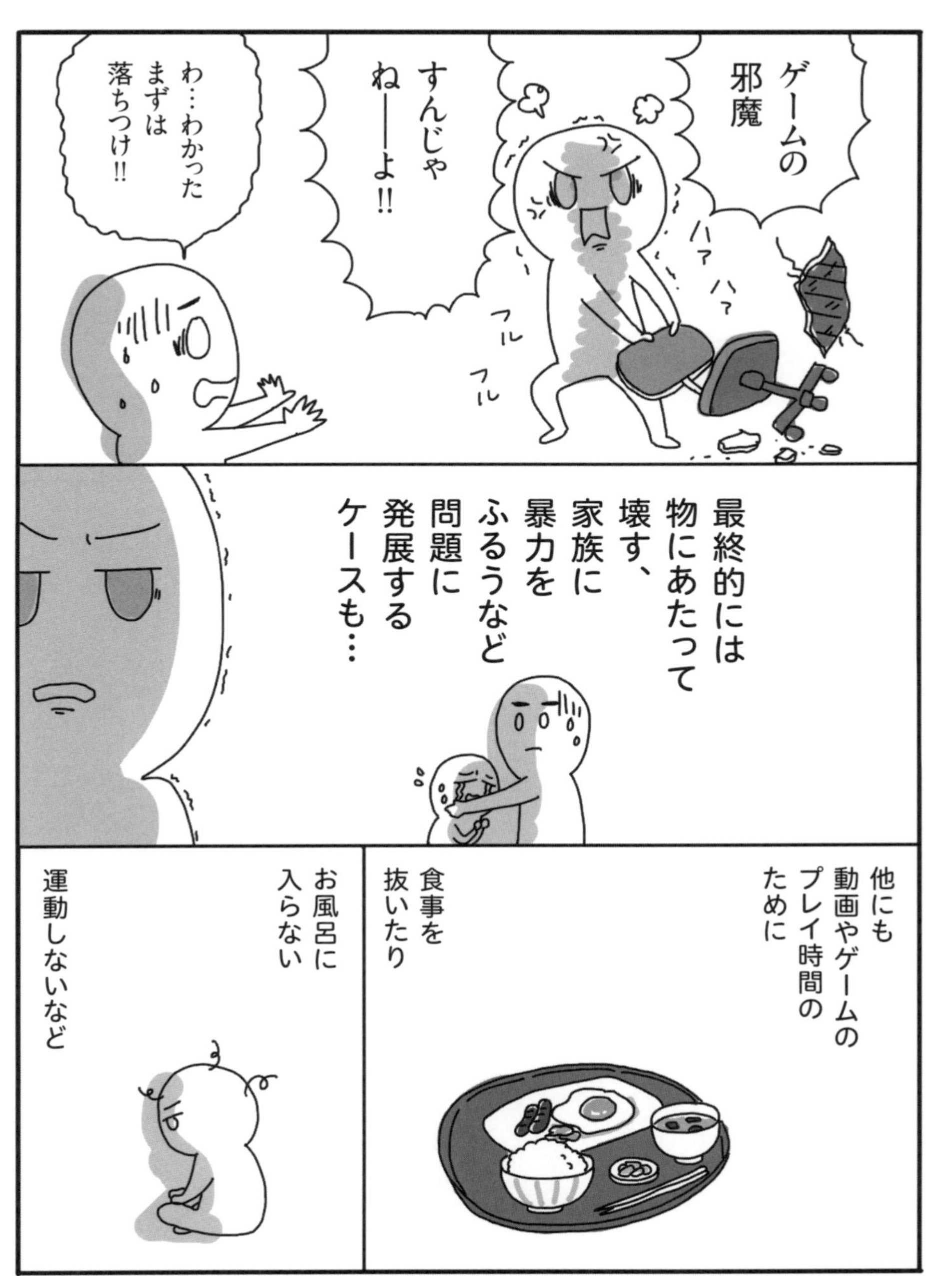
ゲームの
邪魔
すんじゃ
ねー―よ!!
わ…わかった
まずは
落ちつけ!!
ハァ
ハァ
フル
フル
最終的には
物にあたって
壊す、
家族に
暴力を
ふるうなど
問題に
発展する
ケースも…
他にも
動画やゲームの
プレイ時間の
ために
食事を
抜いたり
お風呂に
入らない
運動しないなど

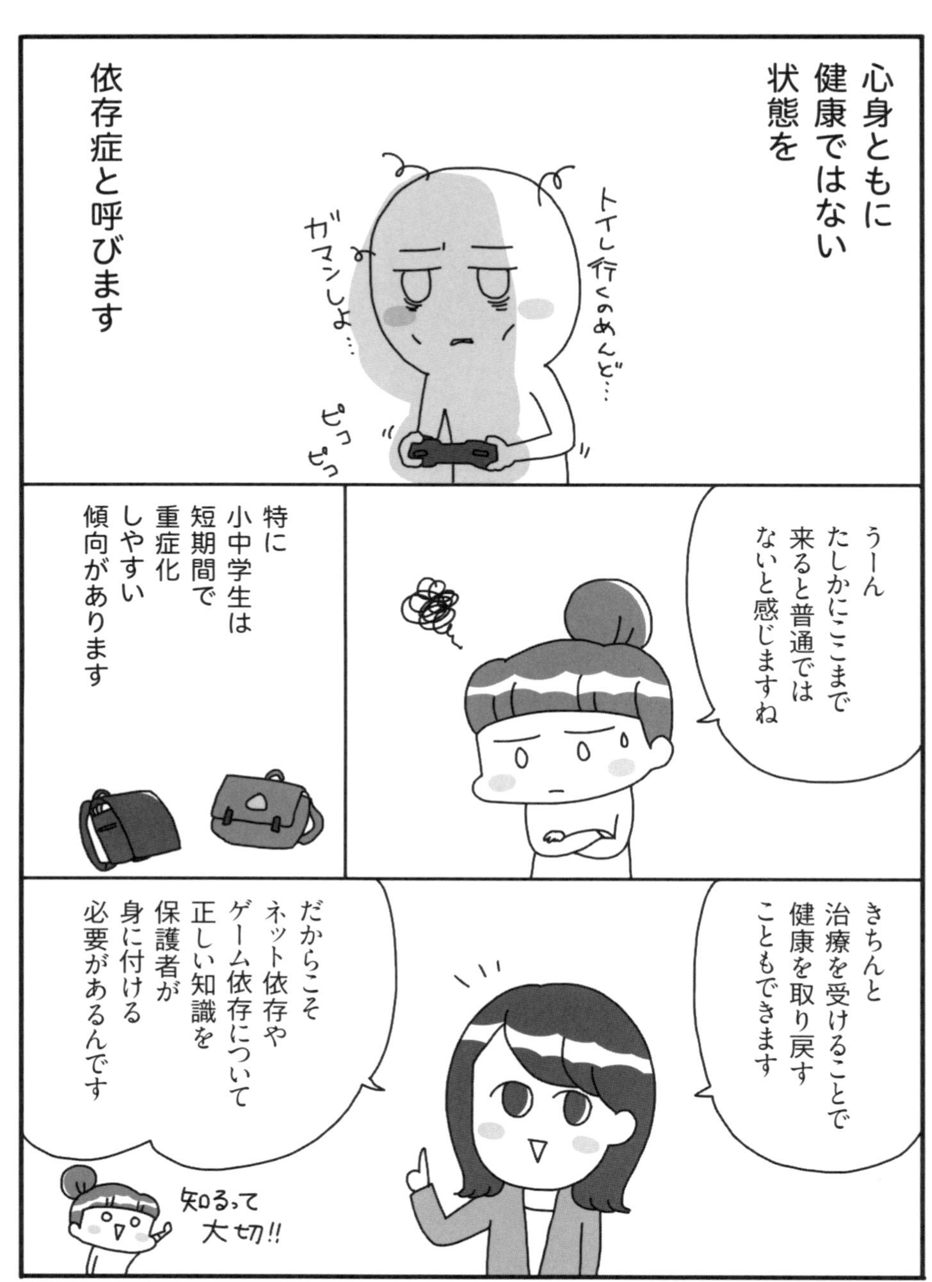

心身ともに
健康ではない
状態を
トイレ行くのめんど…
ガマンしよ…
ピコ
ピコ
依存症と呼びます
うーん
たしかにここまで
来ると普通では
ないと感じますね
特に
小中学生は
短期間で
重症化
しやすい
傾向があります
きちんと
治療を受けることで
健康を取り戻す
こともできます
だからこそ
ネット依存や
ゲーム依存について
正しい知識を
保護者が
身に付ける
必要があるんです
知るって
大切!!

コラム 3

依存かも、と思ったら

正しい知識を身につけよう

暇さえあればスマホを見たり、ゲームをしている子どもの姿を見ると「もしかして依存症なのでは…」と心配になってしまいます。依存症とは**ゲームや動画にとらわれてしまって、思考や行動がゲームや動画中心になってしまう、心身ともに健康ではない状態**のことをいいます。WHO(世界保健機関)が作成している国際的に統一した診断基準International Statistical Classification of Diseases and Related Health Problems(疾病及び関連保健問題の国際統計分類)は以下です。

ゲーム依存と違いインターネット依存は正式な疾患として認められていませんが、本コラムで紹介するサインやテストは、SNSや動画サイトなどの使い方が心配な場合、目安として確認しておくといいでしょう。

ゲーム依存の判断基準

臨床的特徴	● ゲームのコントロールができない ● ほかの生活上の関心事や日常の活動よりゲームを選ぶほどゲームを優先 ● 問題が起きているがゲームを続ける、または、より多くゲームをする
重症度	● ゲーム行動パターンは重症で、個人、家族、社会、教育、職業やほかの重要な機能分野において著しい障害を引き起こしている
期間	● 上記4項目が、12か月以上続く場合に診断 ● しかし、4症状が存在し、しかも重症である場合には、それより短くとも診断可能

国際疾病分類の第11回改訂版(ICD-11)
International Statistical Classification of Diseases and Related Health Problems

「依存」を疑う6つのサイン

「ハマる」と「依存」では大違い。イギリスの心理学者であるグリフィスが示した依存のサインによると、次のような状態が見られたら注意が必要です。

顕著性

● ゲームをしていなくても、ゲームのことをいつも考えてしまう。

● ゲームをするために食事や入浴の時間さえも惜しむようになる。

気分修正

● 緊張や不安が強いときにゲームのプレイや動画を見ることで和らげる。

● むしゃくしゃした気持ちをゲームで発散する。

耐性

● 以前は1～2時間で満足していたが、何時間もやらないと満足感が得られなくなる。

● 高揚感を得るために、より刺激の強いゲームをするようになる。

離脱症状

● ゲームができない状況になると、イライラし、家族にも当たる。

● ゲームを禁止されたときに、無気力になり他の活動をしなくなってしまう。

葛藤

● ゲームを続けることで他の活動に支障が出てきて、家族との言い争いが増える。

● ゲーム時間を減らした方がよいと頭ではわかっていても、減らせないことで落ち込む。

再発

● 一定の期間ゲーム時間を減らすことができても、ふとしたきっかけで元に戻ってしまう。

● ゲームを完全にやめたが、少しやり始めただけで以前のやり過ぎている状態に戻る。

ここでは2つのスクリーニングテストをご紹介します。両方とも自分で答えるテストですが、小さいお子さんの場合は親が普段の様子を見て当てはまるかチェックしてみるだけでも参考になるでしょう。ただしあくまでテストであって診断ではありませんし、簡易的なものです。テストで依存傾向と判断されなくても、心配なことがあったら専門家や医療機関に相談しましょう。

スマートフォン依存スケール（短縮版）

		全く違う	違う	どちらかというと、違う	どちらかというと、その通り	その通り	全くその通り
1	スマホ使用のため、予定していた仕事や勉強ができない						
2	スマホ使用のため、（クラスで）課題に取り組んだり、仕事や勉強をしている時に、集中できない。						
3	スマホを使っていると、手首や首の後ろに痛みを感じる						
4	スマホがないと我慢できなくなると思う						
5	スマホを手にしていないと、イライラしたり、怒りっぽくなる						
6	スマホを使っていない時でも、スマホのことを考えている						
7	スマホが毎日の生活にひどく悪影響を及ぼしていても、スマホを使い続けると思う						
8	ツイッターやフェイスブックで他の人とのやり取りを見逃さないために、スマホを絶えずチェックする						
9	（使う前に）意図してたよりスマホを長時間使ってしまう						
10	周りの人が、自分に対してスマホを使い過ぎていると言う						

全く違う…1点　違う…2点　どちらかというと、違う…3点
どちらかというと、その通り…4点　その通り…5点　全くその通り…6点
回答の合計点が31点以上を「スマホ依存の疑い」とする。

引用：Kwon M et al. PLoS One 2013; 8: e83558.　邦訳：独立行政法人国立病院機構 久里浜医療センター

IGDT-10（10問版インターネットゲーム障害テスト）

ゲームについての以下の文章をお読みください。このアンケートで使われている「ゲーム」とは、オンラインやオフラインなどを含めたすべてのビデオゲームのことです。以下のそれぞれの質問が、過去12ヵ月間、どの程度、そしてどれくらい頻繁に、あなたに当てはまるか、選んで◯をつけてください。

		全くなかった	ときどきあった	よくあった
1	ゲームをしていないときにどれくらい頻繁に、ゲームのことを空想したり、以前にしたゲームのことを考えたり、次にするゲームのことを思ったりすることがありましたか。			
2	ゲームが全くできなかったり、いつもよりゲーム時間が短かったとき、どれくらい頻繁にソワソワしたり、イライラしたり、不安になったり、悲しい気持ちになりましたか。			
3	過去12ヵ月間で、十分ゲームをしたと感じるために、もっと頻繁に、またはもっと長い時間ゲームをする必要があると感じたことがありますか。			
4	過去12ヵ月間で、ゲームをする時間を減らそうとしたが、うまく行かなかったことがありますか。			
5	過去12ヵ月間で、友人に会ったり、以前に楽しんでいた趣味や遊びをすることよりも、ゲームの方を選んだことがありますか。			
6	何らかの問題が生じているにもかかわらず、長時間ゲームをしたことがありますか。問題とはたとえば、睡眠不足、学校での勉強や職場での仕事がはかどらない、家族や友人と口論する、するべき大切なことをしなかった、などです。			
7	自分がどれくらいゲームをしていたかについて、家族、友人、または他の大切な人にばれないようにしようとしたり、ゲームについてそのような人たちに嘘をついたことがありますか。			
8	嫌な気持ちを晴らすためにゲームをしたことがありますか。嫌な気持ちとは、たとえば、無力に感じたり、罪の意識を感じたり、不安になったりすることです。			
9	ゲームのために大切な人間関係をあやうくしたり、失ったことがありますか。			
10	過去12ヵ月間で、ゲームのために学校での勉強や職場での仕事がうまくできなかったことがありますか。			

「全くなかった」…0点、「ときどきあった」または「よくあった」…1点。
ただし質問9または10のどちらか、または両方が「ときどきあった」または「よくあった」場合…1点。
5点以上の場合、「インターネットゲーム障害の疑い」と評価されます。

引用：Király O et al. Addictive Behaviors 2017; 64: 253-260. 翻訳：独立行政法人 国立病院機構 久里浜医療センター

早期発見・早期介入を

P51のICD-11の診断基準には「4症状が存在し、しかも重症である場合には、それより短くとも診断可能」とあるように、子どものネット・ゲーム依存は短期間に急速に進行することもあります。受診して仮に依存症と診断されたときは、**早期発見・早期介入の方が早く回復する傾向がありますから、心配なことがあったら早めに専門家や医療機関に相談しましょう。**

ひとりで抱え込まないで

子どものゲームやスマホの使用時間が気になるとき、汚い言葉や暴言をはいているのを聞いたとき、友達とトラブルになったとき。依存症の専門家に相談するほどではないけれど心配ですね。そんなときは近所の友人や会社の同僚、ママ友、パパ友たちと話をするのはとてもいい方法です。「なんで1時間しかダメなの？　って言われてるんだけどなんて答えたらいいかな」と聞いてみるといろいろな答えが出てくるかもしれません。

自分が思ってもみなかったアプローチをしている人の話を聞いて「その答えもらった！」と思うこともあるでしょう。**ひとりで悩みを抱え込まず、助けを求めることも解決の近道です。**

相談したいときは

医療機関や各都道府県の精神保健福祉センター、児童相談所、民間のカウンセリング機関、当事者による自助グループや家族会などがあります。ただ依存症を専門に診断・治療している機関は多くなく、受診まで数ヶ月待ちなどもたくさんあります。まずは学校の先生やスクールカウンセラー、養護教諭に相談してみるのもいいでしょう。

相談先・関連団体一覧
https://mira-i.jp/contactlist/
（MIRA-i ホームページより）

第4話

ネットやゲームだけが問題ですか？

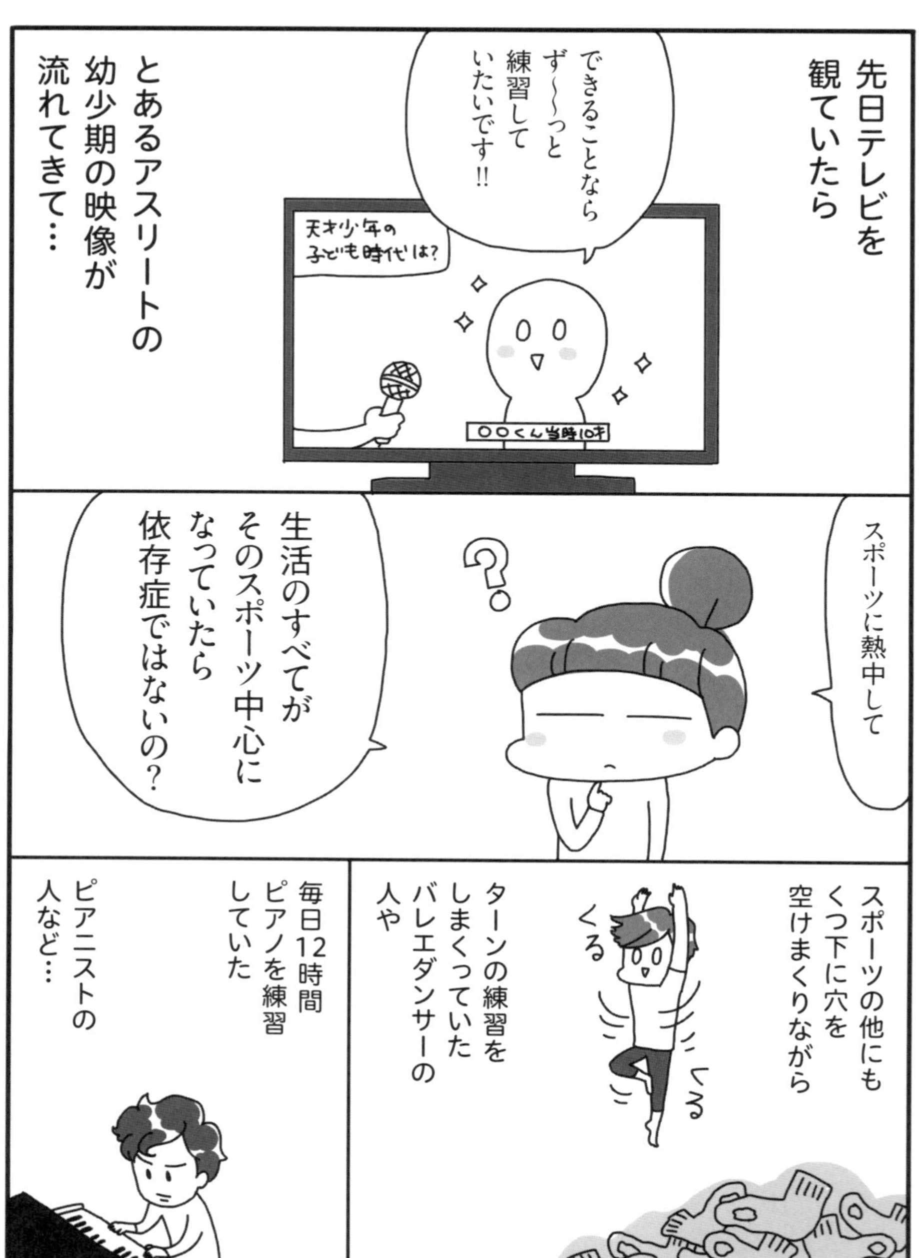

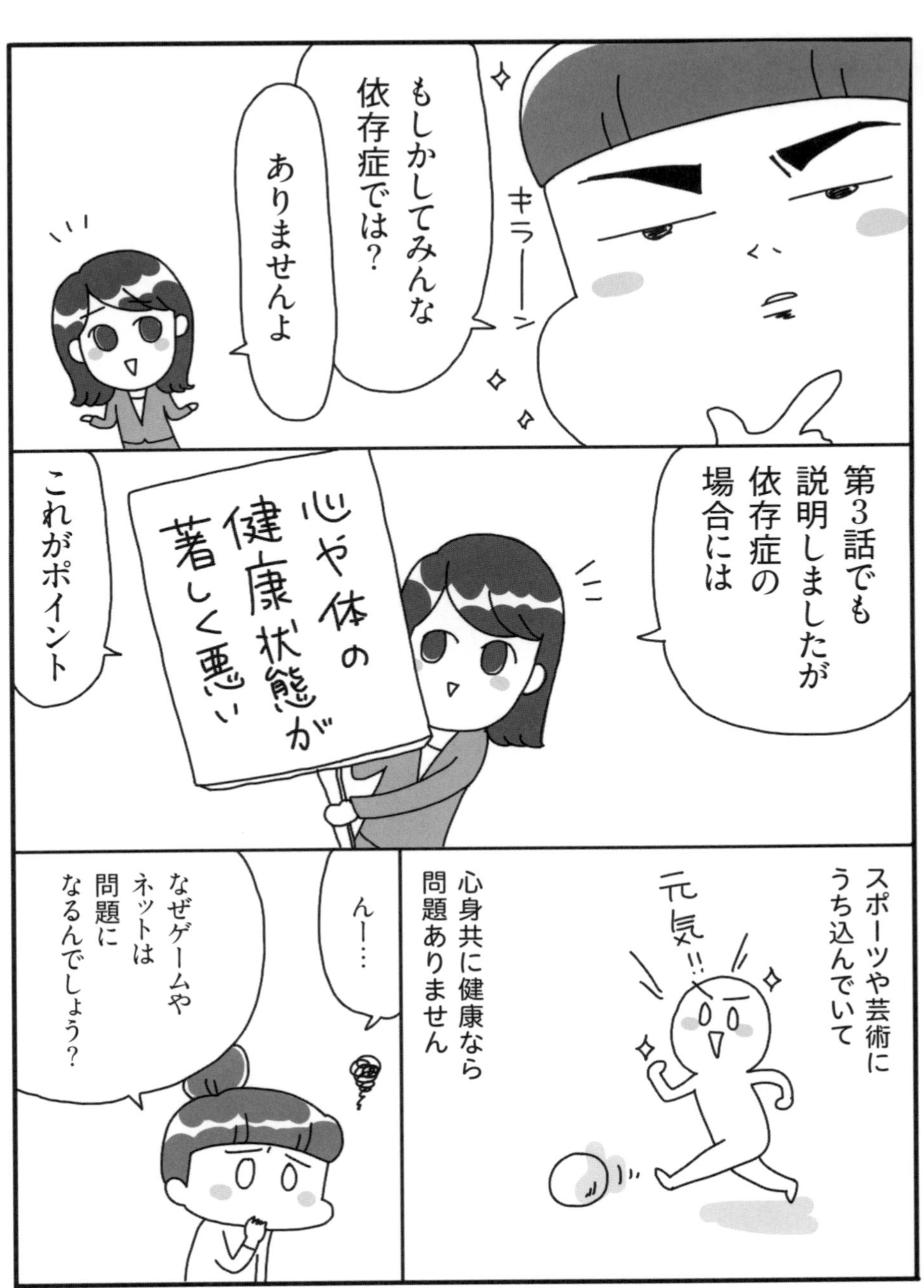
キラーーン
もしかしてみんな依存症では?
ありませんよ
第3話でも説明しましたが依存症の場合には
心や体の健康状態が著しく悪い
これがポイント
スポーツや芸術にうち込んでいて
元気!!
心身共に健康なら問題ありません
んー…
なぜゲームやネットは問題になるんでしょう?

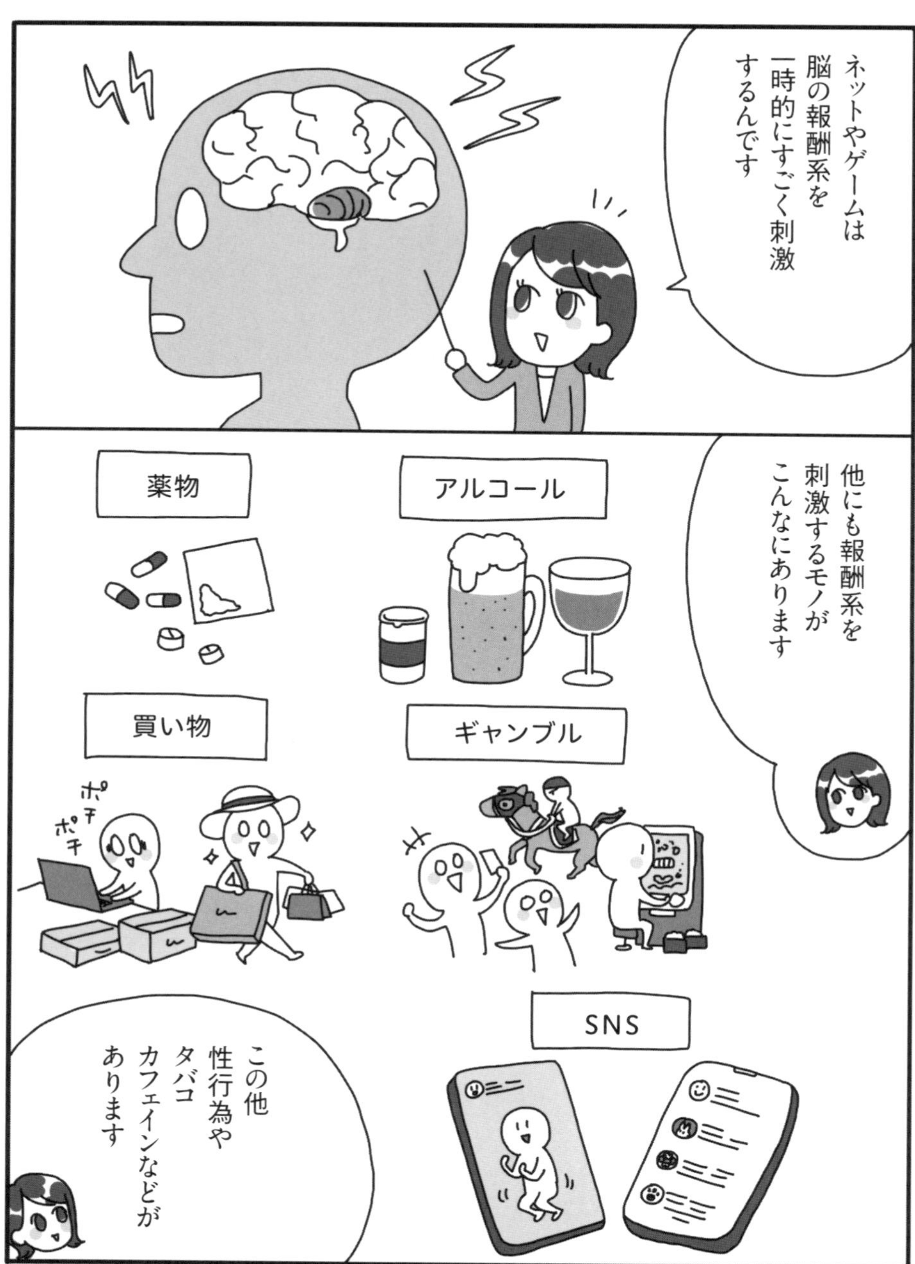
ネットやゲームは
脳の報酬系を
一時的にすごく刺激
するんです
他にも報酬系を
刺激するモノが
こんなにあります
薬物
アルコール
買い物
ポチ
ポチ
ギャンブル
SNS
この他
性行為や
タバコ
カフェインなどが
あります

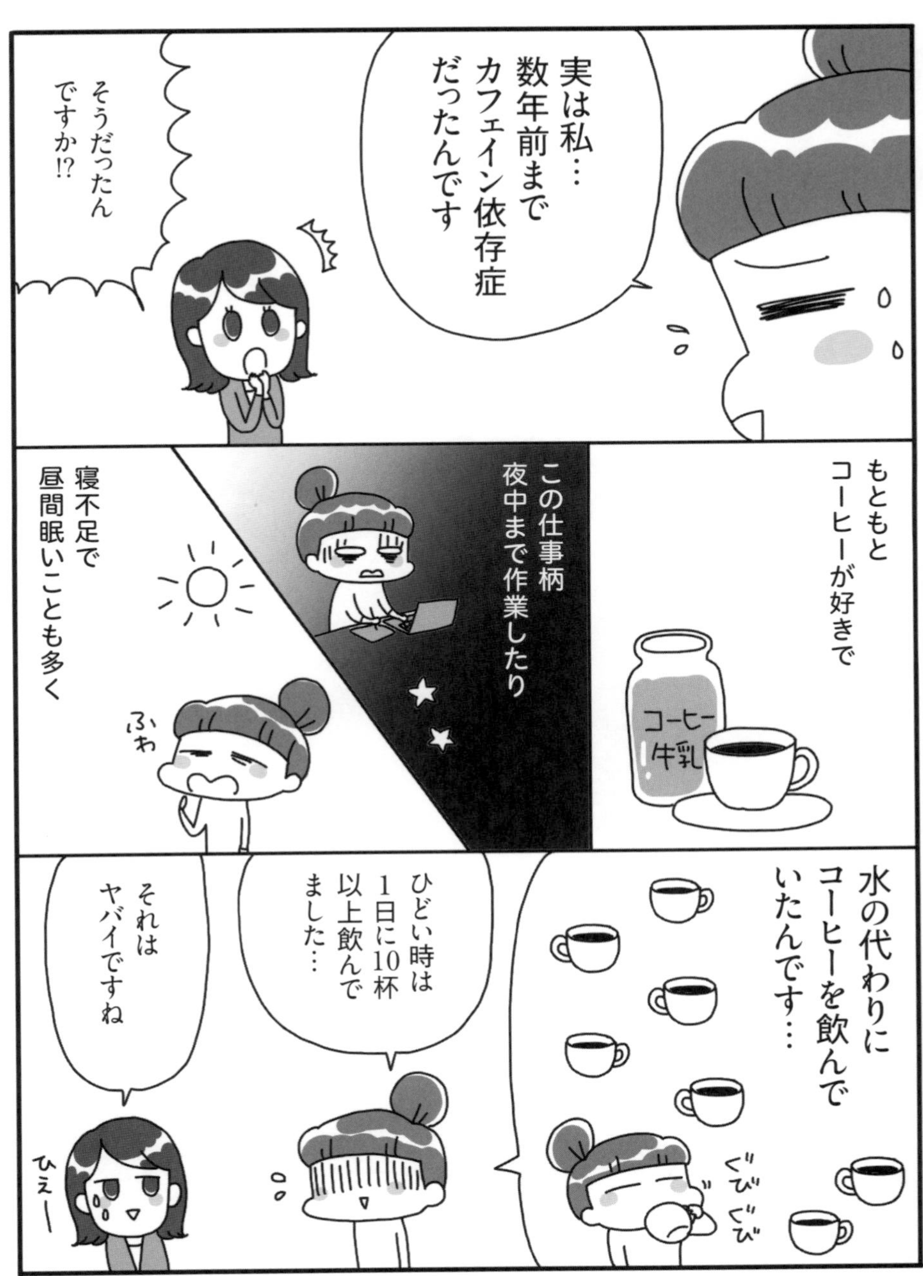
実は私…
数年前まで
カフェイン依存症
だったんです
そうだったん
ですか!?
もともと
コーヒーが好きで
コーヒー
牛乳
この仕事柄
夜中まで作業したり
寝不足で
昼間眠いことも多く
ふわ
水の代わりに
コーヒーを飲んで
いたんです…
ごびごび
ひどい時は
1日に10杯
以上飲んで
ました…
それは
ヤバイですね
ひえー

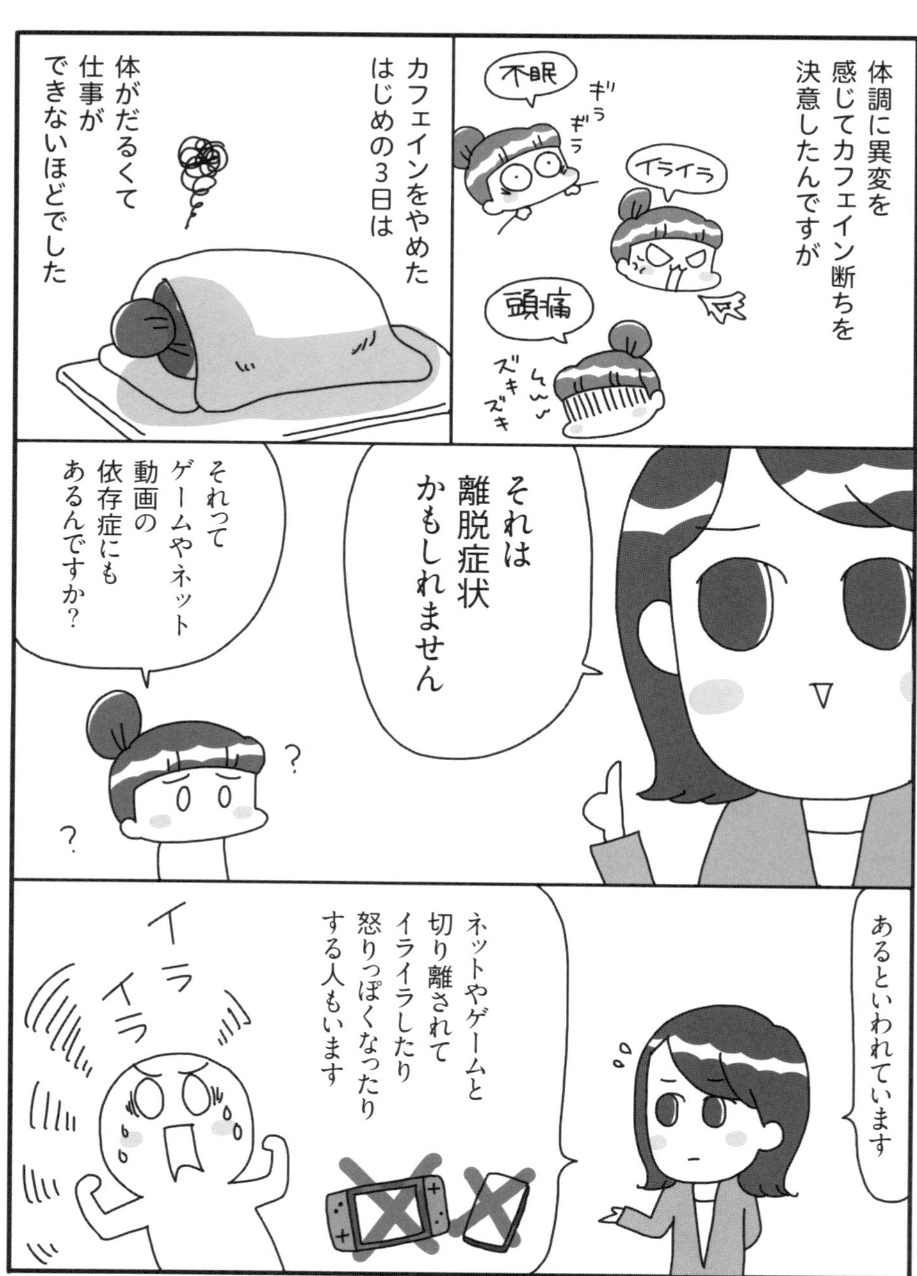

体調に異変を感じてカフェイン断ちを決意したんですが
不眠
ギラギラ
イライラ
頭痛
ズキズキ
カフェインをやめたはじめの3日は
体がだるくて仕事ができないほどでした
それは離脱症状かもしれません
それってゲームやネット動画の依存症にもあるんですか?
?
?
あるといわれています
ネットやゲームと切り離されてイライラしたり怒りっぽくなったりする人もいます
イラ
イラ

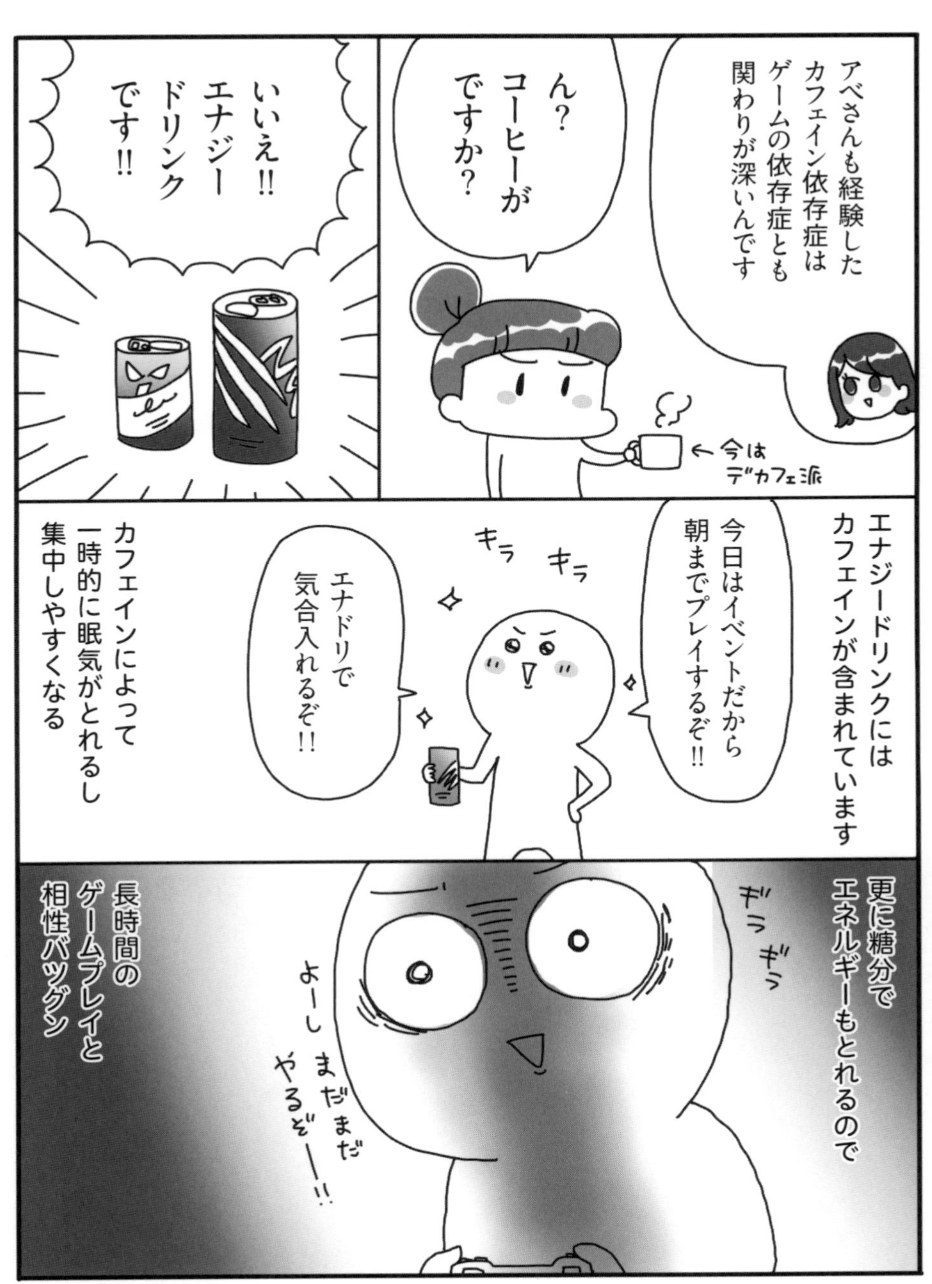
アベさんも経験した
カフェイン依存症は
ゲームの依存症とも
関わりが深いんです
ん？
コーヒーが
ですか？
←今は
デカフェ派
いいえ!!
エナジー
ドリンク
です!!
エナジードリンクには
カフェインが含まれています
今日はイベントだから
朝までプレイするぞ!!
キラ
キラ
エナドリで
気合入れるぞ!!
カフェインによって
一時的に眠気がとれるし
集中しやすくなる
更に糖分で
エネルギーもとれるので
ギラ
ギラ
よーし まだまだ
やるぞーー!!
長時間の
ゲームプレイと
相性バツグン

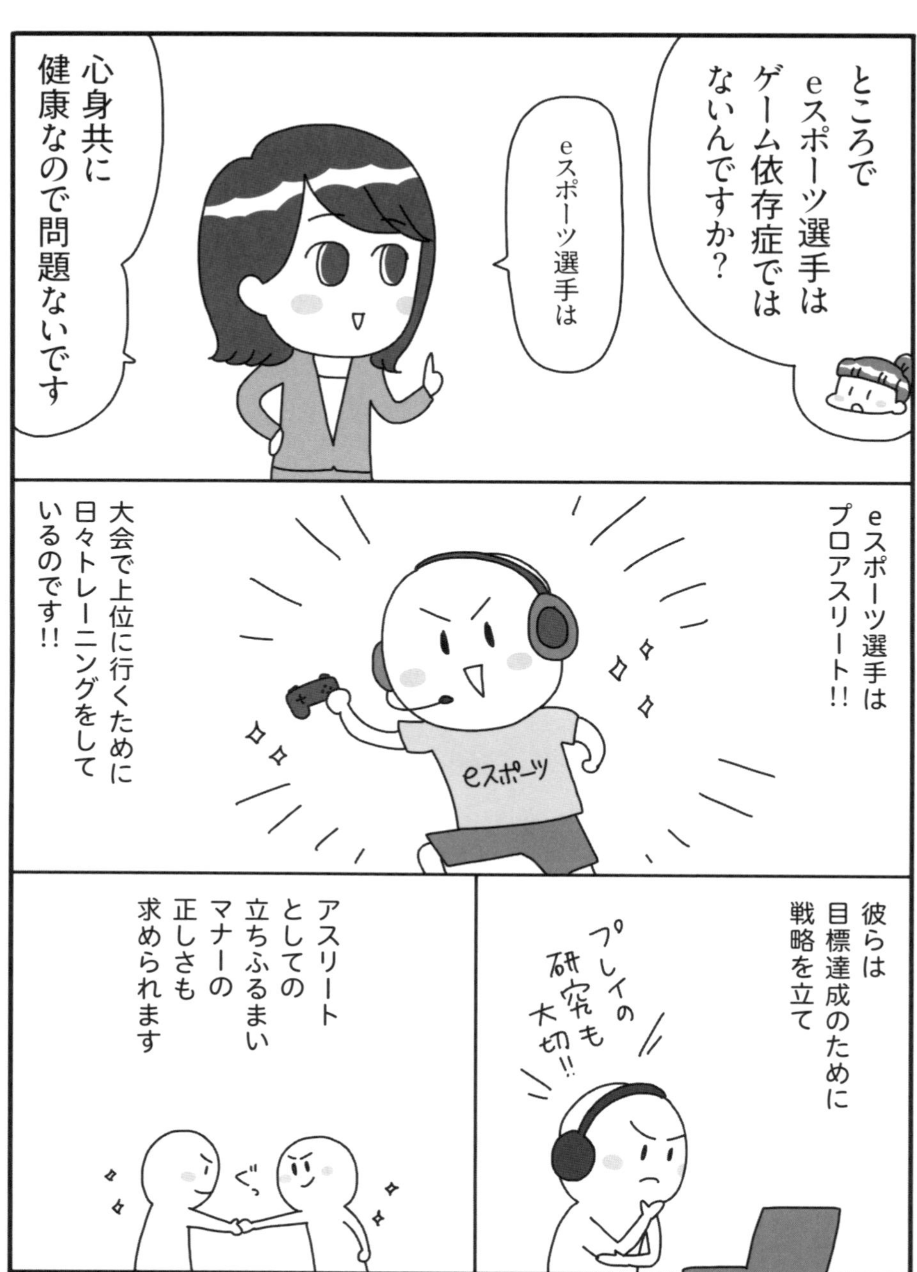
ところで
eスポーツ選手は
ゲーム依存症では
ないんですか?
eスポーツ選手は
心身共に
健康なので問題ないです
eスポーツ選手は
プロアスリート!!
大会で上位に行くために
日々トレーニングをして
いるのです!!
eスポーツ
彼らは
目標達成のために
戦略を立て
プレイの
研究も
大切!!
アスリート
としての
立ちふるまい
マナーの
正しさも
求められます
ぐっ

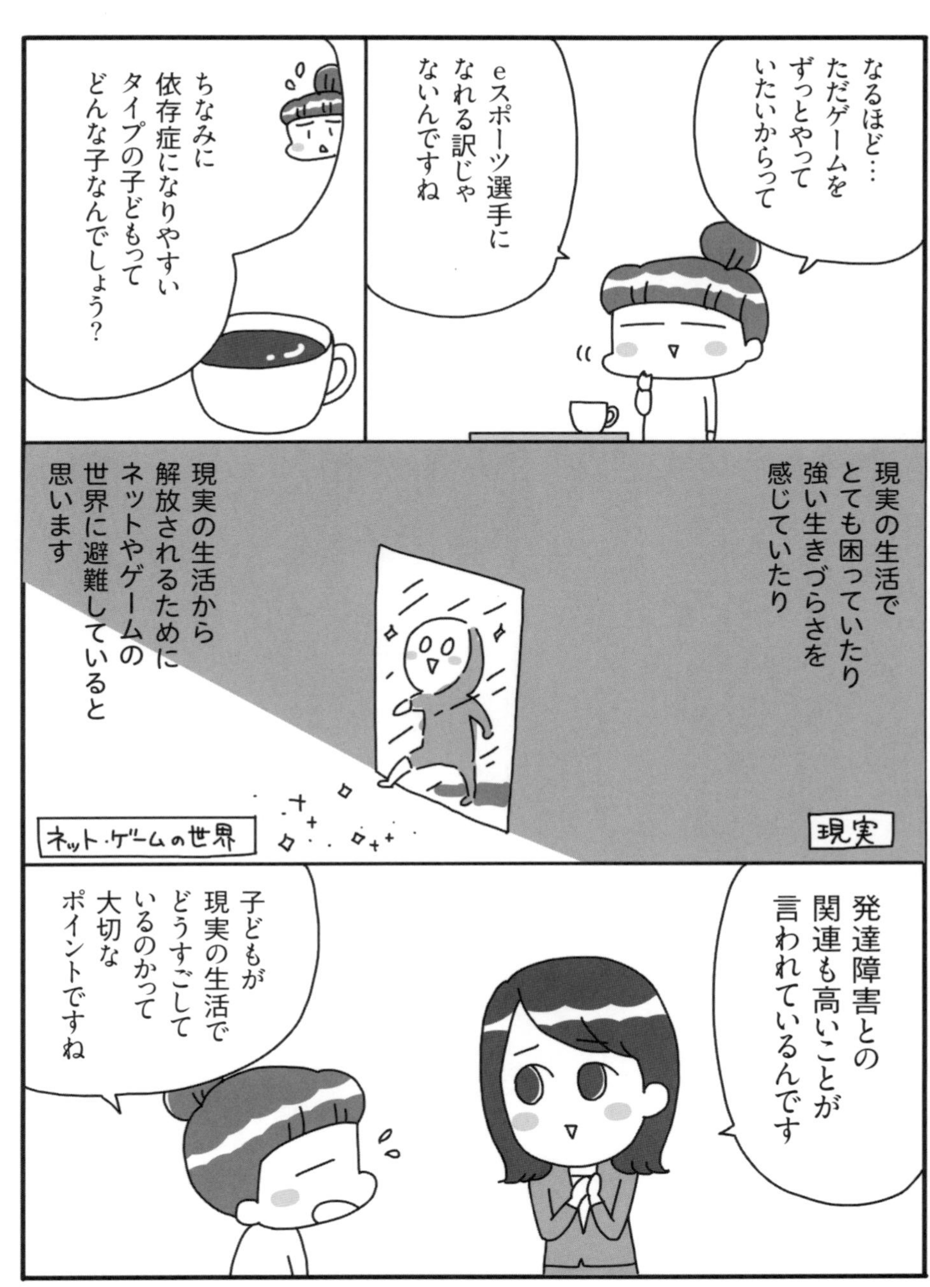
なるほど…ただゲームをずっとやっていたいからって
eスポーツ選手になれる訳じゃないんですね
ちなみに依存症になりやすいタイプの子どもってどんな子なんでしょう？
現実の生活でとても困っていたり強い生きづらさを感じていたり
現実の生活から解放されるためにネットやゲームの世界に避難していると思います
現実
ネット・ゲームの世界
発達障害との関連も高いことが言われているんです
子どもが現実の生活でどうすごしているのかって大切なポイントですね

コラム 4

「報酬系」に依存しやすい子ども

「心身の健康」がポイント

ゲームやスマホだけが問題なの？　という話もよく聞きます。子どもを連れて外食するとき、スマホで動画視聴やゲームをさせるのはNGだけどぬりえやお絵かきならOKなの？　という風に。

スマホやゲームを使っても時間を守って遊べるのであれば問題ありません。ただし、**子どもはゲームやネットに依存しやすいので、特に低年齢のうちは一定の距離を置いた方が安心です。**

脳のシステム「報酬系」

P58の「ネットやゲームは脳の報酬系を一時的にすごく刺激する」というところを少し細かく見ていきましょう。

「ドーパミン」という物質の名前を聞いたことがありますか？　快楽物質、幸せホルモンなどと言われるドーパミンは、ゲームで敵を倒したときや、ギャンブルで大勝ちしたときなどに放出されます。この脳内のシステムを報酬系といいます。

マンガでは、報酬系を刺激するものにアルコール、タバコ、ギャンブル、薬物、買い物、SNSなどがあげられていますが、それらは大きく「物質系」と「行為・プロセス系」の2つに分けられます。いずれにしても〝やめたくてもやめられない〟状態になって依存してしまうのですが、アルコールやタバコなどは血液や肝機能の数値に影響がでるなど目に見えるいっぽう、ゲームやネット、ギャンブルなどの「行為・プロセス系」は身体面への影響が表面化しにくいのが特徴。そのため、本人も周囲も依存状態であると気がつきにくいのがやっかいです。

依存症

繰り返す

より強い刺激を求める

やめられない

頭から離れない

行為・プロセス系

ギャンブル

ゲームや
インターネット、SNS

拒食・過食

ダイエット

買い物

性行為

など

特定の行為やそのプロセスに必要以上に熱中し、のめり込んでしまう依存症状。物質系依存と違い、健康診断の結果などに影響しないため、依存であると気がつきにくい。

物質系

アルコール

違法薬物
（覚せい剤、大麻、コカインなど）

タバコ

カフェイン
（コーヒー、紅茶、コーラ、エナジードリンクなど）

市販薬・処方薬
（鎮痛剤、咳止め薬など）

など

服用・使用することにより、その物質に依存していく依存症状。使い続けることによって使わなければ気が済まなくなり、使う量が増えていき（使う量が増えない場合もある）、それが自分でもコントロールできなくなっていく依存症。

子どもは依存しやすい

子どもは「～したい」という欲求や衝動を大人よりコントロールできません。

人間の脳は、理性をつかさどる前頭前野と本能や感情をつかさどる大脳辺縁系の働きによって行動をコントロールしています。けれども子どものうちは前頭前野の発達が未熟なため、欲求を抑えることが難しいのです。

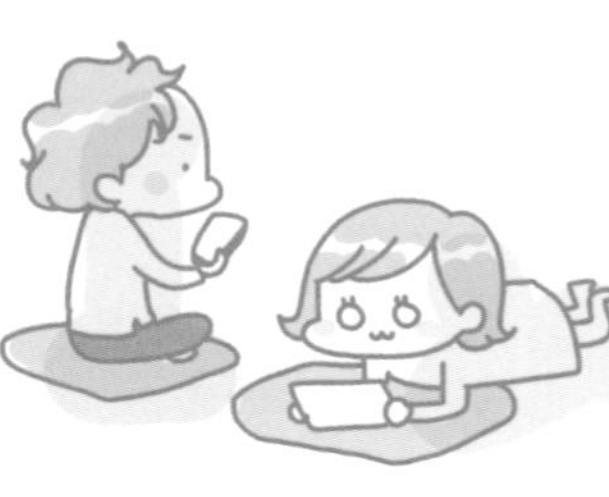

最初に「スマホやゲームを使っても時間を守って遊べるのであれば問題ありません」とお伝えしましたが、未成年者は、

自主的に時間を守ることが難しい

▼

やりたいとしつこくせがむ、目を盗んで遊ぶ

▼

うるさいので使わせる、勝手に使う

という負のループになりがち。夢中で遊んでいるうちに報酬系がどんどん刺激され、どんどん没頭してしまうため、子どもは依存症の進行するスピードが早いのです。

未成年、特に低年齢のうちは親の管理のもとでデジタルメディアを使用する必要があります。いずれ飽きるから、と様子を見ているうちに手遅れになってしまうケースも多く見られるのです。

第2章

だらだら見る、キレる、課金する…
子どもの問題行動、どうしたら？

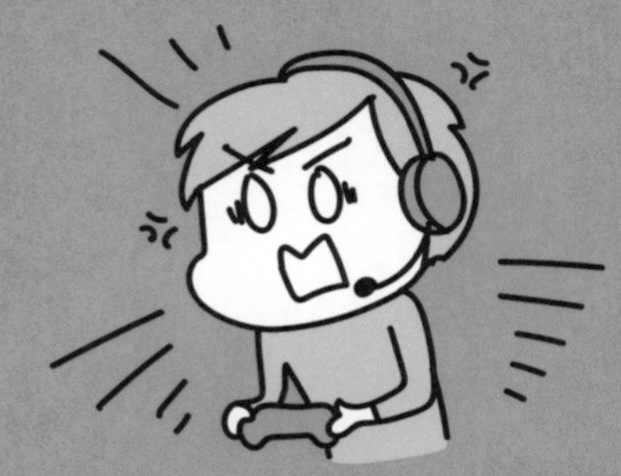

第1話

食事中も手放さない、いつもだらだら見ている

今日は○○ゲーム実況していきまーす
あーマジでこの試合ヤバイなー!!
うさぎさんは森にでかけました
30年前の私…
信じられますか？
あなたはきっと今観たいと思ってもないプロ野球を家族みんなで観ながら夕食を食べていますね…
30年後の子どもはひとりずつ好きな映像を楽しみながら夕食を食べているのです…
スバラシイ時代ですよね

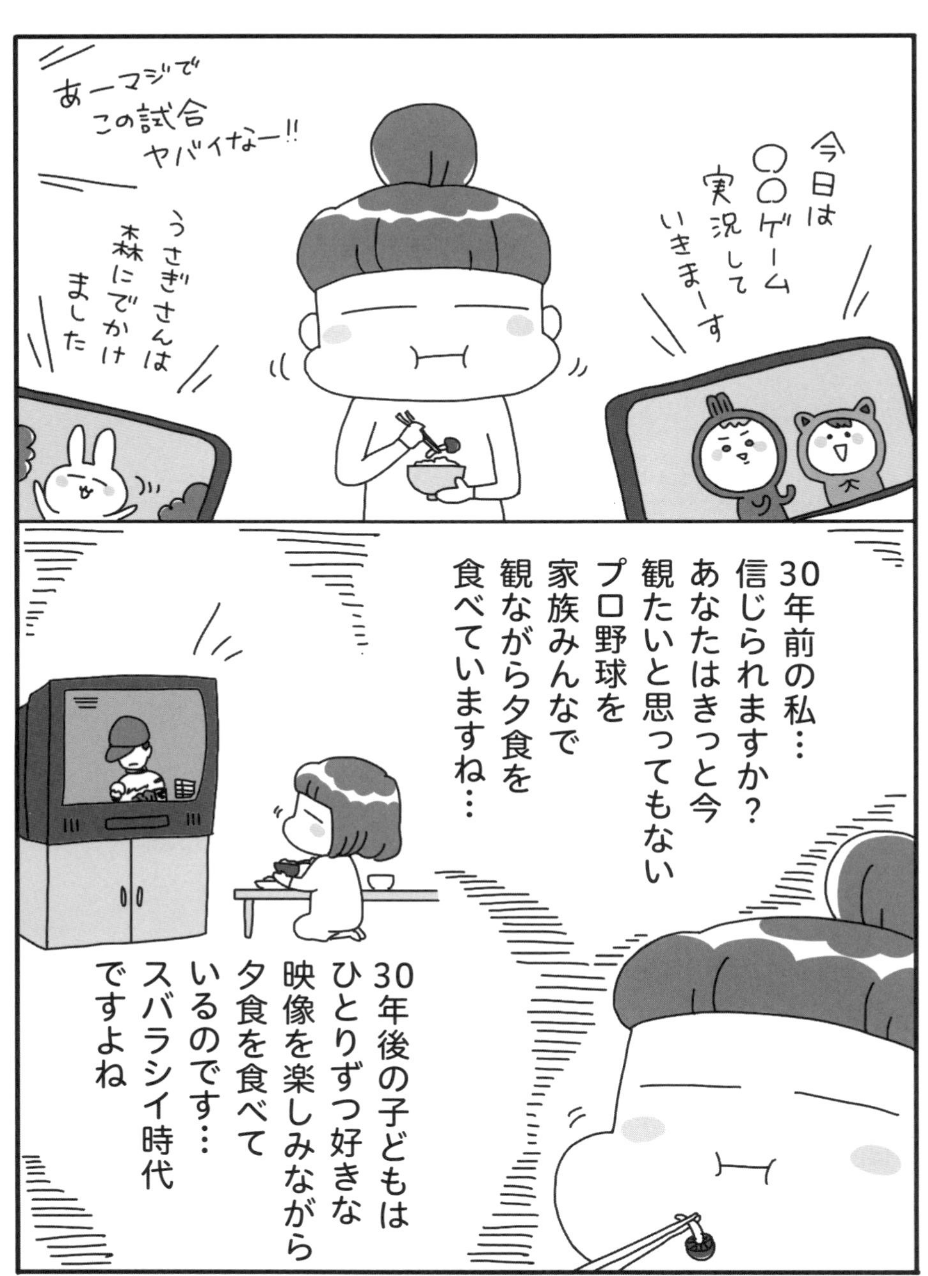

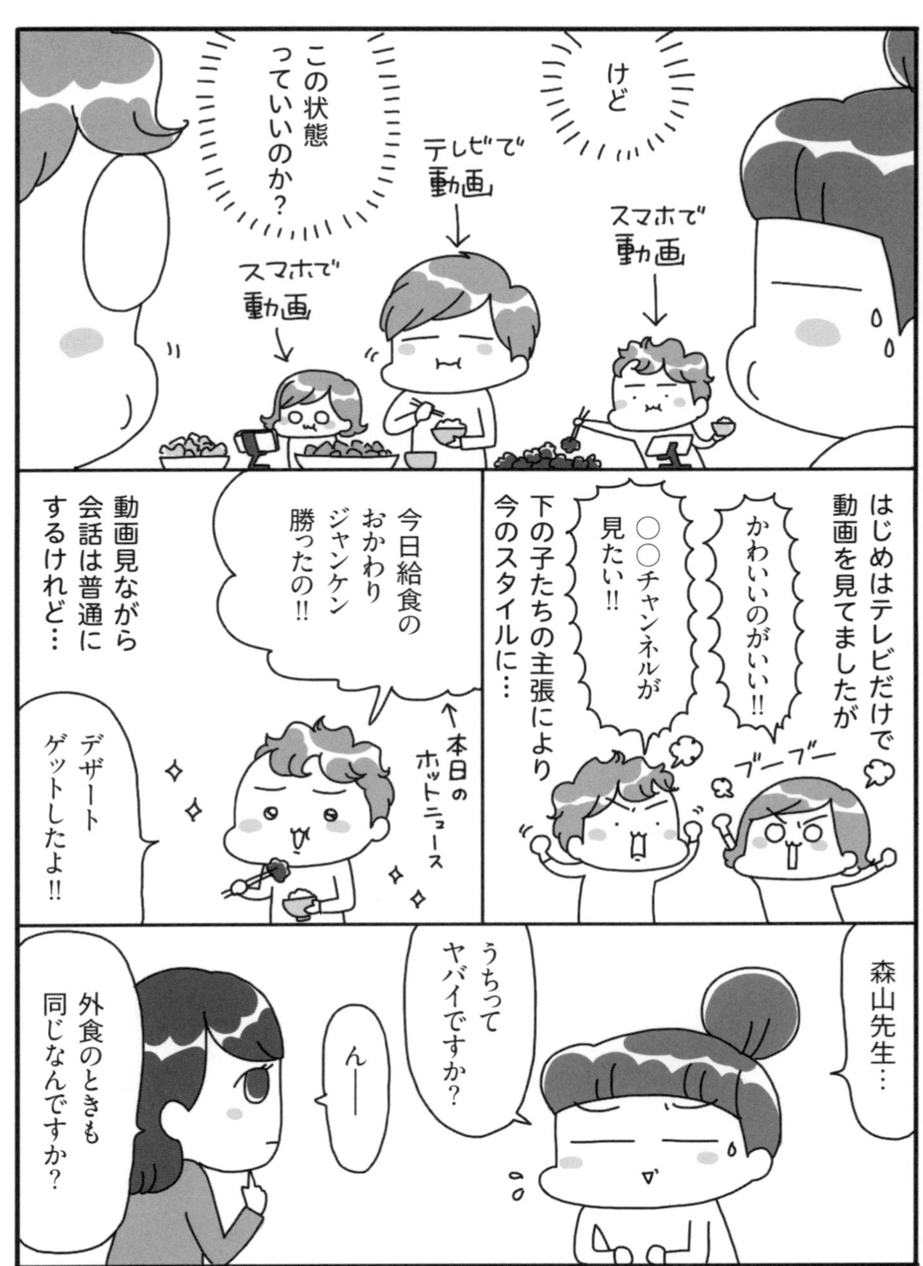
けど
この状態っていいのか？
テレビで動画
スマホで動画
スマホで動画
はじめはテレビだけで動画を見てましたが
かわいいのがいい!!
○○チャンネルが見たい!!
ブーブー
下の子たちの主張により今のスタイルに…
今日給食のおかわりジャンケン勝ったの!!
↑本日のホットニュース
動画見ながら会話は普通にするけれど…
デザートゲットしたよ!!
森山先生…
うちってヤバイですか？
ん——
外食のときも同じなんですか？

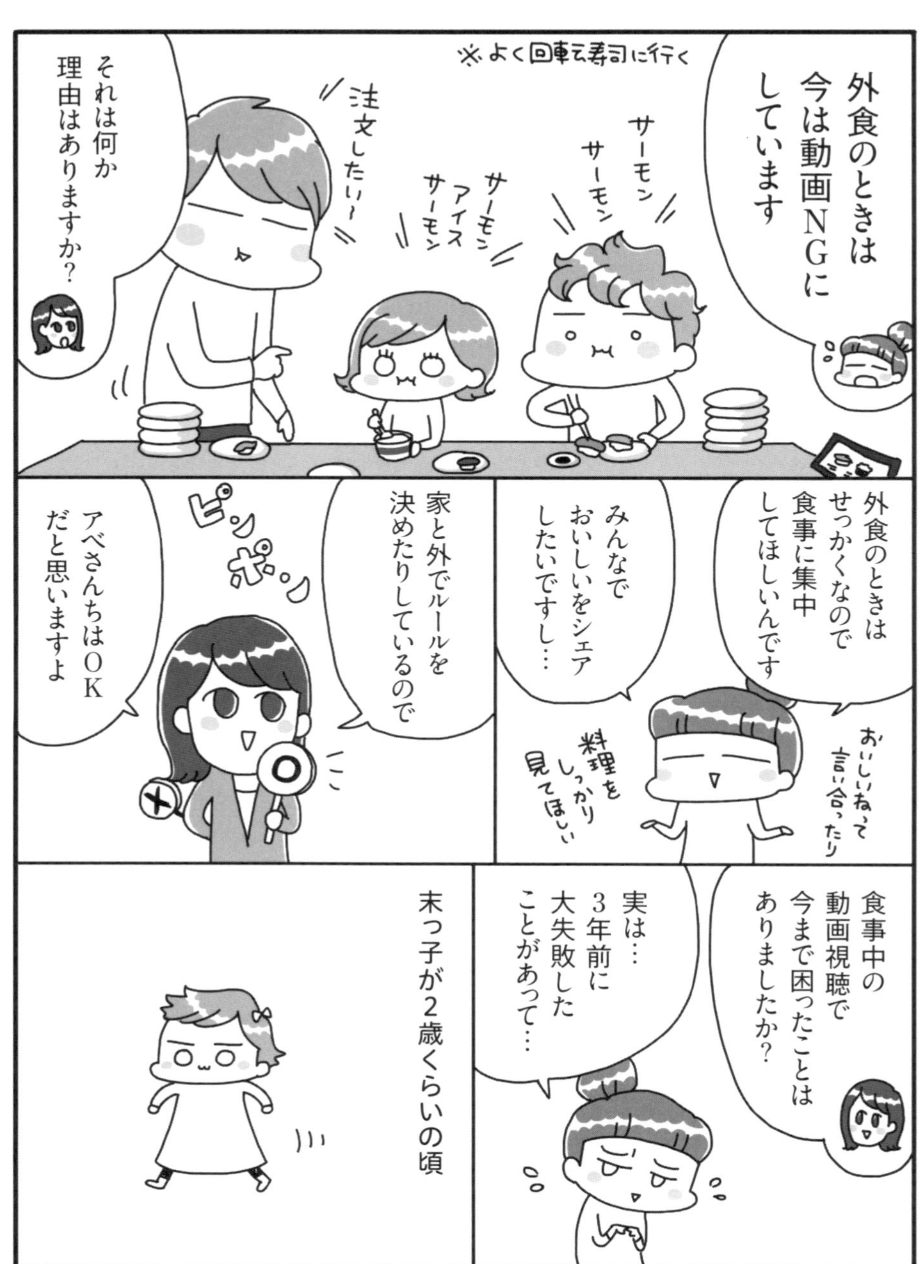
外食のときは今は動画NGにしています
※よく回転寿司に行く
サーモンサーモン
サーモンアイスサーモン
注文したい～
それは何か理由はありますか？
外食のときはせっかくなので食事に集中してほしいんです
みんなでおいしいをシェアしたいですし…
おいしいねって言い合ったり
料理をしっかり見てほしい
ピンポーン
家と外でルールを決めたりしているので
アベさんちはOKだと思いますよ
食事中の動画視聴で今まで困ったことはありましたか？
実は…3年前に大失敗したことがあって…
末っ子が2歳くらいの頃

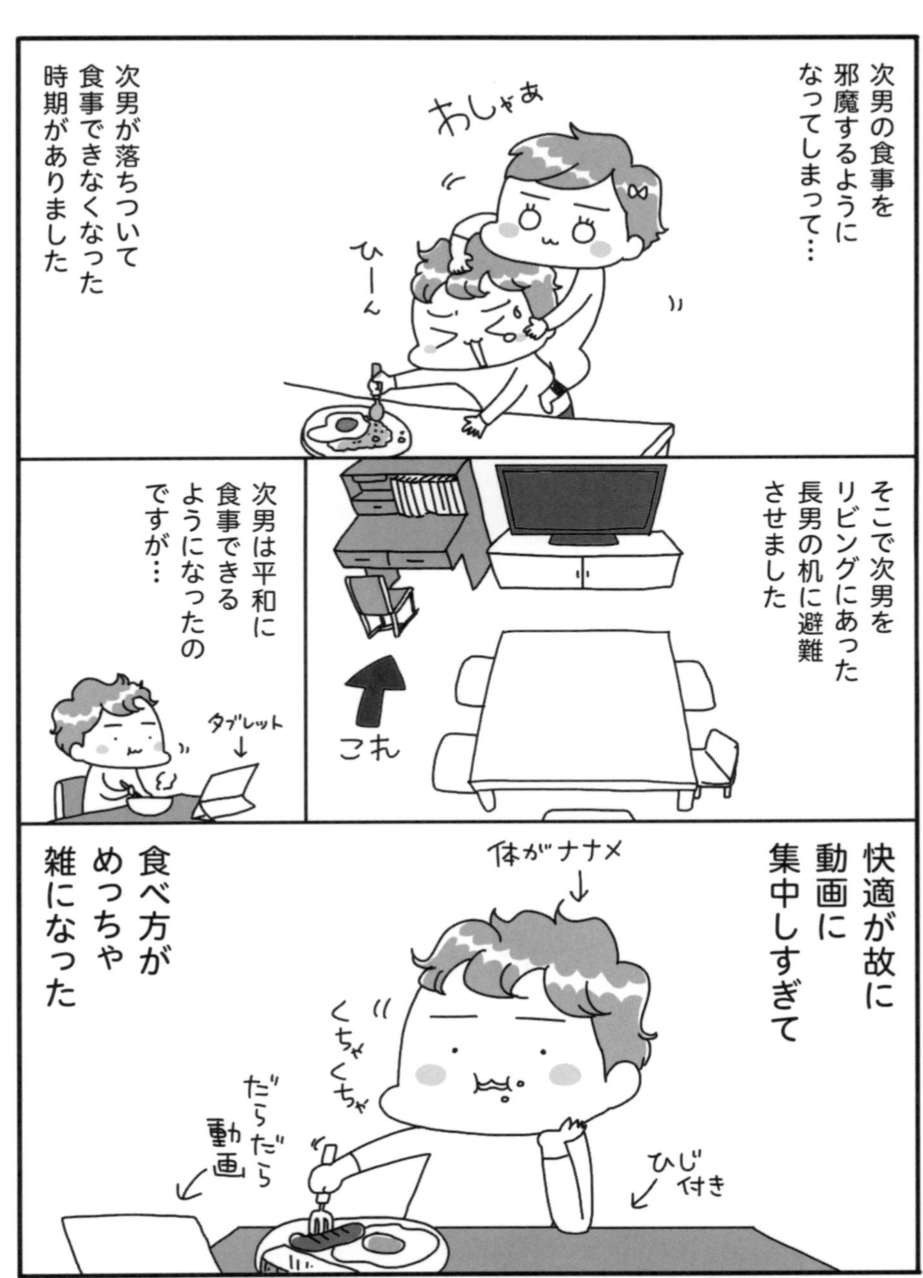
次男の食事を
邪魔するように
なってしまって…
おしゃあ
ひーん
次男が落ちついて
食事できなくなった
時期がありました
そこで次男を
リビングにあった
長男の机に避難
させました
これ
次男は平和に
食事できる
ようになったの
ですが…
タブレット
快適が故に
動画に
集中しすぎて
体がナナメ
くちゃくちゃ
だらだら
動画
ひじ付き
食べ方が
めっちゃ
雑になった

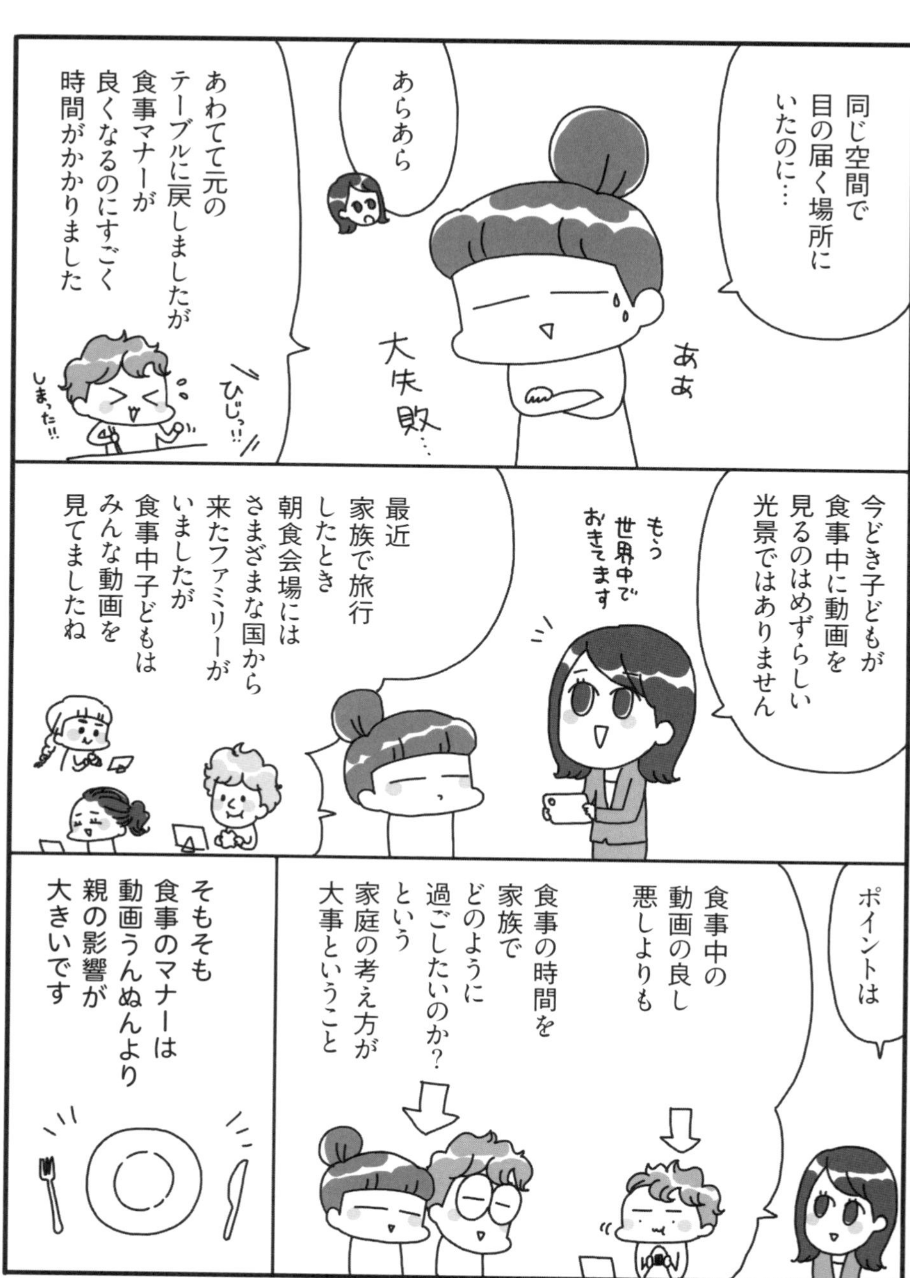
同じ空間で
目の届く場所に
いたのに…
ああ
大失敗…
あらあら
あわてて元の
テーブルに戻しましたが
食事マナーが
良くなるのにすごく
時間がかかりました
ひじっ!!
しまった!!
今どき子どもが
食事中に動画を
見るのはめずらしい
光景ではありません
もう世界中でおきてます
最近
家族で旅行
したとき
朝食会場には
さまざまな国から
来たファミリーが
いましたが
食事中子どもは
みんな動画を
見てましたね
ポイントは
食事中の
動画の良し
悪しよりも
食事の時間を
家族で
どのように
過ごしたいのか?
という
家庭の考え方が
大事ということ
そもそも
食事のマナーは
動画うんぬんより
親の影響が
大きいです

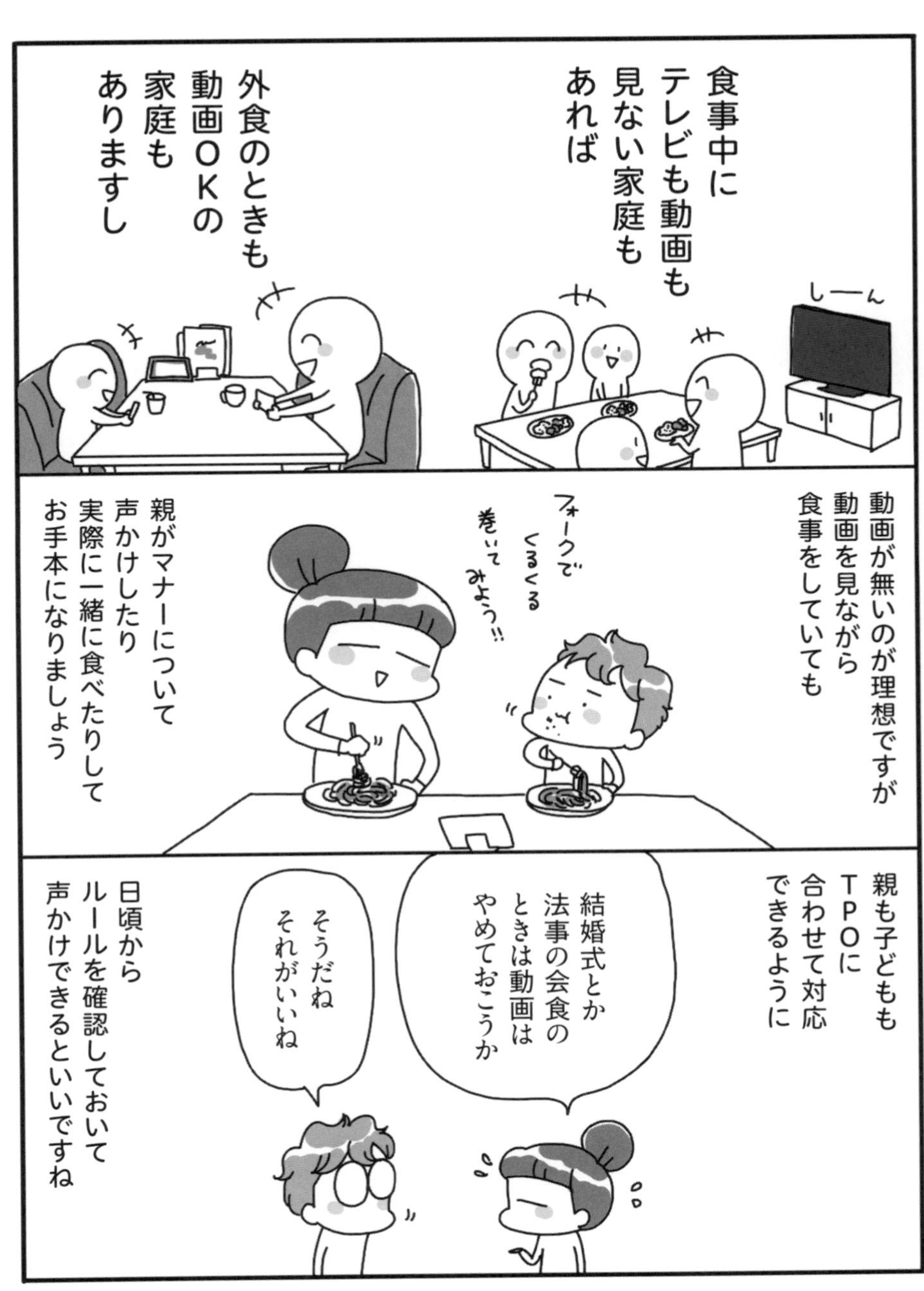
食事中に
テレビも動画も
見ない家庭も
あれば
しーん
外食のときも
動画OKの
家庭も
ありますし
動画が無いのが理想ですが
動画を見ながら
食事をしていても
フォークでくるくる巻いてみよう!!
親がマナーについて
声かけしたり
実際に一緒に食べたりして
お手本になりましょう
親も子どもも
TPOに
合わせて対応
できるように
結婚式とか
法事の会食の
ときは動画は
やめておこうか
そうだね
それがいいね
日頃から
ルールを確認しておいて
声かけできるといいですね

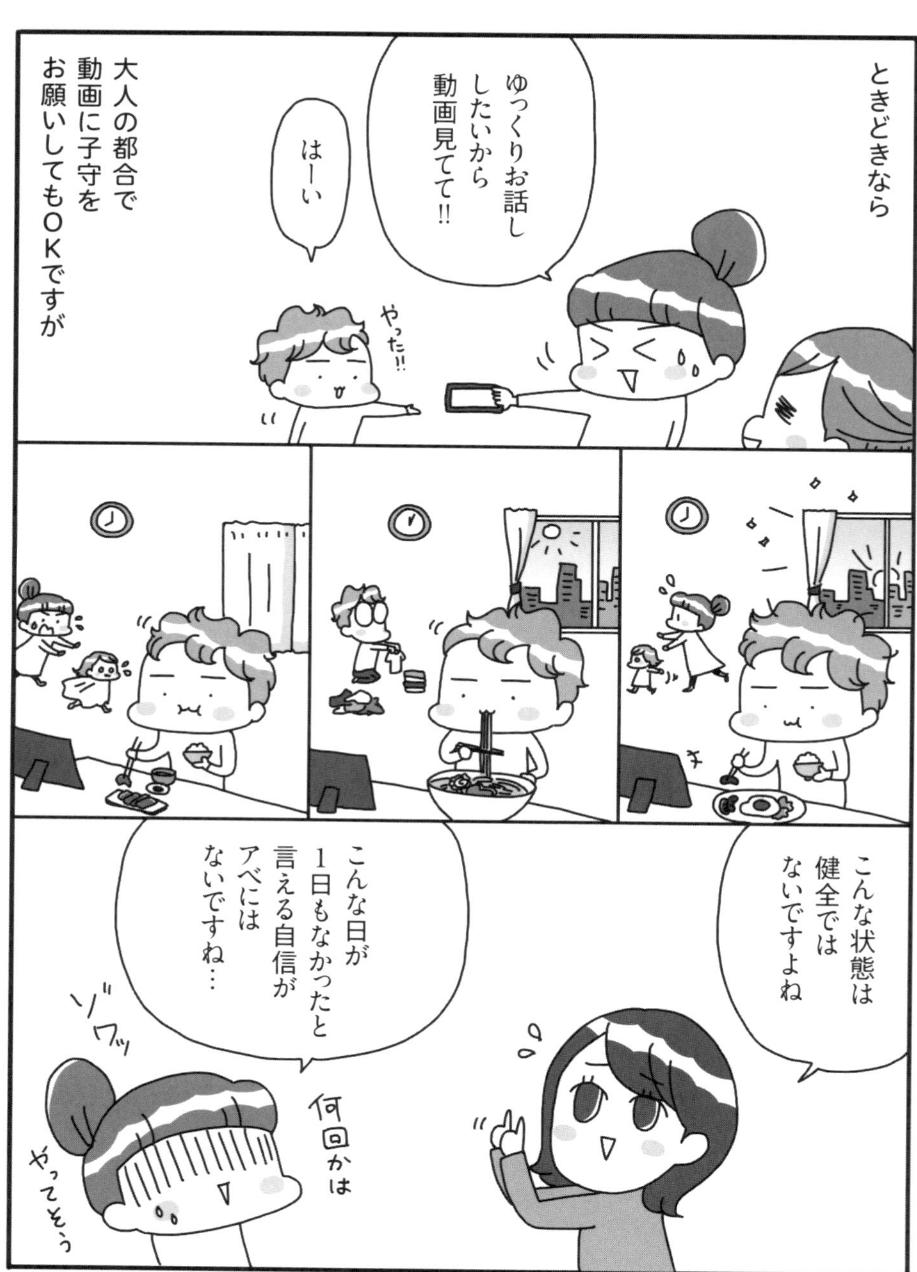
ときどきなら
ゆっくりお話ししたいから動画見てて!!
はーい
やった!!
大人の都合で動画に子守をお願いしてもOKですが
こんな状態は健全ではないですよね
こんな日が1日もなかったと言える自信がアベにはないですね…
ゾワッ
何回かは
やってそう

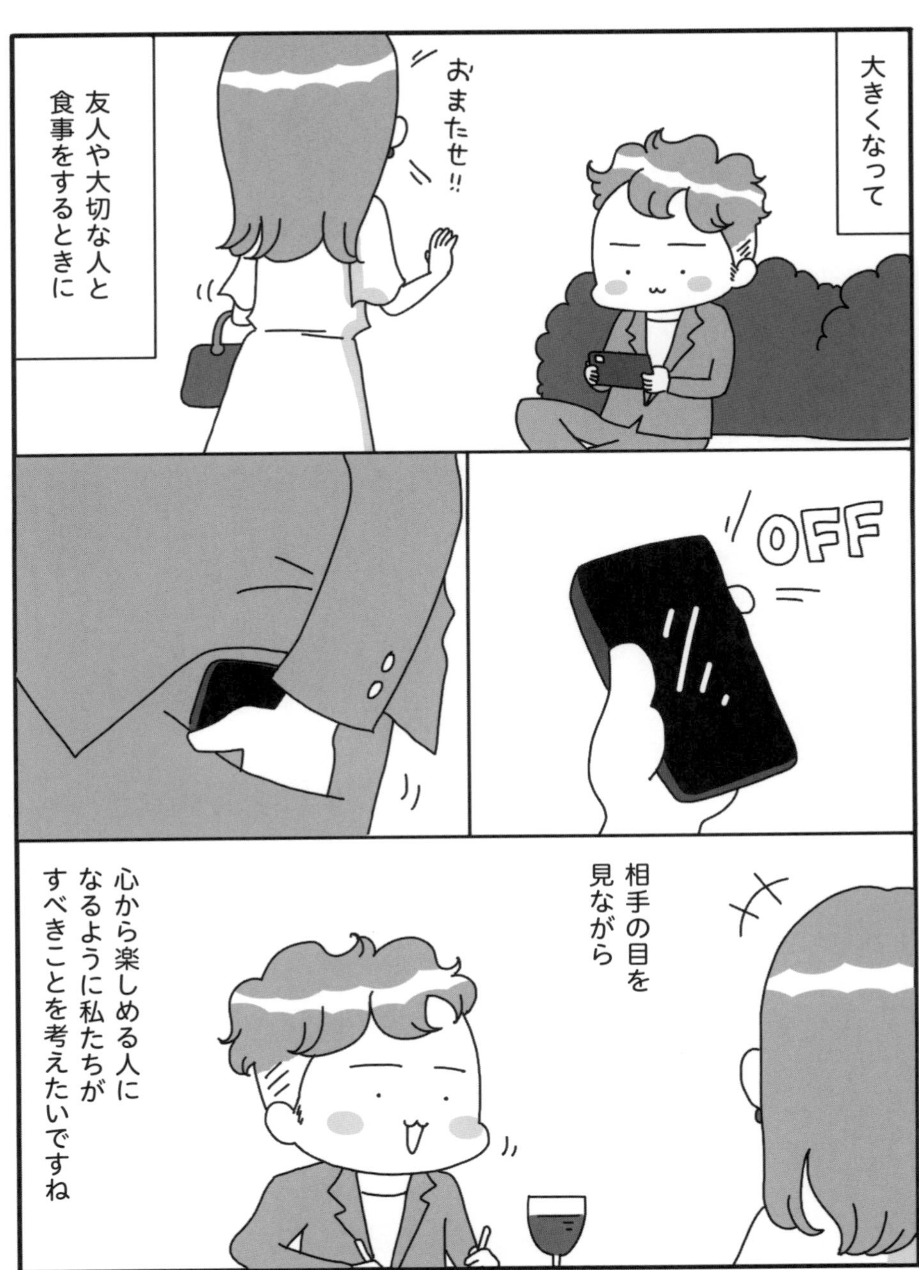
大きくなって
おまたせ!!
友人や大切な人と
食事をするときに
OFF
相手の目を
見ながら
心から楽しめる人に
なるように私たちが
すべきことを考えたいですね

コラム5

食事中の動画はOKか？

食事で大切なこと

子どもたちがテレビやそれぞれの端末を使って、動画を楽しみながら食事をするアベ家。食事中の動画視聴については、OKかNGか家庭によって意見が分かれることでしょう。

森山先生は、アベ家の食事風景はOKと言っています。ただ**それは家と外でのルールをうまく使い分けできていて、アベ家は両親ともに在宅勤務のため、食事時以外にも会話や家族で過ごす時間が十分にあり、特に不満がないから。**ただ実際に動画に気をとられて食べ方が汚くなってしまっていた経験もあったことから、本来であれば食事中は動画がない方が理想的かもしれません。一般的な家庭では、みんな忙しい中で食事の時間くらいが家族のだんらんタイムであるケースも多いかと思います。平日でも家族がそろうときや週末は動画をオフにするなど、メリハリがあるとよいでしょう。

動画視聴は「孤食」になる!?

「孤食」という言葉を知っていますか？「孤食」とはひとりで食事をすることです。子どもの孤食は誰も注意する人がいないため、好き嫌いが増える原因になり、栄養が偏ってしまいます。また食事のマナーを学べず、行儀の悪い食べ方が身についてしまうことがあります。食卓はコミュニケーションの場でもありますが、「孤食」ではそれがないため社会性や協調性に欠けてしまうこともあると指摘されています。

食事中にイヤホンをして動画を見るということは、たとえ家族で食卓を囲んでいても「孤食」と同じ状態になっている可能性があります。家族によっては、赤ちゃんの世話があったりワンオペで手が足りなかったりとやむを得ず食事中の動画視聴をOKしていることもあるでしょう。その場合でも、まったく放置ではなく、食卓の近くにいて子どもを見守り、必要であれば声をかけるようにしたいですね。

気をつけたい食事中の事故

何より心配なのは、食事中に起こる子どもの事故です。

外食をしているとき、幼児が動画を見ている風景は当たり前になってきました。大人が会話を楽しんでいる間や食べ終わるのを待つまでの間、退屈している子どもに待っていてもらうときには欠かせません。ただ、「おとなしくしているから」と目を離したすきに、テーブルに手を伸ばして食べたパンが喉(のど)に詰まってしまったり、アレルギー反応をおこす食材を口に入れてしまったりして取り返しのつかないことになる可能性があります。また家であっても、親がテレビや動画を見ているうちに子どもが箸(はし)やフォークを持ったまま席を離れて転びケガをすることもあります。

本来、子どもがいる食卓は注意をはらうべき場所です。食事中の動画視聴にはさまざまなリスクがあることを知ったうえで利用しましょう。

食事中の動画視聴はOK？

健康増進

家族のコミュニケーション

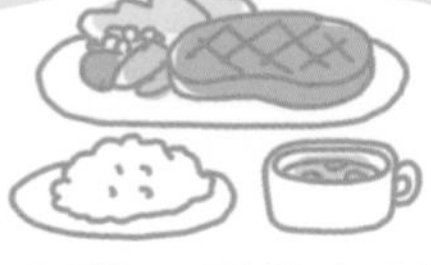

栄養摂取

社会性や協調性を育む

食事の目的とは

偏食の防止

テーブルマナーや行儀を学ぶ

など

親の病気、ワンオペ育児、下の子のお世話などでやむを得ず動画を見ながら食事をする場合は
イヤホンは使用させず、食卓の近くで見守り、声をかけ、目配りをする

第2話

ゲーム中にキレる、暴言を吐く

先日カフェで
ひとりランチしていた
ときのこと…
あっちは
ママ友
ランチ会
かな…
キャハハハ
なんか
シャレオツな
味のプレート
オススメ
ケーキ
聞いてよ!!
息子が最近ね
ゲームしながら
暴言を吐くの〜!!
もう何度
注意しても
ダメで〜!!
え!? あの
◯◯くんが!?
やさしい
イメージの!?
うそ〜!!
信じられない!!
でしょ〜
私も
ショックでさ…
ピクッ

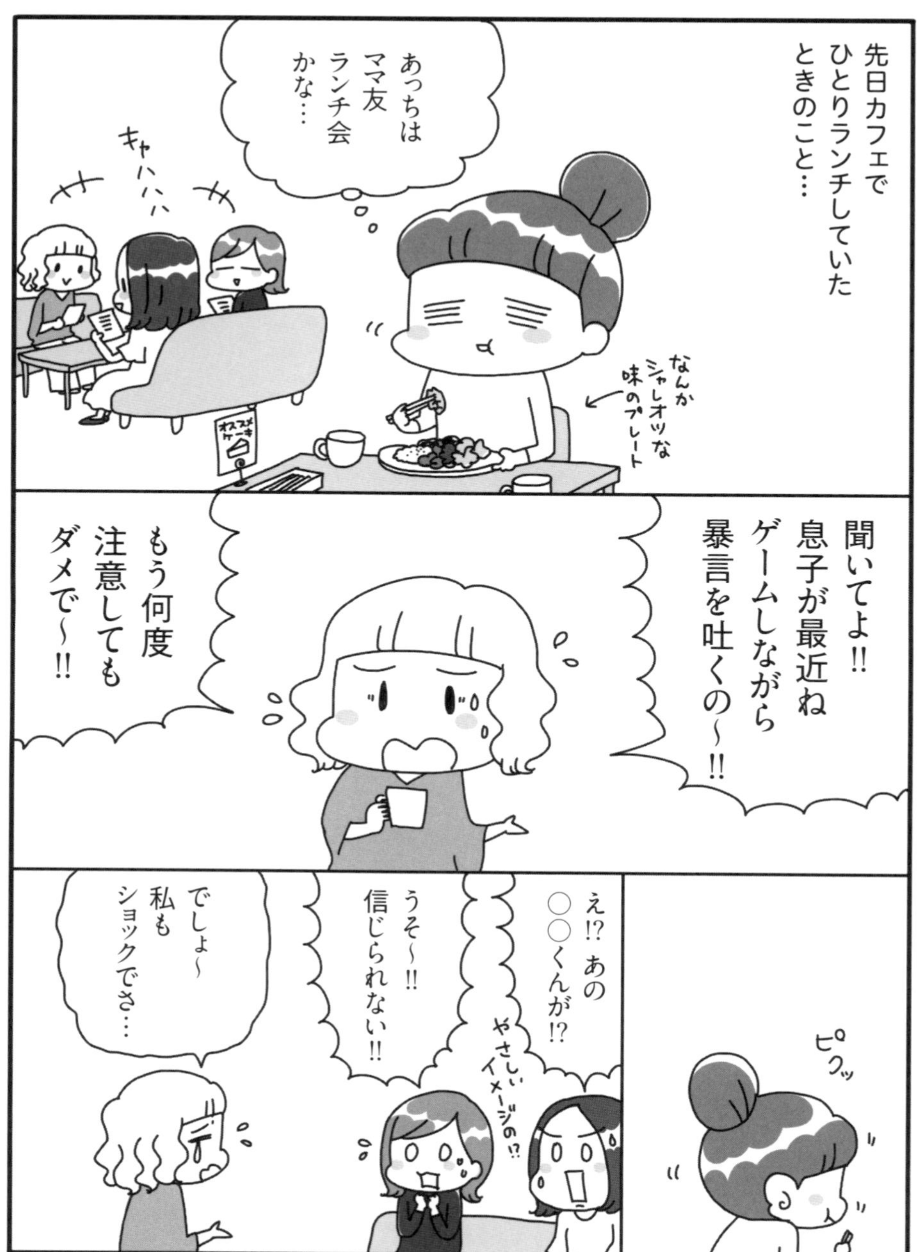

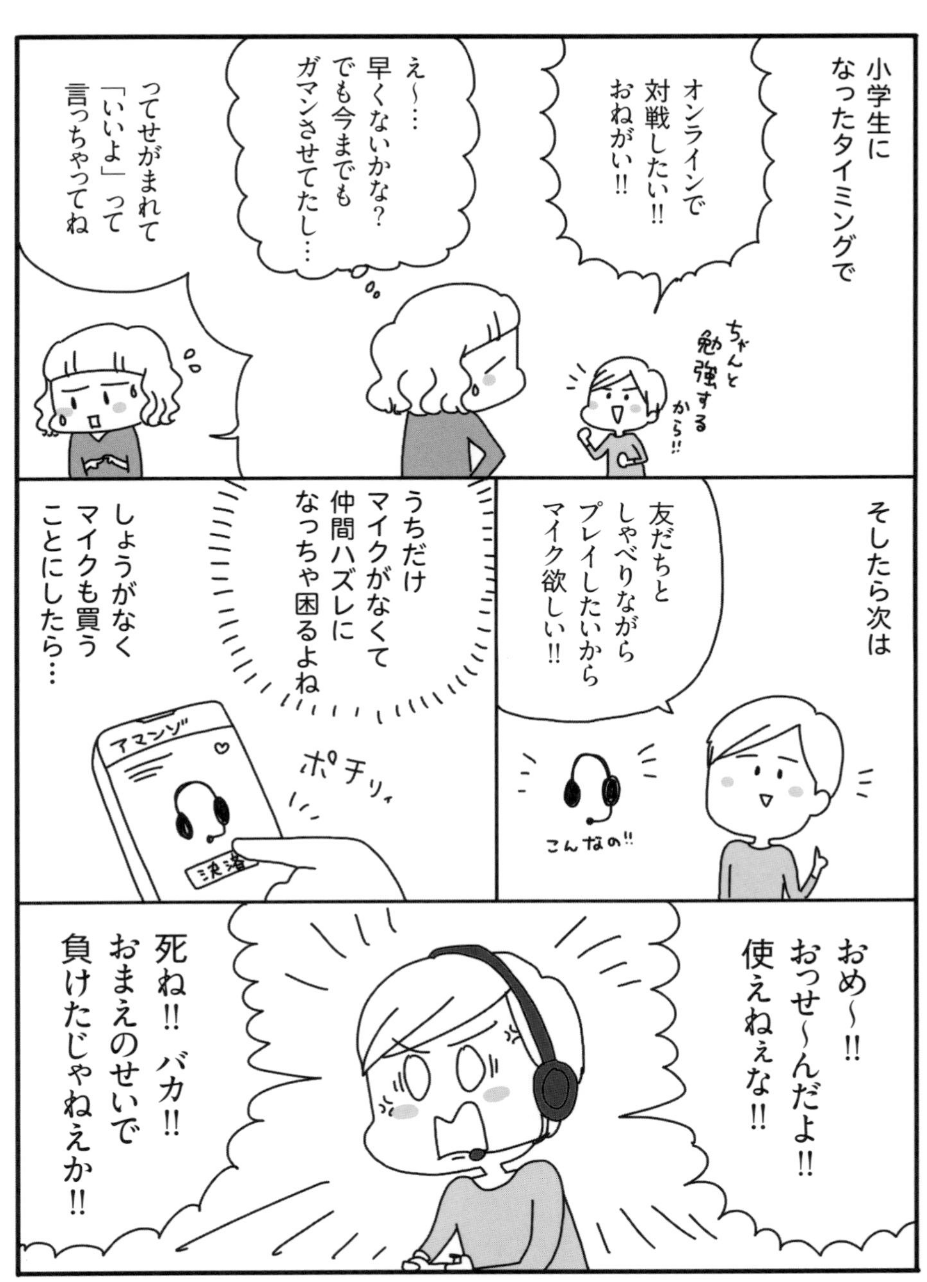
小学生に
なったタイミングで
オンラインで
対戦したい!!
おねがい!!
ちゃんと
勉強する
から!!
え～…
早くないかな?
でも今までも
ガマンさせてたし…
ってせがまれて
「いいよ」って
言っちゃってね
そしたら次は
友だちと
しゃべりながら
プレイしたいから
マイク欲しい!!
こんなの!!
うちだけ
マイクがなくて
仲間ハズレに
なっちゃ困るよね
しょうがなく
マイクも買う
ことにしたら…
アマンゾ
決済
ポチリ
おめ～!!
おっせ～んだよ!!
使えねぇな!!
死ね!! バカ!!
おまえのせいで
負けたじゃねえか!!

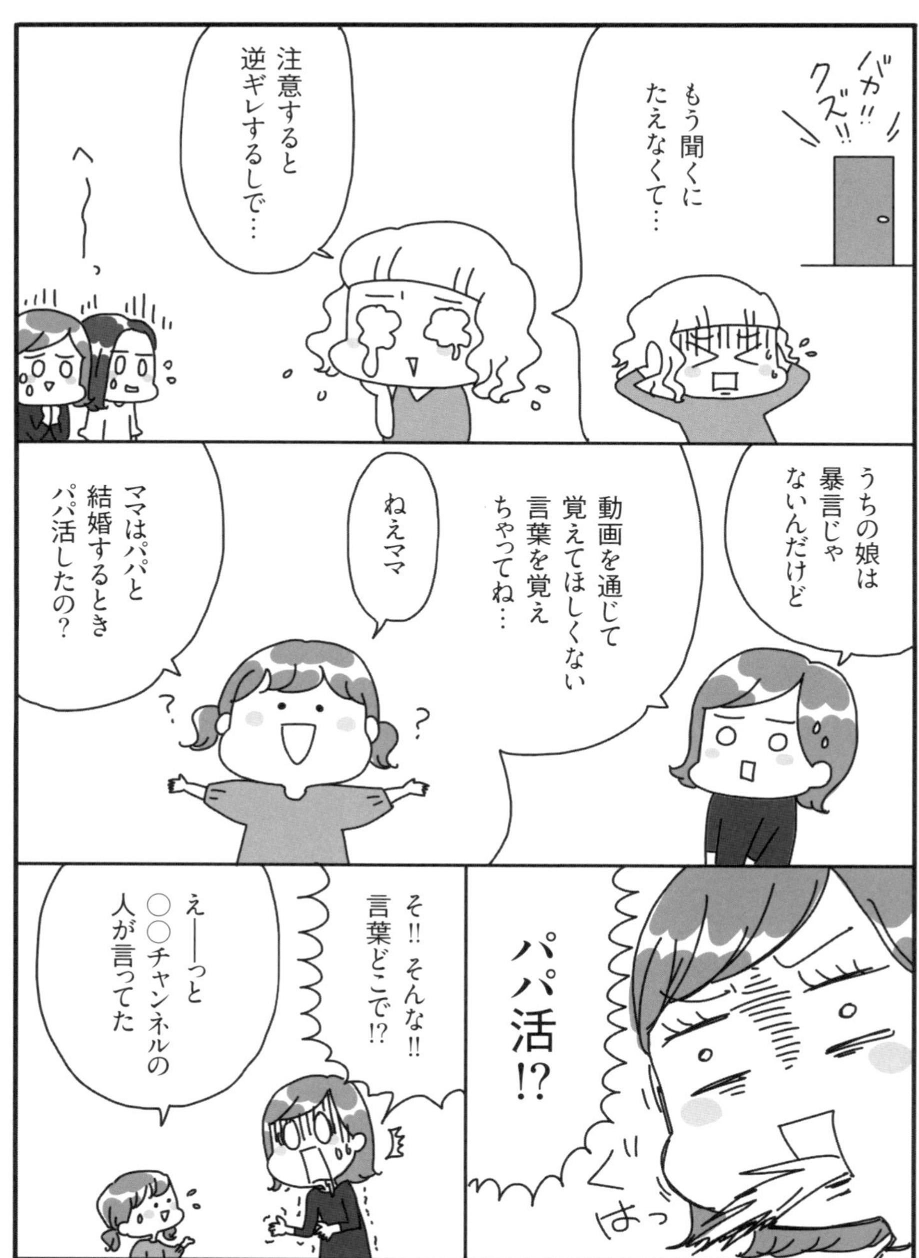
バカ!!
クズ!!
もう聞くに
たえなくて…
注意すると
逆ギレするしで…
へ〜〜〜っ
うちの娘は
暴言じゃ
ないんだけど
動画を通じて
覚えてほしくない
言葉を覚え
ちゃってね…
ねえママ
ママはパパと
結婚するとき
パパ活したの？
パパ活!?
ぐはっ
そ!! そんな!!
言葉どこで!?
えーーっと
○○チャンネルの
人が言ってた

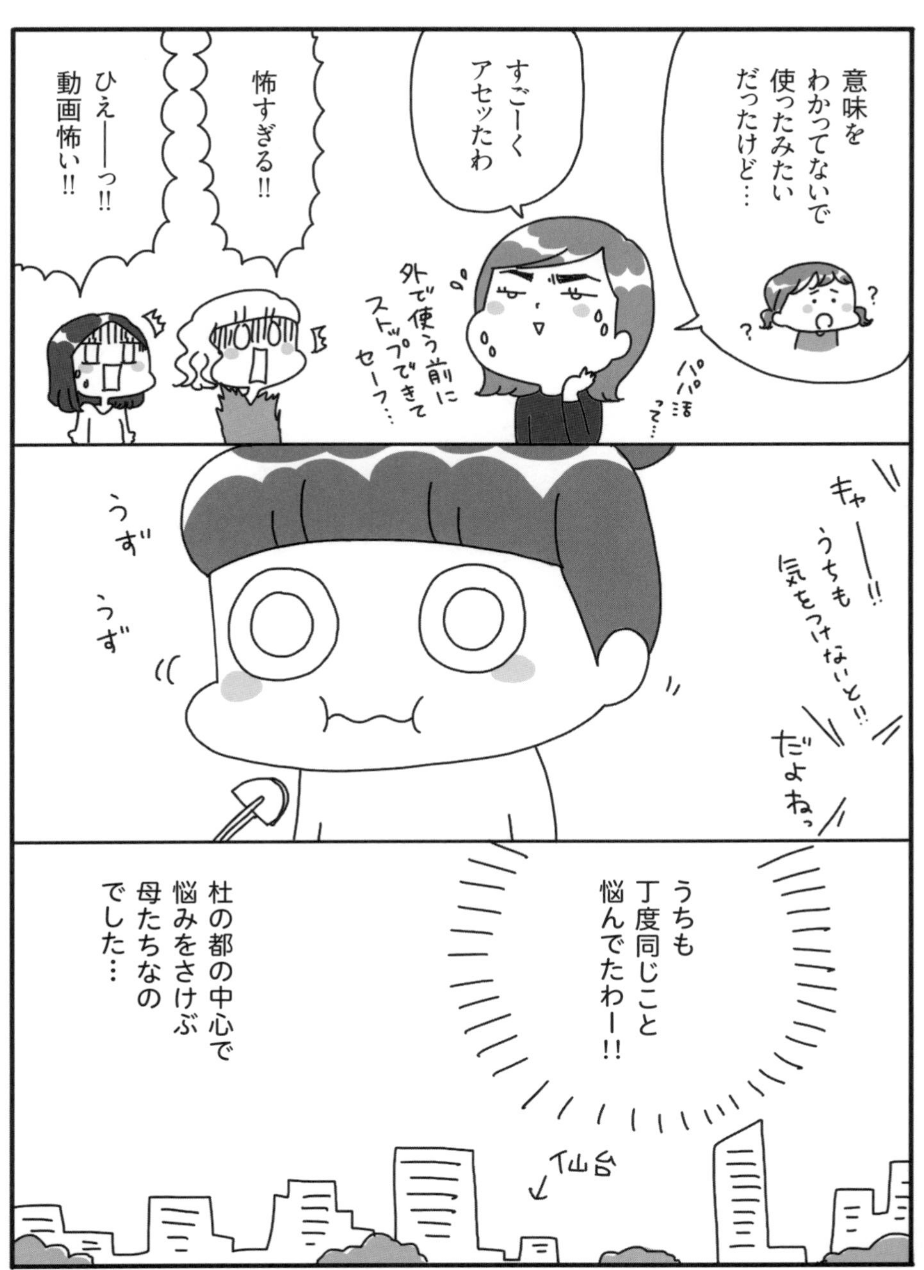
意味をわかってないで使ったみたいだったけど…
すごーくアセッたわ
外で使う前にストップできてセーフ…
パパ活って…
怖すぎる!!
ひえ――っ!!動画怖い!!
キャー!!うちも気をつけないと!!
だよねっ
うずうず
うちも丁度同じこと悩んでたわー!!
杜の都の中心で悩みをさけぶ母たちなのでした…
仙台

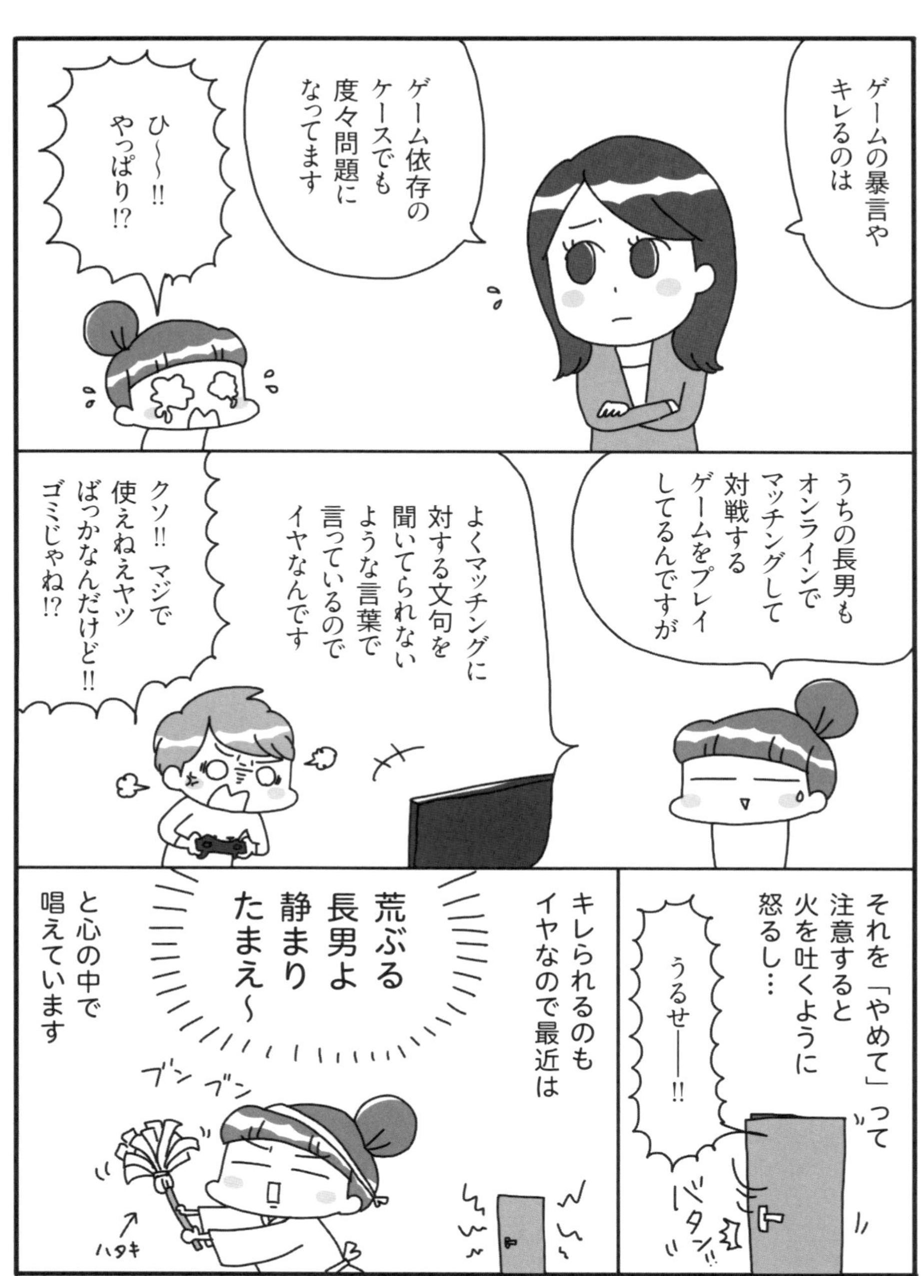
ゲームの暴言やキレるのは
ゲーム依存のケースでも度々問題になってます
ひ〜〜!!やっぱり!?
うちの長男もオンラインでマッチングして対戦するゲームをプレイしてるんですが
よくマッチングに対する文句を聞いてられないような言葉で言っているのでイヤなんです
クソ!! マジで使えねえヤツばっかなんだけど!!ゴミじゃね!?
それを「やめて」って注意すると火を吐くように怒るし…
うるせ――!!
バタン!!
キレられるのもイヤなので最近は
荒ぶる長男よ静まりたまえ〜
と心の中で唱えています
ブンブン
ハタキ

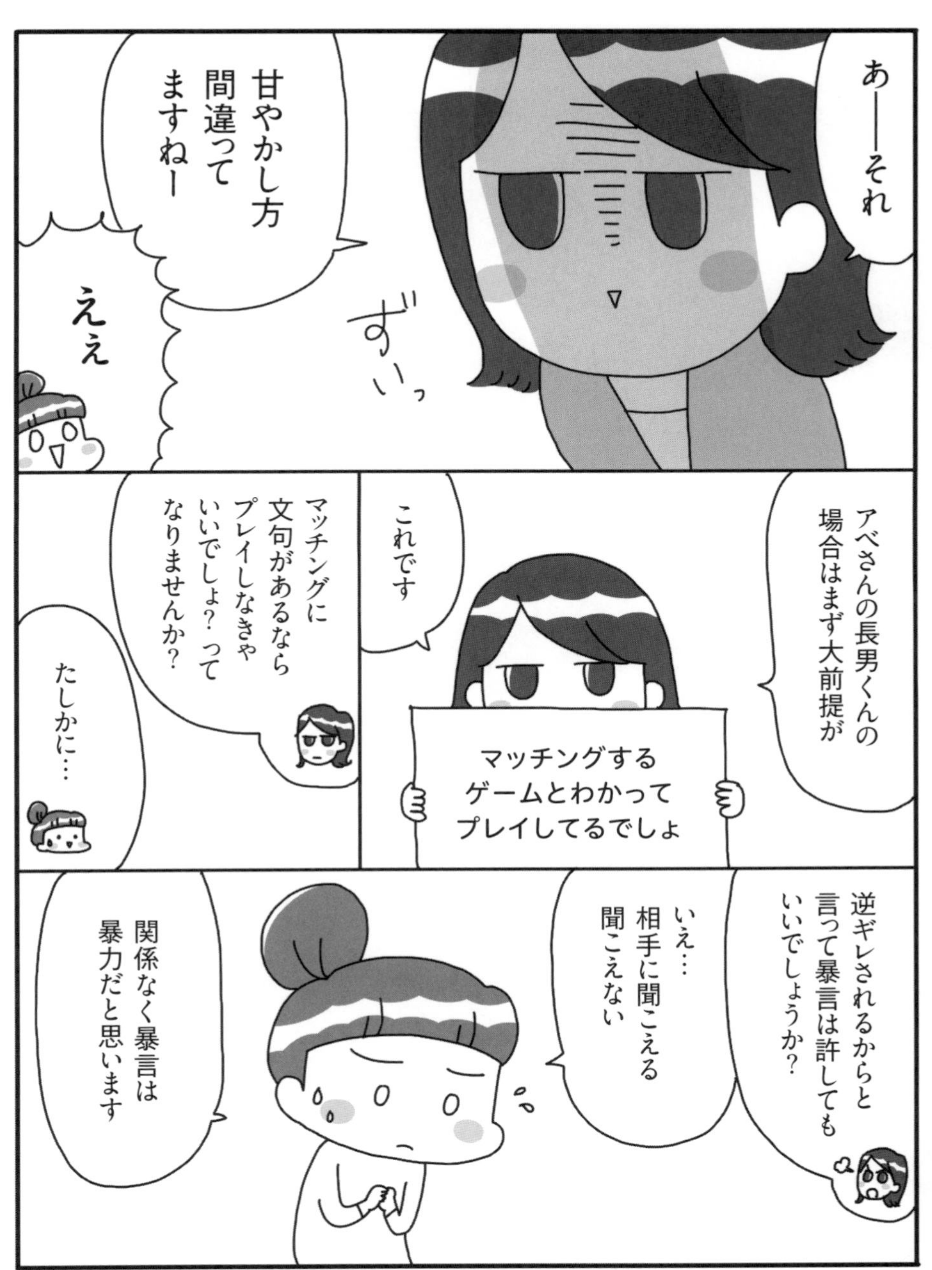

あーーそれ
ずいっ
甘やかし方
間違って
ますねー
ええ
アべさんの長男くんの
場合はまず大前提が
マッチングする
ゲームとわかって
プレイしてるでしょ
これです
マッチングに
文句があるなら
プレイしなきゃ
いいでしょ? って
なりませんか?
たしかに…
逆ギレされるからと
言って暴言は許しても
いいでしょうか?
いえ…
相手に聞こえる
聞こえない
関係なく暴言は
暴力だと思います

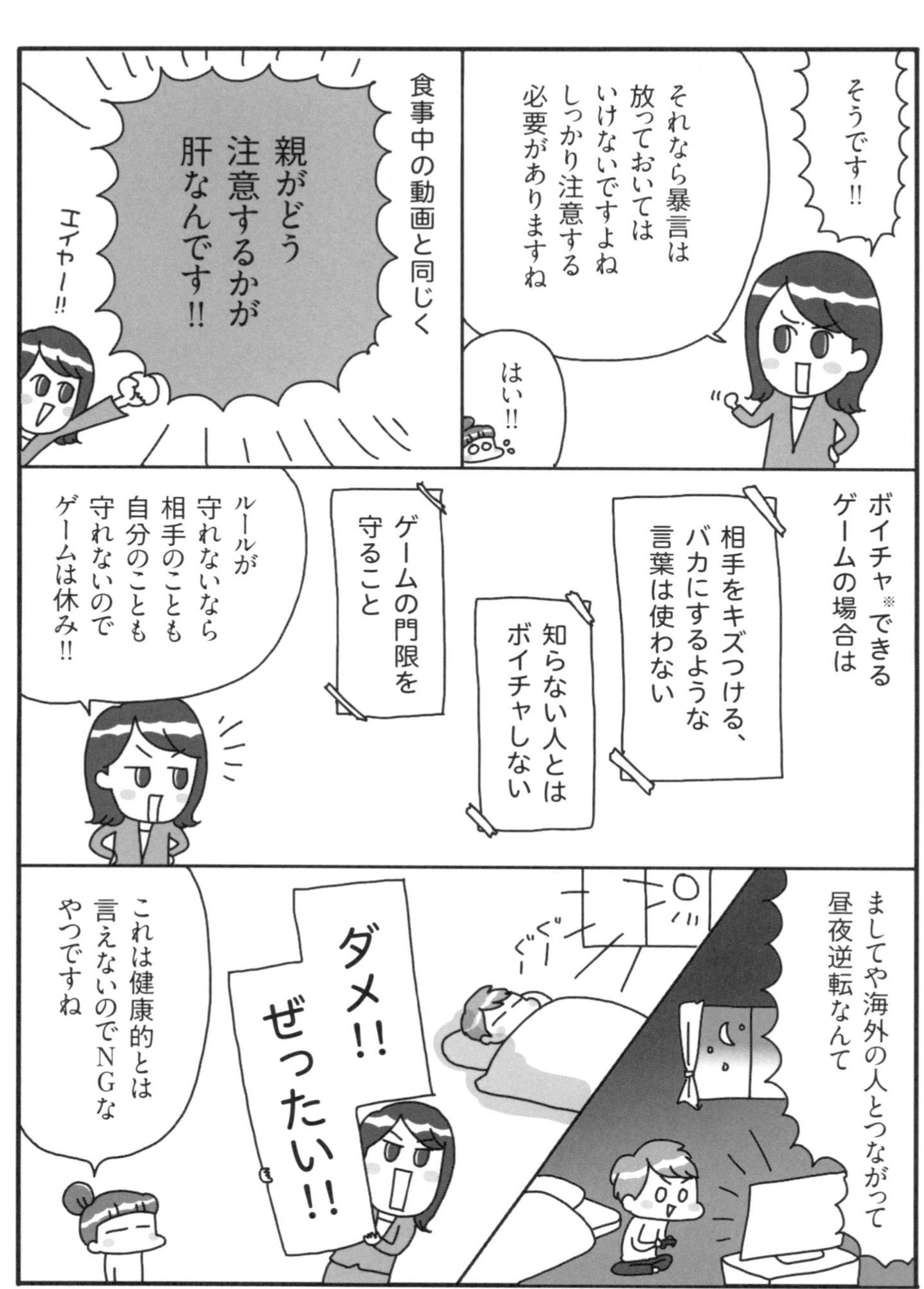
そうです!!
それなら暴言は放っておいてはいけないですよね しっかり注意する必要がありますね
はい!!
食事中の動画と同じく
親がどう注意するかが肝なんです!!
エイヤー!!
ボイチャ※できるゲームの場合は
相手をキズつける、バカにするような言葉は使わない
知らない人とはボイチャしない
ゲームの門限を守ること
ルールが守れないなら相手のことも自分のことも守れないのでゲームは休み!!
ましてや海外の人とつながって昼夜逆転なんて
ぐーぐー
ダメ!! ぜったい!!
これは健康的とは言えないのでNGなやつですね

※ボイスチャット

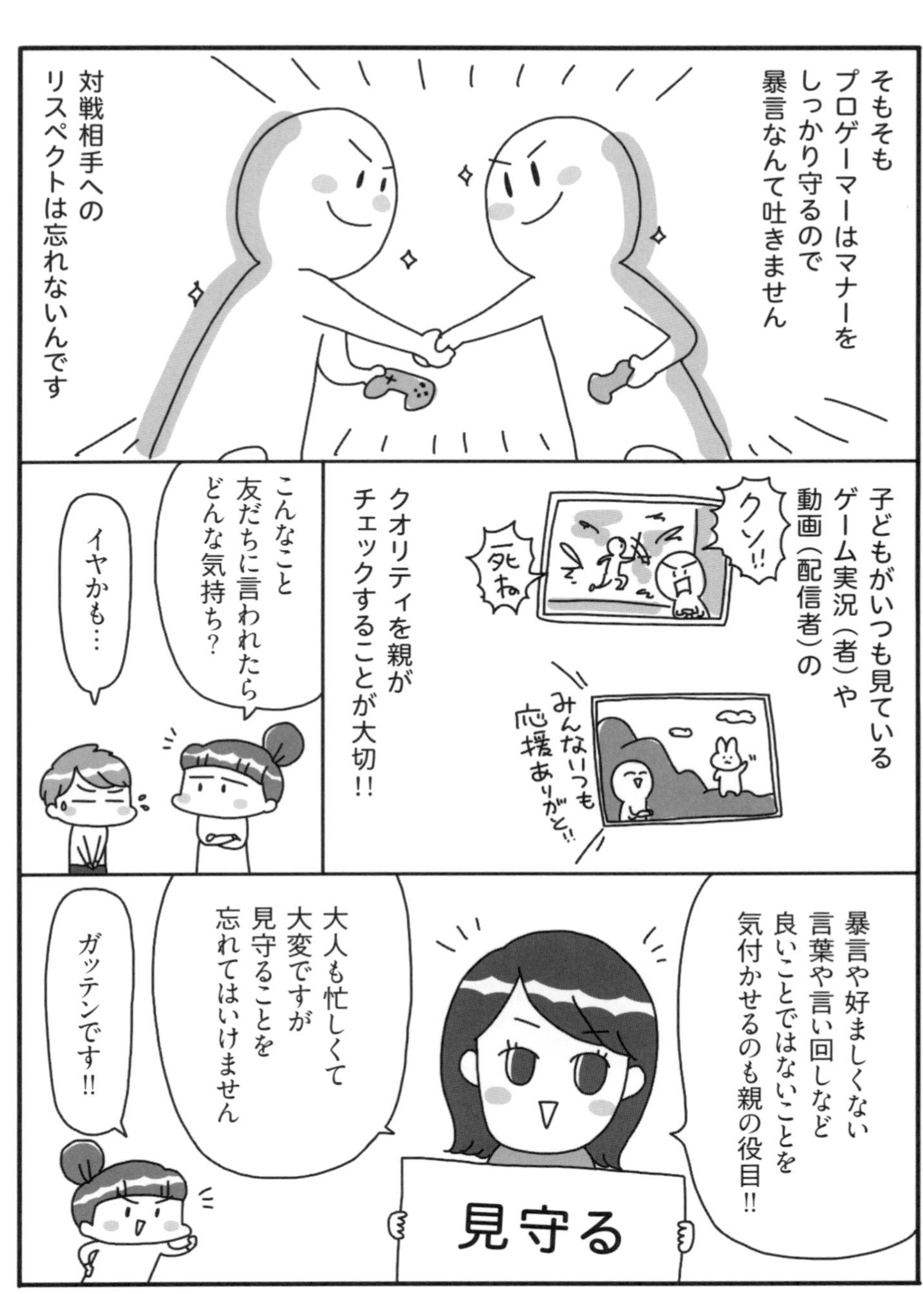
そもそも
プロゲーマーはマナーを
しっかり守るので
暴言なんて吐きません
対戦相手への
リスペクトは忘れないんです
子どもがいつも見ている
ゲーム実況(者)や
動画(配信者)の
クソ!!
死ね
みんないつも
応援ありがと!!
クオリティを親が
チェックすることが大切!!
こんなこと
友だちに言われたら
どんな気持ち?
イヤかも…
暴言や好ましくない
言葉や言い回しなど
良いことではないことを
気付かせるのも親の役目!!
見守る
大人も忙しくて
大変ですが
見守ることを
忘れてはいけません
ガッテンです!!

コラム6

ゲーム中の暴言、気になる言葉遣いには

「やめなさい！」「イライラしないで！」はNG

ゲーム中、子どもが「死ね」「ゴミじゃね？」など耳を塞ぎたくなる言葉を使ったり、叫びながらゲーム機やスマホを投げつけたり…そんな姿を見ると怖くなって「やめなさい！」などと叱ってしまいがちです。でも、子どもが感情的になっている最中に注意すると火に油を注ぐことになり、逆ギレや親への暴言へ向かうことになります。

どんな風に声をかけたらいいの？

声をかけるとき、次の3つのポイントを心がけてください。ゲーム中の暴言だけでなく、日常生活や夫婦、人間関係にも有効な声かけです。

冷静になるまで待つ

親も冷静になることが重要。感情的になっている時は、ゲームをしている子どもから一度距離をおいてみましょう。

落ち着いたタイミングで話す

前述したように、興奮していると火に油を注ぎ、逆効果です。子どもがゲームやスマホから離れている時間に話しましょう。

「You」ではなく「I」メッセージで伝える

「私はあなたの言葉がこわかった」「私は聞いていて嫌な気持ちになった」と自分の思いを伝えてみる「I」メッセージを心がけましょう。「あなたは暴言がひどい」「あなたの言葉の使い方はおかしい」という「You」メッセージだと、子どもは自分が責められていると感じて反発し、素直に話を聞いてくれなくなりがちです。（P142「約束を守れる声かけのルール」参照）。

イライラしたとき、どうしよう？

どんなときイライラする？　イライラしたらどうしようか、と一緒に考えてみましょう。子どもも、好きでイライラしているわけではありません。

暴言や八つ当たりになる前の、舌打ち、顔をこする、貧乏揺すりなど「イライラサイン」のうちに気分転換ができるといいですね。子どものイライラサインがみられたら「深呼吸しよう」「トイレにいこう」など と親が声をかけてみましょう。いずれ子どもが自分で気がついて行動できるようになったら、これからの生活にも非常に役立ちます。

怒りの表現を変える

「怒り」の気持ちは危険回避のサインですから、持っていて当たり前。「怒っちゃダメ」ではなく、怒りをどう表現するか、一緒に考えてみるのもおすすめです。「ゲームであおられたのが嫌だった」「ゲームに負けて悔しかった」など自分の感情を言語化するサポートも大切です。他にも気持ちを切り替えるために、好きなぬいぐるみを触る、推しの写真をみる、好きな歌を歌う…なんでもいいので一緒に探してみましょう。

「怒り」という感情がわいたとき、もし暴言や暴力、八つ当たりなどで発散する方法がデフォルトになってしまうと、今後もそれを繰り返すことになりますから心配です。怒りをなだめる選択肢を増やすのはとても大切なのです。

子どもの好きな動画は必ずチェック！

P80で子どもが「パパ活」を質問してきて驚く親が描かれています。子どもは、好きな動画配信者の使う言葉をまねしたり、かっこいいと憧れて使ったりすることがよくありますね。言うまでもなく、世の中には言葉遣いが悪い配信者、年齢に合わない内容の動画があふれています。子どもが好きなゲーム実況者や動画の内容、言葉遣いなどは、必ず親がチェックしましょう。

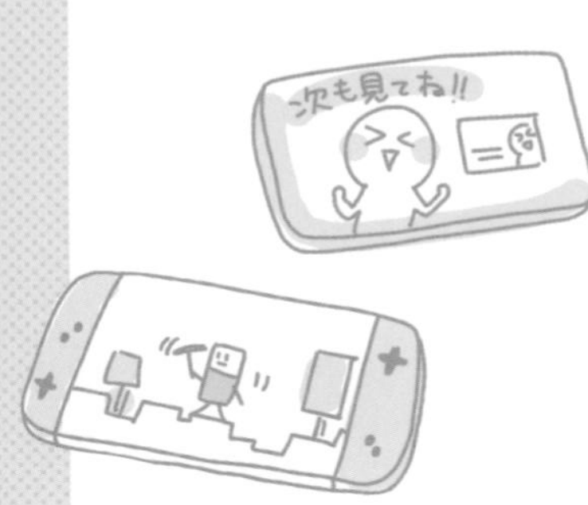

第3話

嘘をつく、課金していた！

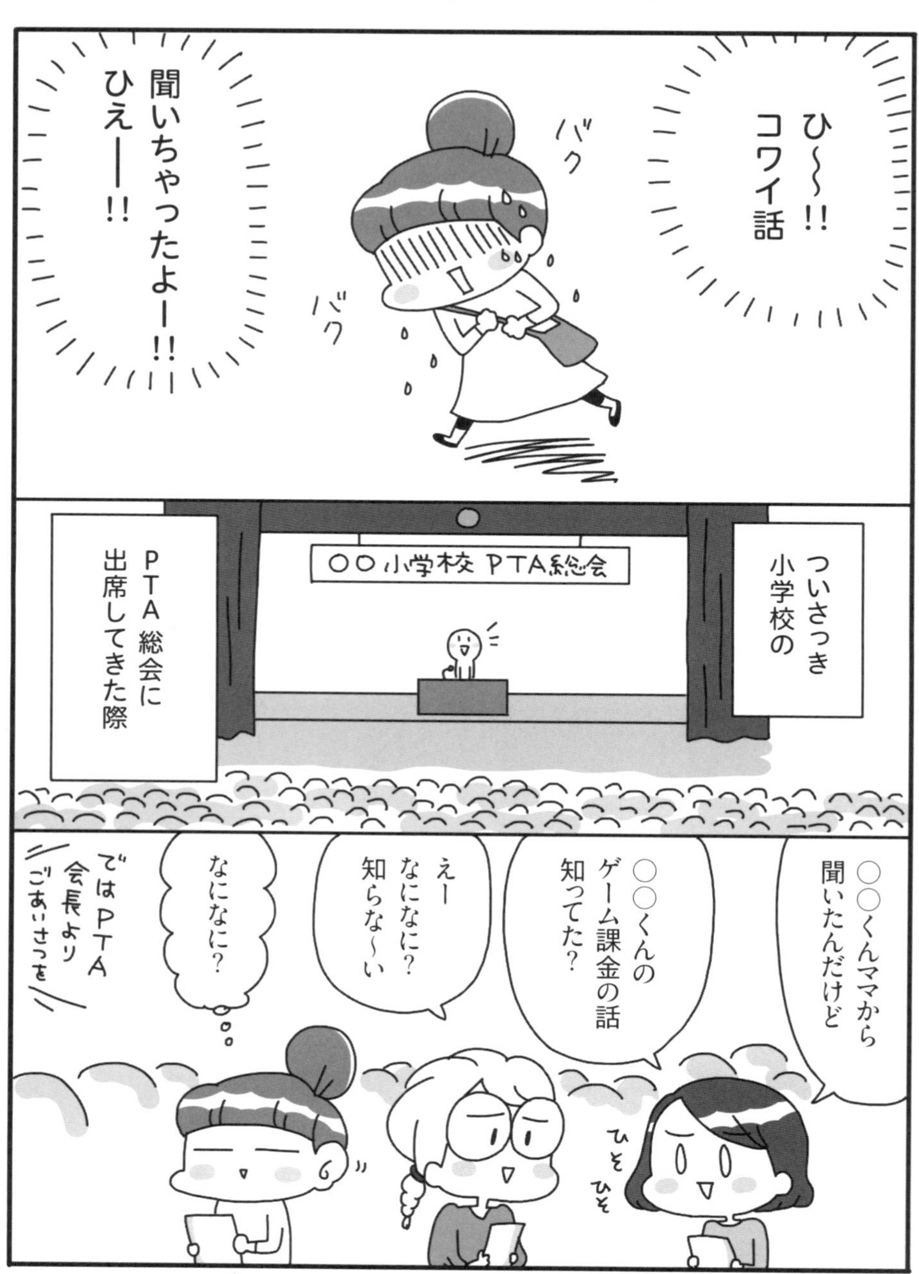

←ママ友が少ないのでいつもボッチのアベ

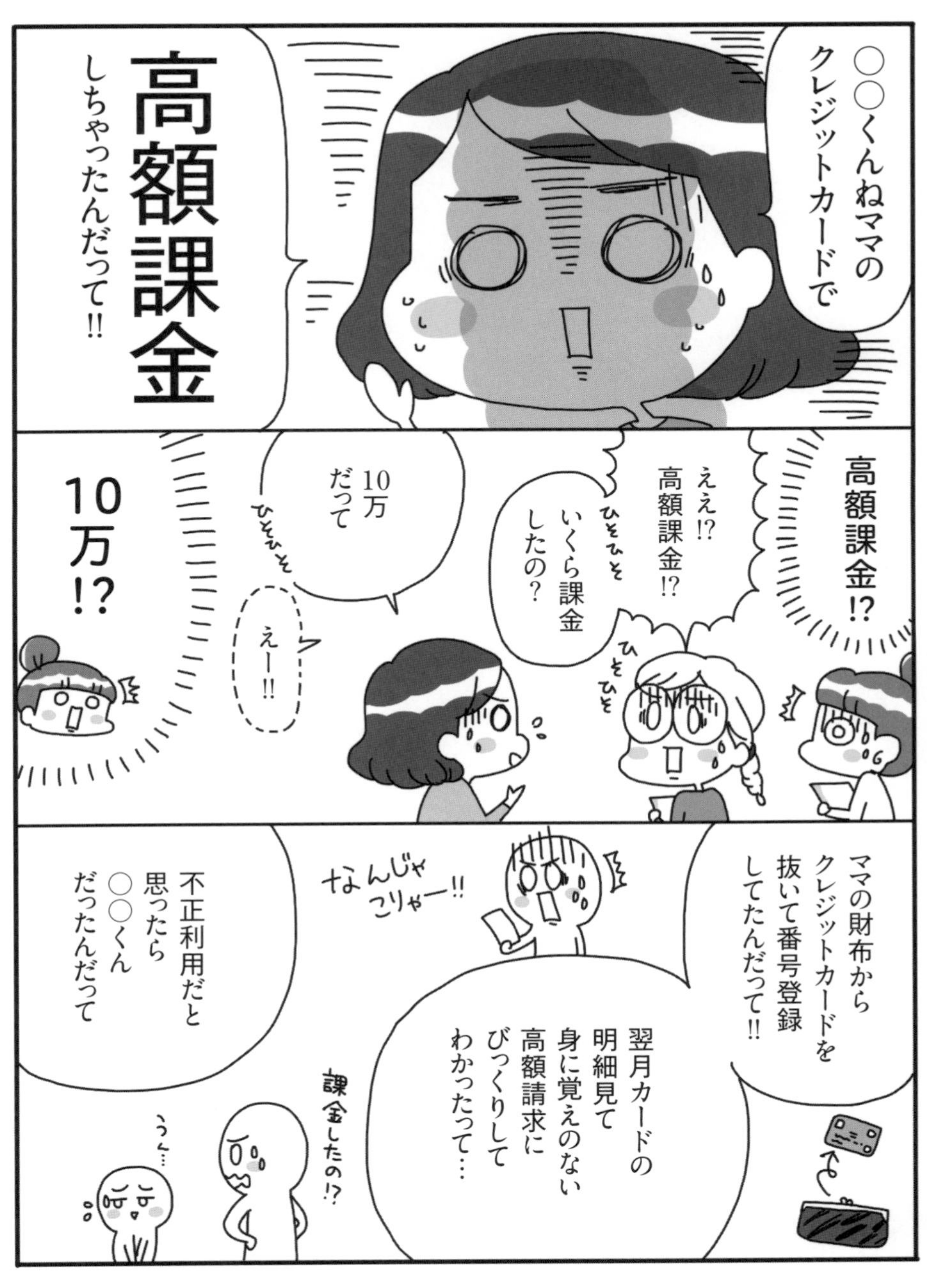
○○くんねママのクレジットカードで
高額課金
しちゃったんだって!!
高額課金!?
ええ!?高額課金!?
ひそひそ
いくら課金したの?
ひそひそ
10万だって
ひそひそ
えー!!
10万!?
ママの財布からクレジットカードを抜いて番号登録してたんだって!!
なんじゃこりゃー!!
不正利用だと思ったら○○くんだったんだって
翌月カードの明細見て身に覚えのない高額請求にびっくりしてわかったって…
課金したの!?
うん…

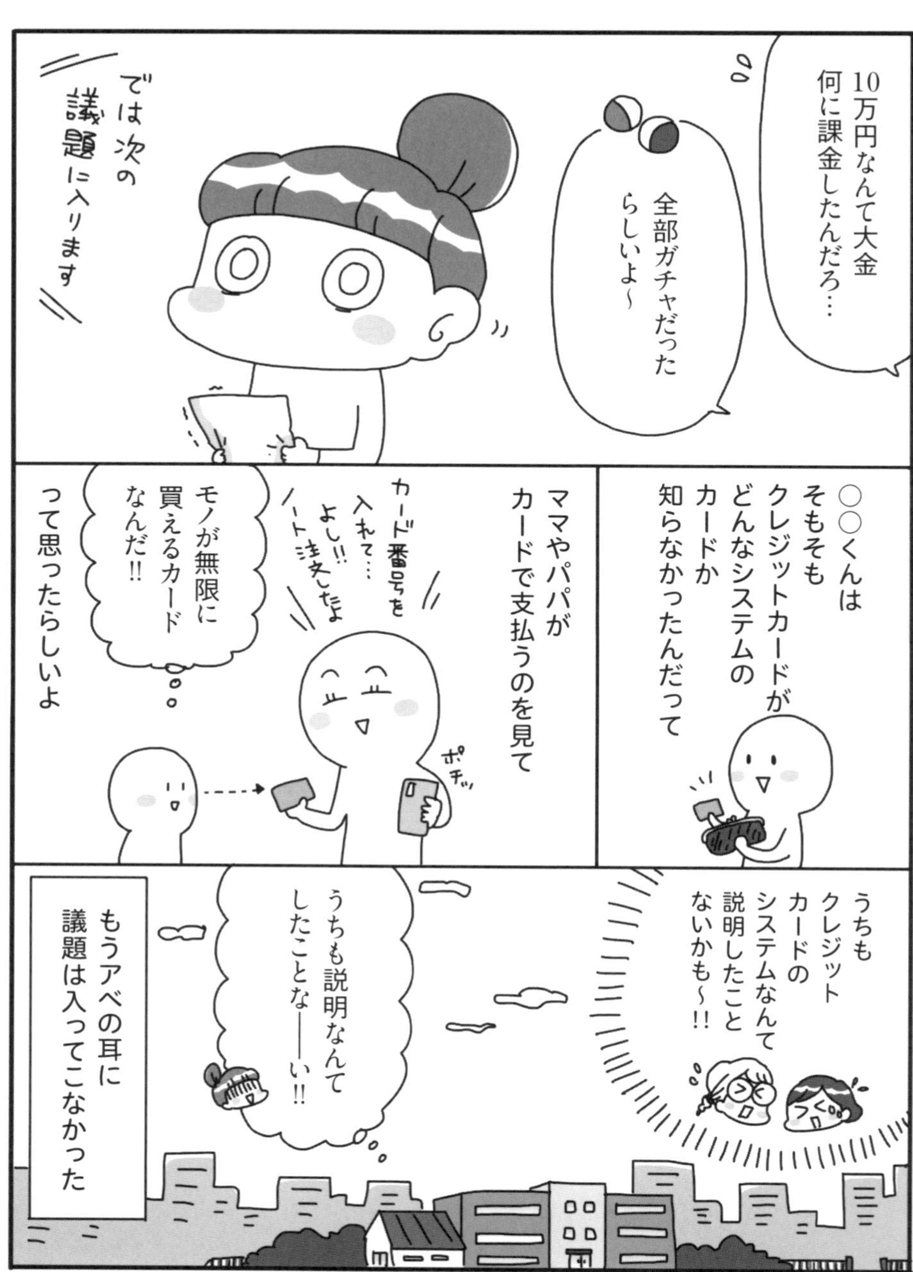
10万円なんて大金
何に課金したんだろ…
全部ガチャだった
らしいよ～
では次の
議題に入ります
○○くんは
そもそも
クレジットカードが
どんなシステムの
カードか
知らなかったんだって
ママやパパが
カードで支払うのを見て
カード番号を
入れて…
よし!!
ノート注文したよ
ポチッ
モノが無限に
買えるカード
なんだ!!
って思ったらしいよ
うちも
クレジット
カードの
システムなんて
説明したこと
ないかも～!!
うちも説明なんて
したことな——い!!
もうアベの耳に
議題は入ってこなかった

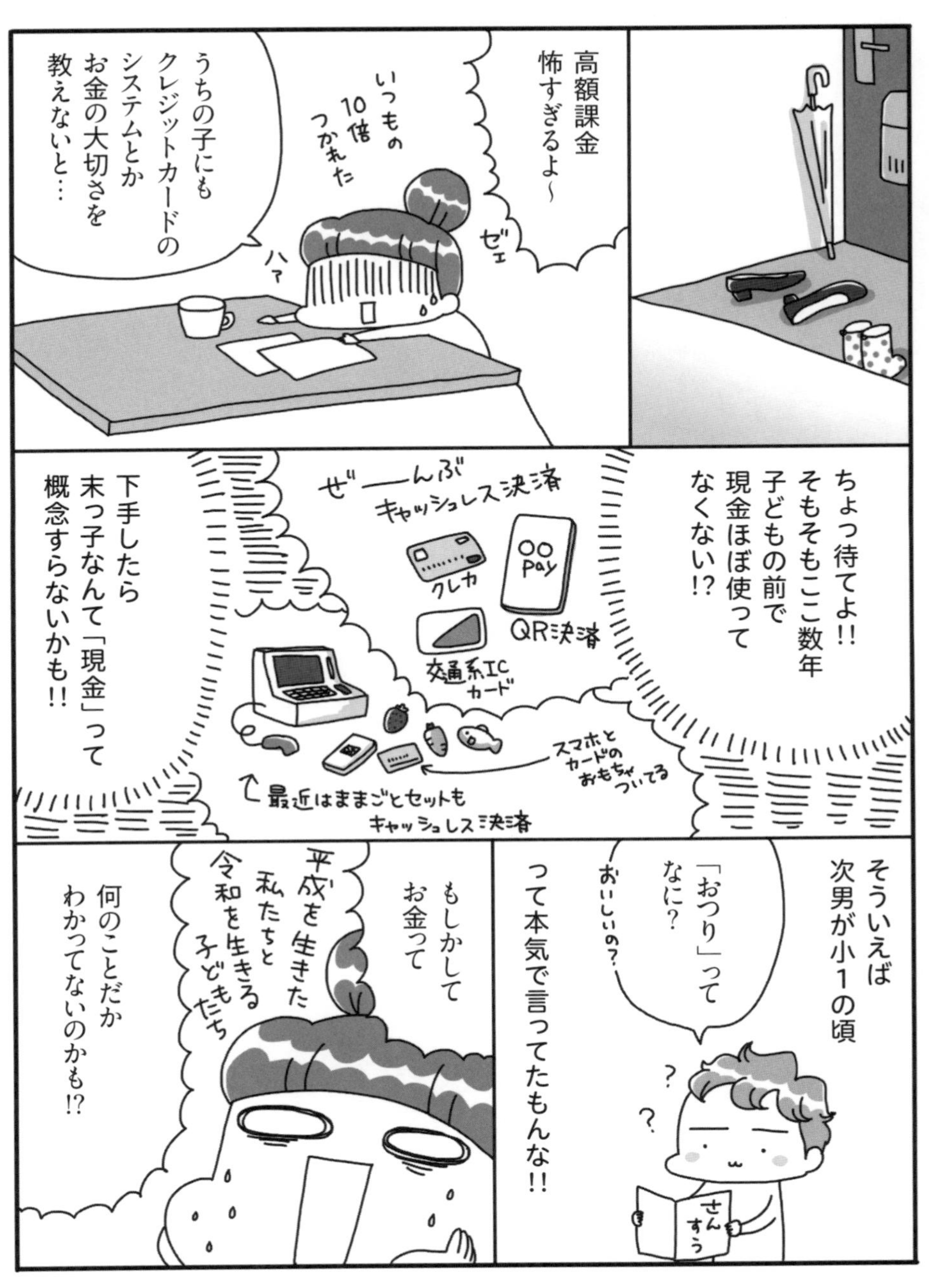
高額課金
怖すぎるよ〜
ゼェ
いつもの10倍つかれた
ハァ
うちの子にもクレジットカードのシステムとかお金の大切さを教えないと…
ちょっ待てよ!!
そもそもここ数年子どもの前で現金ほぼ使ってなくない!?
ぜ——んぶキャッシュレス決済
〇〇Pay
クレカ
QR決済
交通系ICカード
スマホとカードのおもちゃついてる
最近はままごとセットもキャッシュレス決済
下手したら末っ子なんて「現金」って概念すらないかも!!
そういえば次男が小1の頃
「おつり」ってなに?
おいしいの?
って本気で言ってたもんな!!
さんすう
もしかしてお金って
平成を生きた私たちと令和を生きる子どもたち
何のことだかわかってないのかも!?

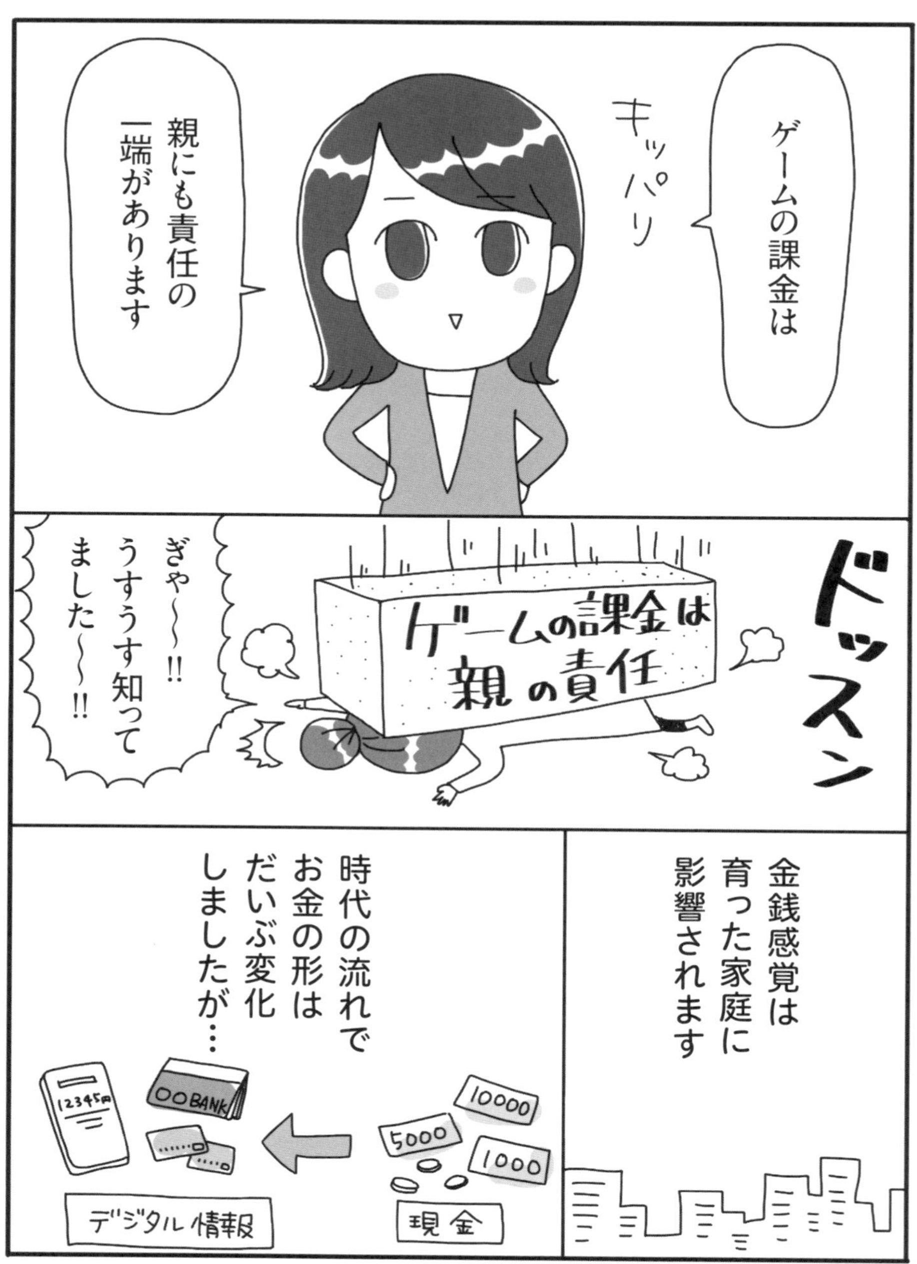
ゲームの課金は
キッパリ
親にも責任の一端があります
ドッスン
ゲームの課金は親の責任
ぎゃ〜〜!! うすうす知ってました〜〜!!
金銭感覚は育った家庭に影響されます
時代の流れでお金の形はだいぶ変化しましたが…
10000
5000
1000
現金
OOBANK
12345円
デジタル情報

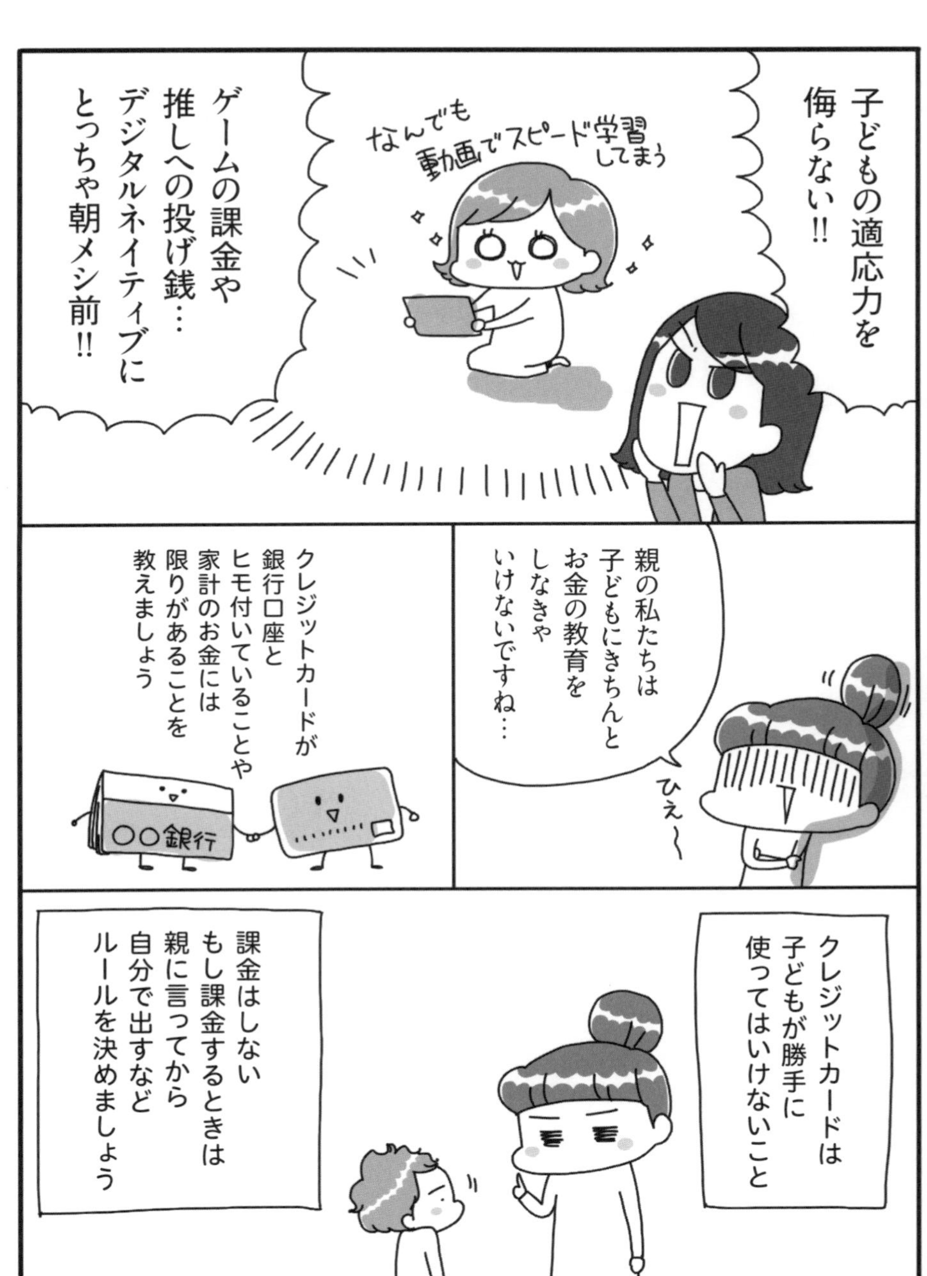
子どもの適応力を
侮らない!!
なんでも
動画でスピード学習
してまう
ゲームの課金や
推しへの投げ銭…
デジタルネイティブに
とっちゃ朝メシ前!!
親の私たちは
子どもにきちんと
お金の教育を
しなきゃ
いけないですね…
ひえ～
クレジットカードが
銀行口座と
ヒモ付いていることや
家計のお金には
限りがあることを
教えましょう
〇〇銀行
クレジットカードは
子どもが勝手に
使ってはいけないこと
課金はしない
もし課金するときは
親に言ってから
自分で出すなど
ルールを決めましょう

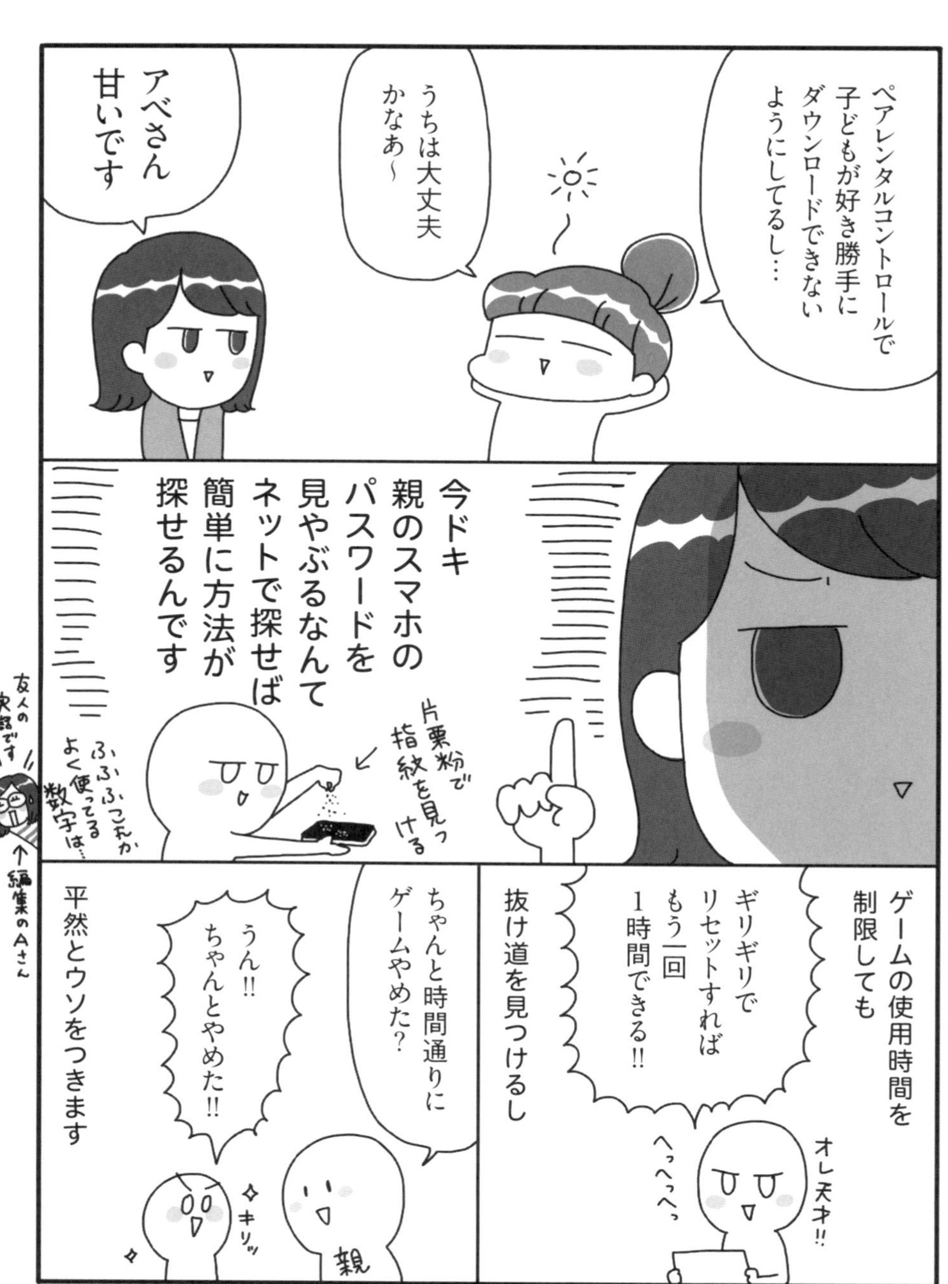

ペアレンタルコントロールで子どもが好き勝手にダウンロードできないようにしてるし…
うちは大丈夫かなあ～
アベさん甘いです
今ドキ親のスマホのパスワードを見やぶるなんてネットで探せば簡単に方法が探せるんです
片栗粉で指紋を見つける
ふふふこれかよく使ってる数字は…
友人の実話です
↑編集のAさん
ゲームの使用時間を制限しても
ギリギリでリセットすればもう一回1時間できる!!
抜け道を見つけるし
オレ天才!!
へっへっへっ
ちゃんと時間通りにゲームやめた?
うん!! ちゃんとやめた!!
キリッ
親
平然とウソをつきます

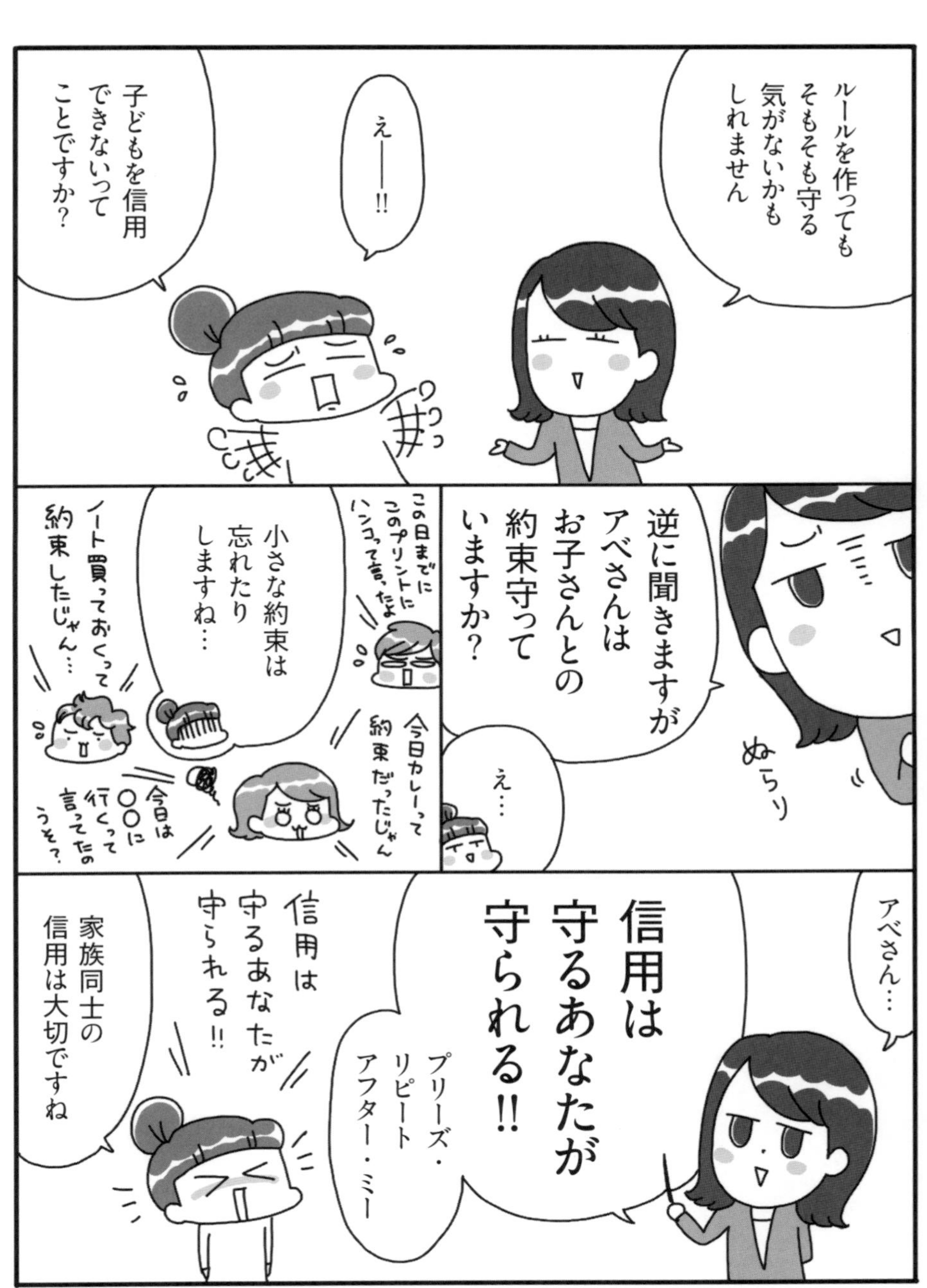
ルールを作ってもそもそも守る気がないかもしれません
え――――!!
子どもを信用できないってことですか?
逆に聞きますがアベさんはお子さんとの約束守っていますか?
ぬらり
え…
この日までにこのプリントにハンコって言ったよ
今日カレーって約束だったじゃん
小さな約束は忘れたりしますね…
ノート買っておくって約束したじゃん…
今日は○○に行くって言ってたのうそ?
アベさん…
信用は守るあなたが守られる!!
プリーズ・リピート アフター・ミー
信用は守るあなたが守られる!!
家族同士の信用は大切ですね

コラム 7

課金と嘘

増える課金トラブル

頑張って働いたお金が、子どものゲームのガチャで使われていた…それも10万も！ 親として怒りだけでなく、空しさや恐ろしさを感じるのがゲーム課金です。『オンラインゲームに関する消費生活相談対応マニュアル』（消費者庁：令和4年6月）によると、令和3年は相談内容の多くが未成年者のオンラインゲームへの課金トラブルだそう。わが子が高額課金ユーザーにならないために、どんなことに気をつけたらいいでしょうか。

お金の管理は「やりすぎるくらい」に

家族で楽しむゲームは、オンライン決済で親のクレジットカードに紐付けている人が多いのでは。子どもがまだ小さいから、と暗証番号なども目の前で打ち込んでいませんか？ **子どもは「欲しい！」となったらあの手この手を使います。見破ってくると思って、お金の管理はしっかりとしましょう。**

財布やクレジットカードはしっかりと管理し、子どもが持ち出せないようにしましょう。ソフト購入の際にはクレジットカードは紐付けず、プリペイドカードを利用しましょう。

家のなかでやりすぎでは？ と思ってしまうかもしれません。ただ、一度課金してゲーム内で達成感を味わったり、仲間から尊敬されたりしてしまうと、課金に歯止めがきかなくなってしまいます。もし「うちの子はあぶないな…」と思ったら、警戒して事前に対策を立てた方がいいでしょう。

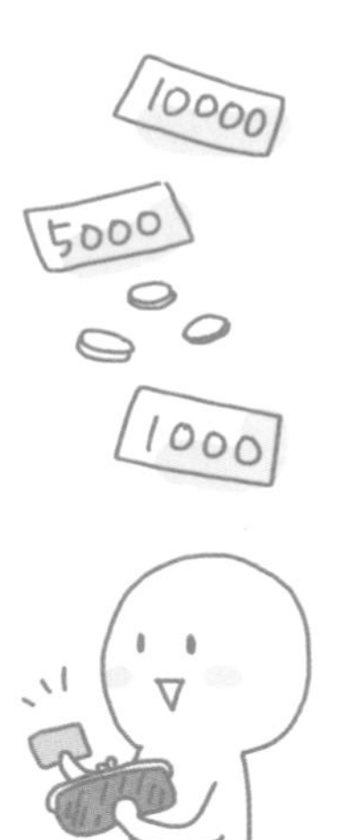

課金のルール

「お年玉を使うから（自分のお金だから）課金していいでしょ」と言われたらどうしますか？　そもそも課金をしていいかどうか、してもいいなら最初にルールを決めるのはとても大切です。スマホゲームは最初のうちは無課金で遊べますが、期間限定イベント、アニメのキャラクターとのコラボイベントのガチャなどが設定されて、課金につながっていきます。どうしてもやりたい、ということであれば、少なくとも小学校や中学生のうちは親の管理のもとで課金させ、

- 月に使える金額を決める
- 課金した金額を書き出して共有
- ペアレンタルコントロールを設定

といったルールを決めて遊ばせるようにしましょう。

嘘をついたら

「またスマホ見ているの？」「見てないよ」。明らかに見ているのに嘘をつく子どもを見てモヤモヤ…。そんな経験をされた方も多いでしょう。

基本的には、P42「ネット依存、ゲーム依存とは？」に書かれている依存傾向が見られなければ、そこまで心配をせずに見守っていてもいいでしょう。ただ、日頃からゲームや動画についてオープンに話せる関係になることを心がけてください。

- 好きな動画や配信者、ゲームについて話している
- 困ったこと、悩みなどを話している

ような関係であれば、まずは安心です。

親がゲームやスマホに対して否定的だと、子どもは内容にかかわらず「スマホやゲームをするのは悪いこと」だと思われていると考え、いろいろなことを隠そうとして嘘につながります。「今は何を見ているの？」「どんなゲームが流行っているの？」などと日頃から肯定的なコミュニケーションをとっていると、子どもも「やめようと思っても見ちゃう」「友達とトラブルになって困ってる」などを伝えやすくなるのです。

第4話

依存しやすいタイプってあるの？

森山先生!!
正直なところ
ネット依存や
ゲーム依存に
なりやすい
タイプの子って
ありますか？
ネット依存って聞くと
女の子が多そうだし
ショート動画アプリなど…
ゲーム依存は
なんとなく男の子が
多そう…
ちなみに我が家は
第1子よりも
下2人の方が
キケン度が
高そう…
キケン!!

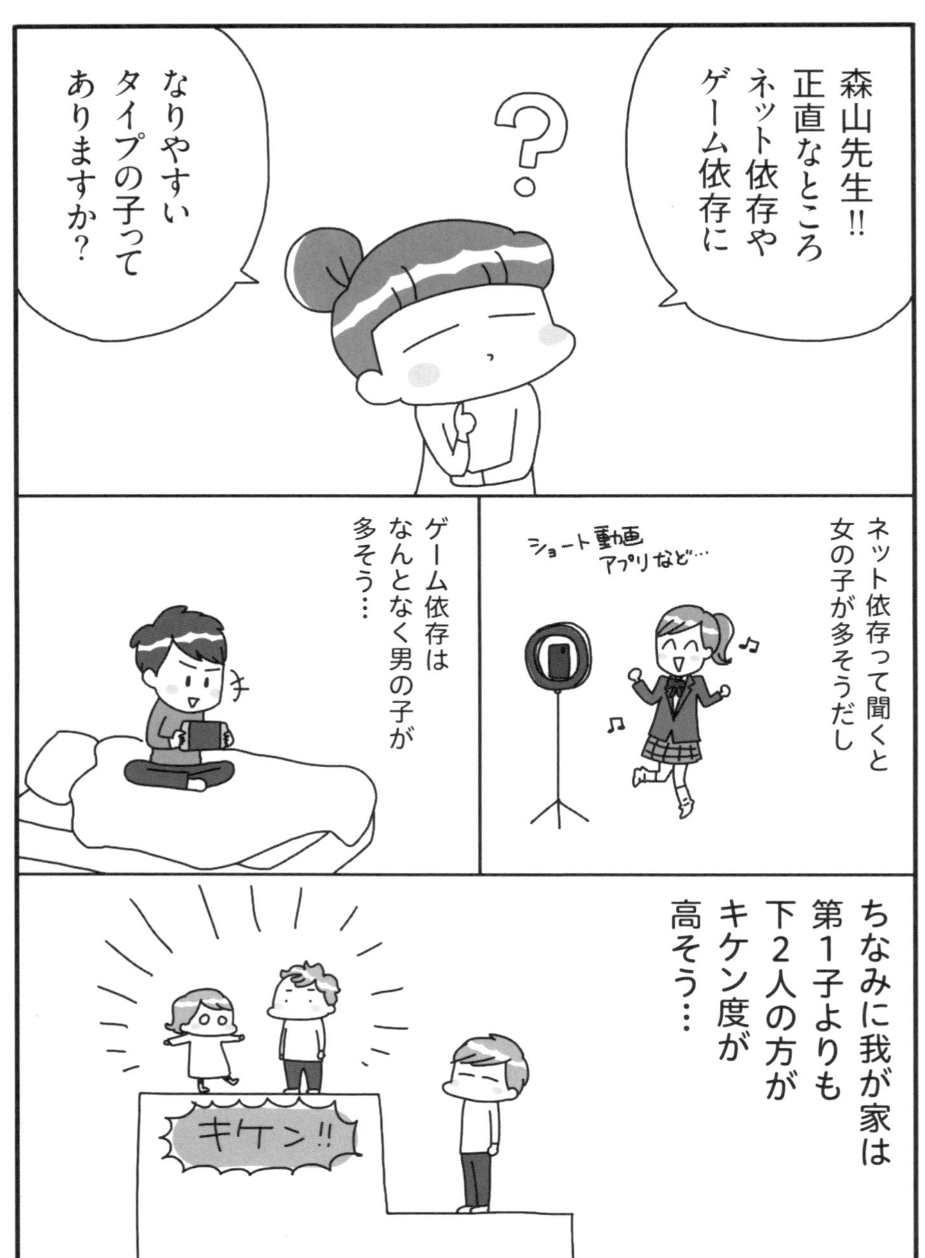

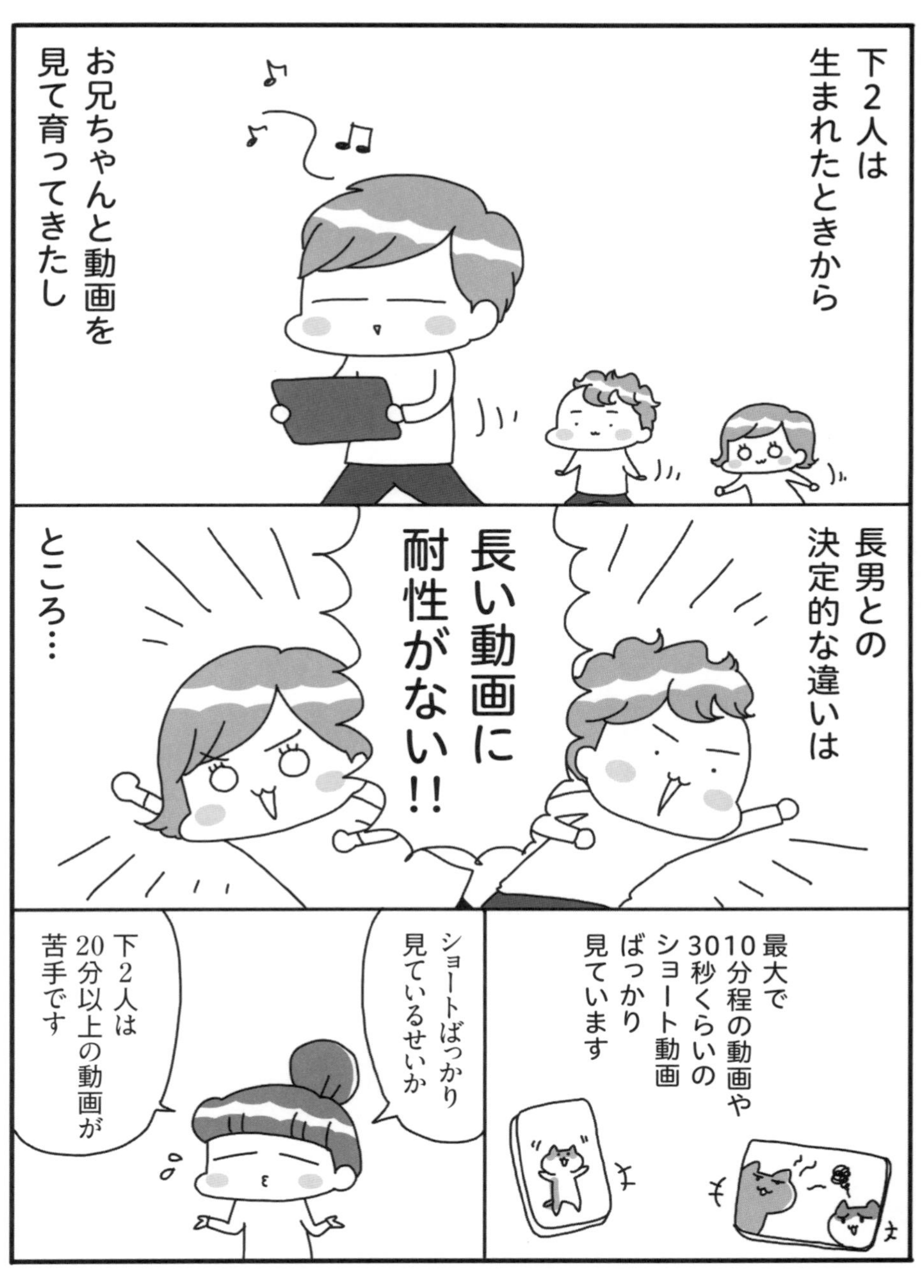
下2人は
生まれたときから
お兄ちゃんと動画を
見て育ってきたし
長男との
決定的な違いは
長い動画に
耐性がない!!
ところ…
最大で
10分程の動画や
30秒くらいの
ショート動画
ばっかり
見ています
ショートばっかり
見ているせいか
下2人は
20分以上の動画が
苦手です

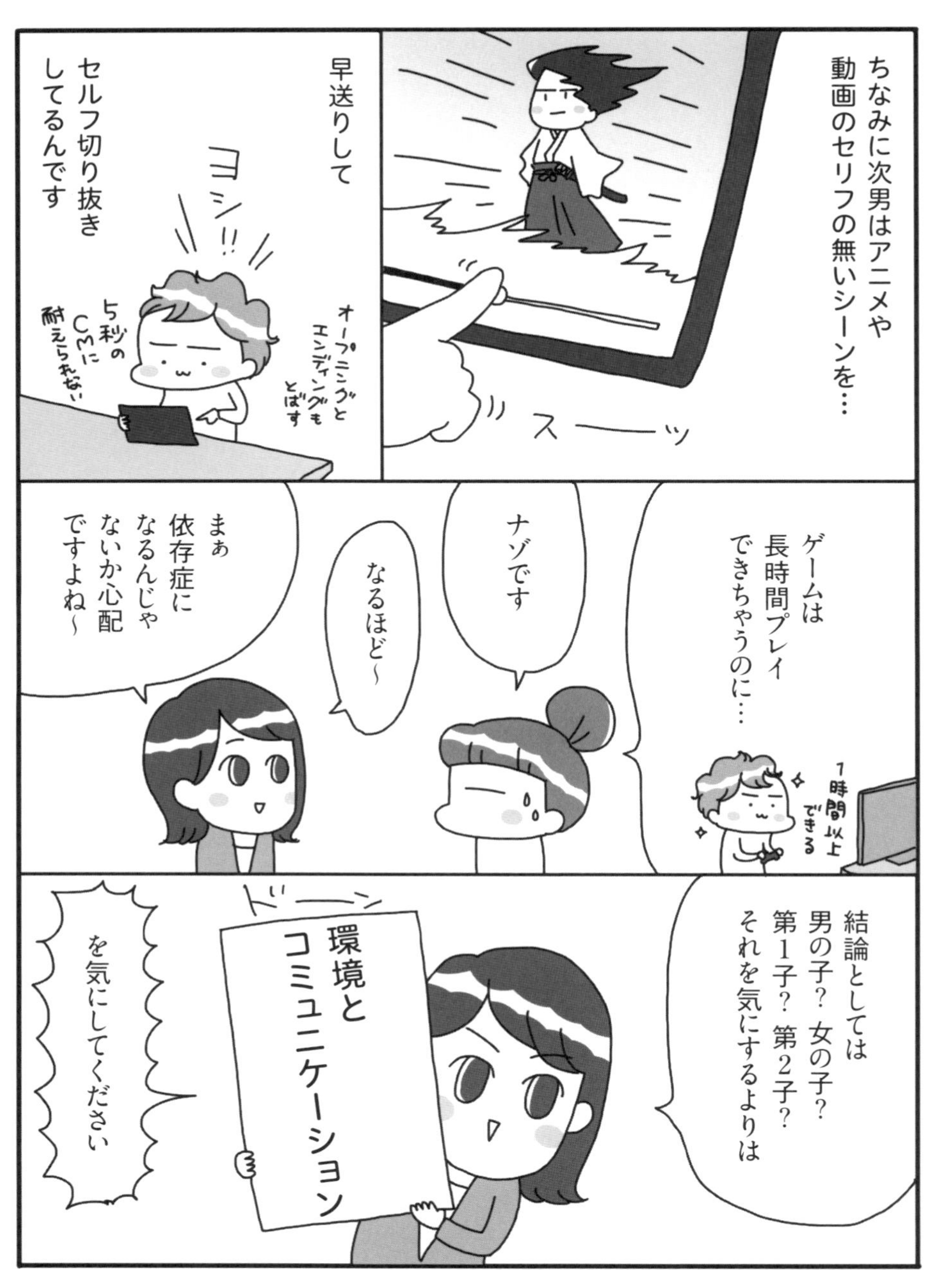
ちなみに次男はアニメや動画のセリフの無いシーンを…
スーーッ
早送りしてセルフ切り抜きしてるんです
ヨシ!!
オープニングとエンディングもとばす
5秒のCMに耐えられない
ゲームは長時間プレイできちゃうのに…
1時間以上できる
ナゾです
なるほど～
まぁ依存症になるんじゃないか心配ですよね～
結論としては男の子？女の子？第1子？第2子？それを気にするよりは
ドーン
環境とコミュニケーション
を気にしてください

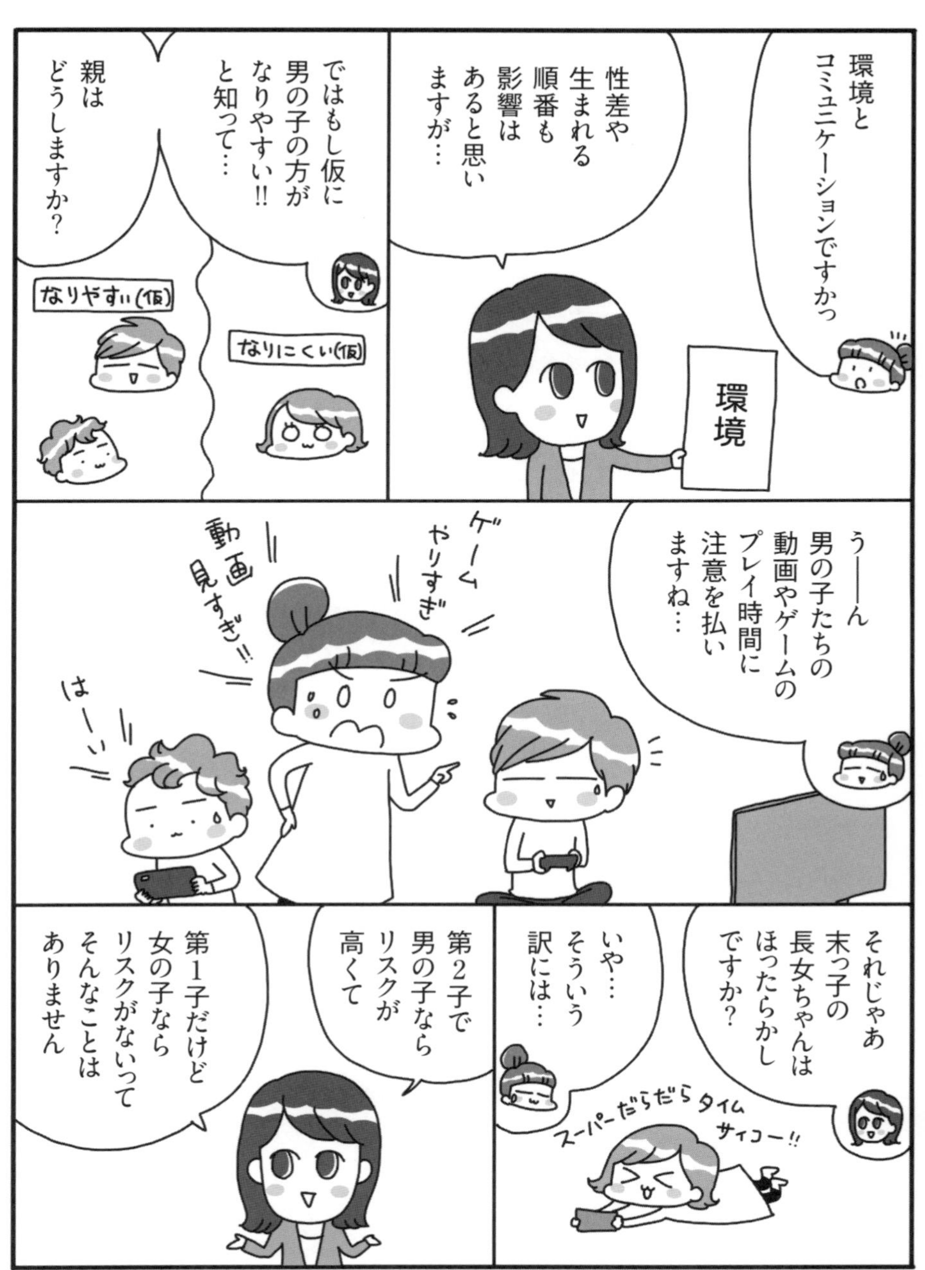
環境とコミュニケーションですかっ
環境
性差や生まれる順番も影響はあると思いますが…
ではもし仮に男の子の方がなりやすい!!と知って…
親はどうしますか?
なりやすい(仮)
なりにくい(仮)
う――ん男の子たちの動画やゲームのプレイ時間に注意を払いますね…
ゲームやりすぎ
動画見すぎ!!
はーい
それじゃあ末っ子の長女ちゃんはほったらかしですか?
いや…そういう訳には…
スーパーだらだらタイムサイコー!!
第2子で男の子ならリスクが高くて
第1子だけど女の子ならリスクがないってそんなことはありません

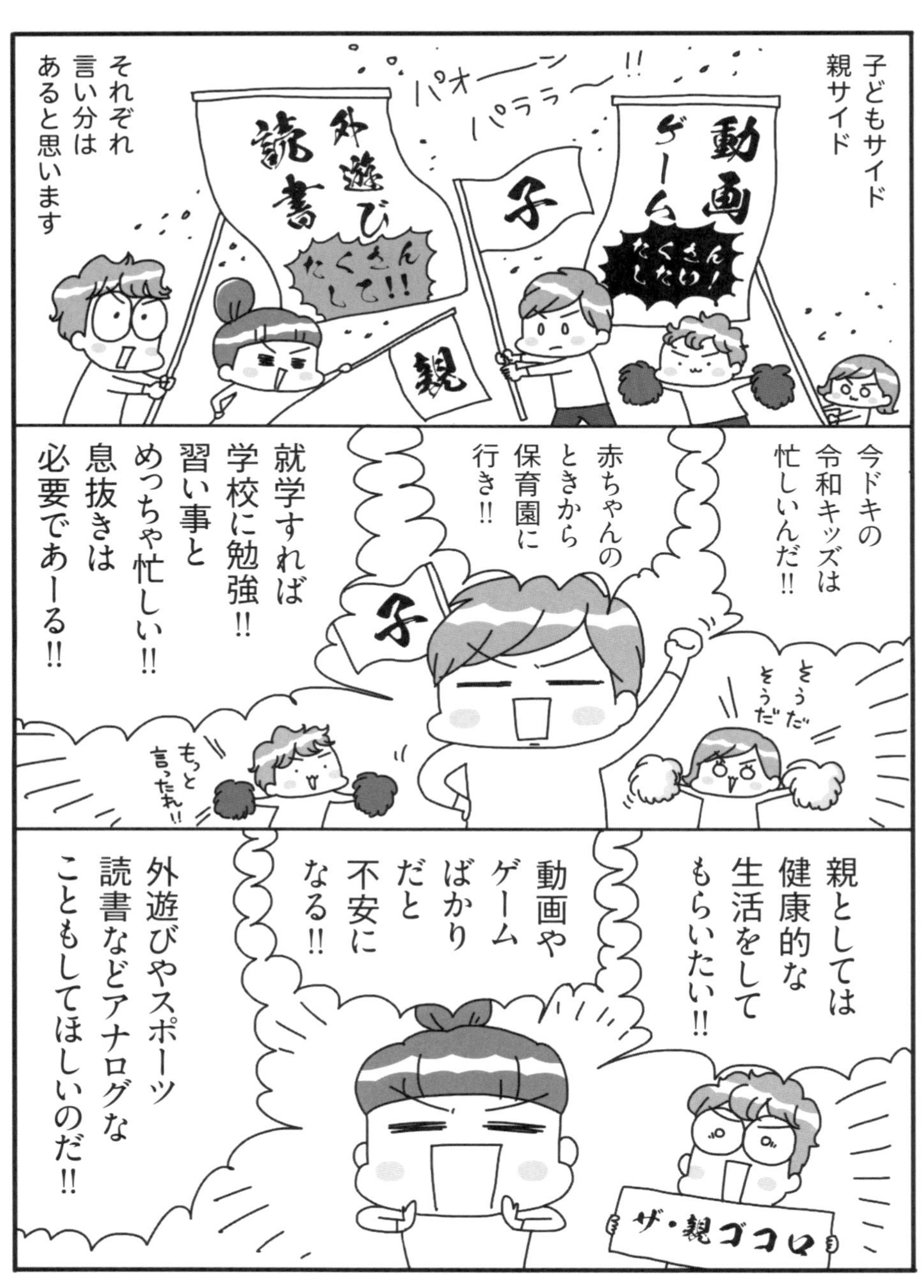

子どもサイド
親サイド
パオーーン
パララ〜〜!!
動画
ゲーム
たくさんしたい!
子
外遊び
読書
たくさんして!!
親
それぞれ
言い分は
あると思います
今ドキの
令和キッズは
忙しいんだ!!
赤ちゃんの
ときから
保育園に
行き!!
就学すれば
学校に勉強!!
習い事と
めっちゃ忙しい!!
息抜きは
必要であーる!!
子
そうだ
そうだ
もっと
言ったれ!!
親としては
健康的な
生活をして
もらいたい!!
動画や
ゲーム
ばかり
だと
不安に
なる!!
外遊びやスポーツ
読書などアナログな
こともしてほしいのだ!!
ザ・親ゴコロ

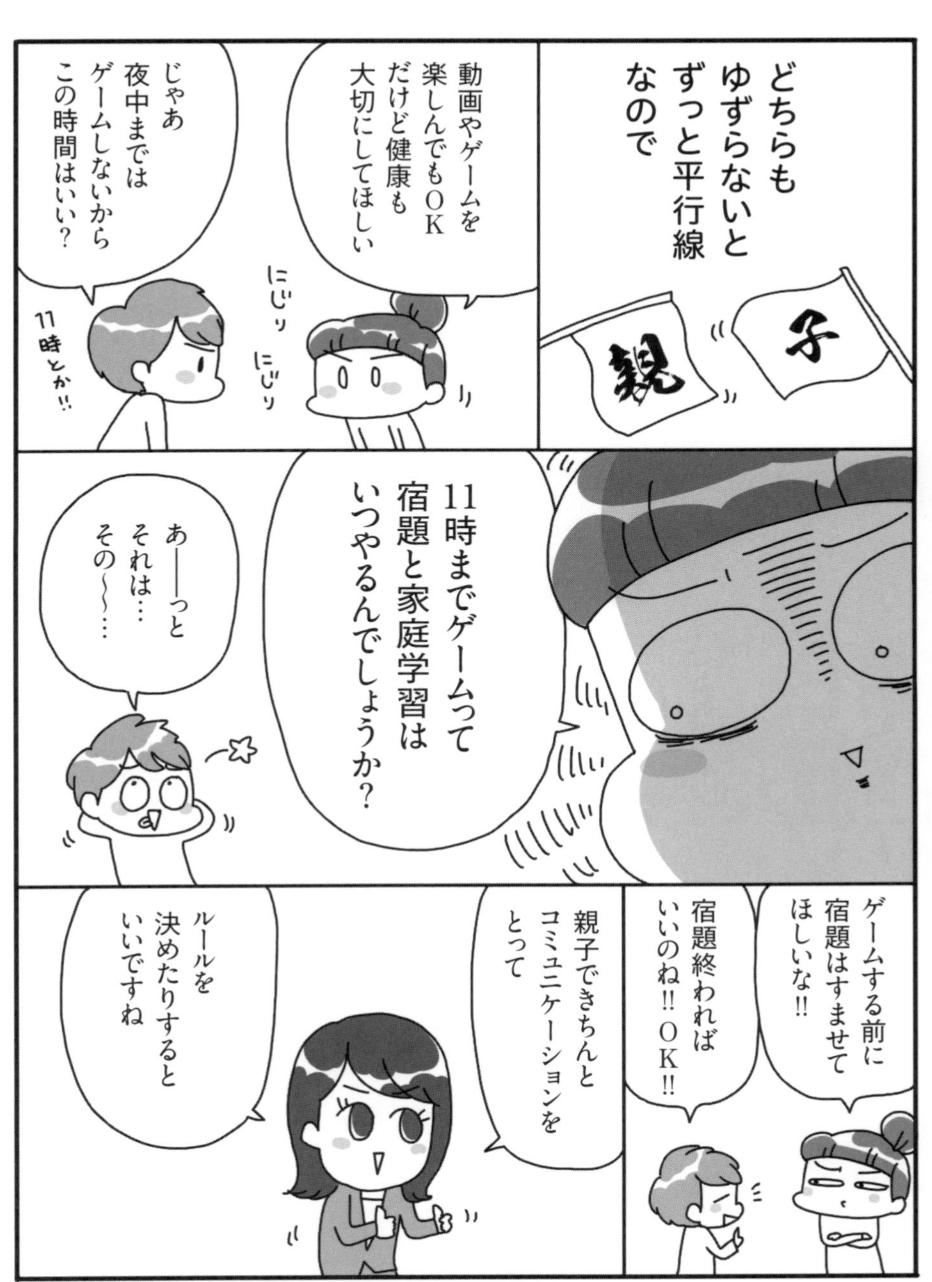

どちらも
ゆずらないと
ずっと平行線
なので
子
親
動画やゲームを
楽しんでもＯＫ
だけど健康も
大切にしてほしい
にじり
にじり
じゃあ
夜中までは
ゲームしないから
この時間はいい？
11時とか!!
11時までゲームって
宿題と家庭学習は
いつやるんでしょうか？
あ――っと
それは…
その～～…
ゲームする前に
宿題はすませて
ほしいな!!
宿題終われば
いいのね!!ＯＫ!!
親子できちんと
コミュニケーションを
とって
ルールを
決めたりすると
いいですね

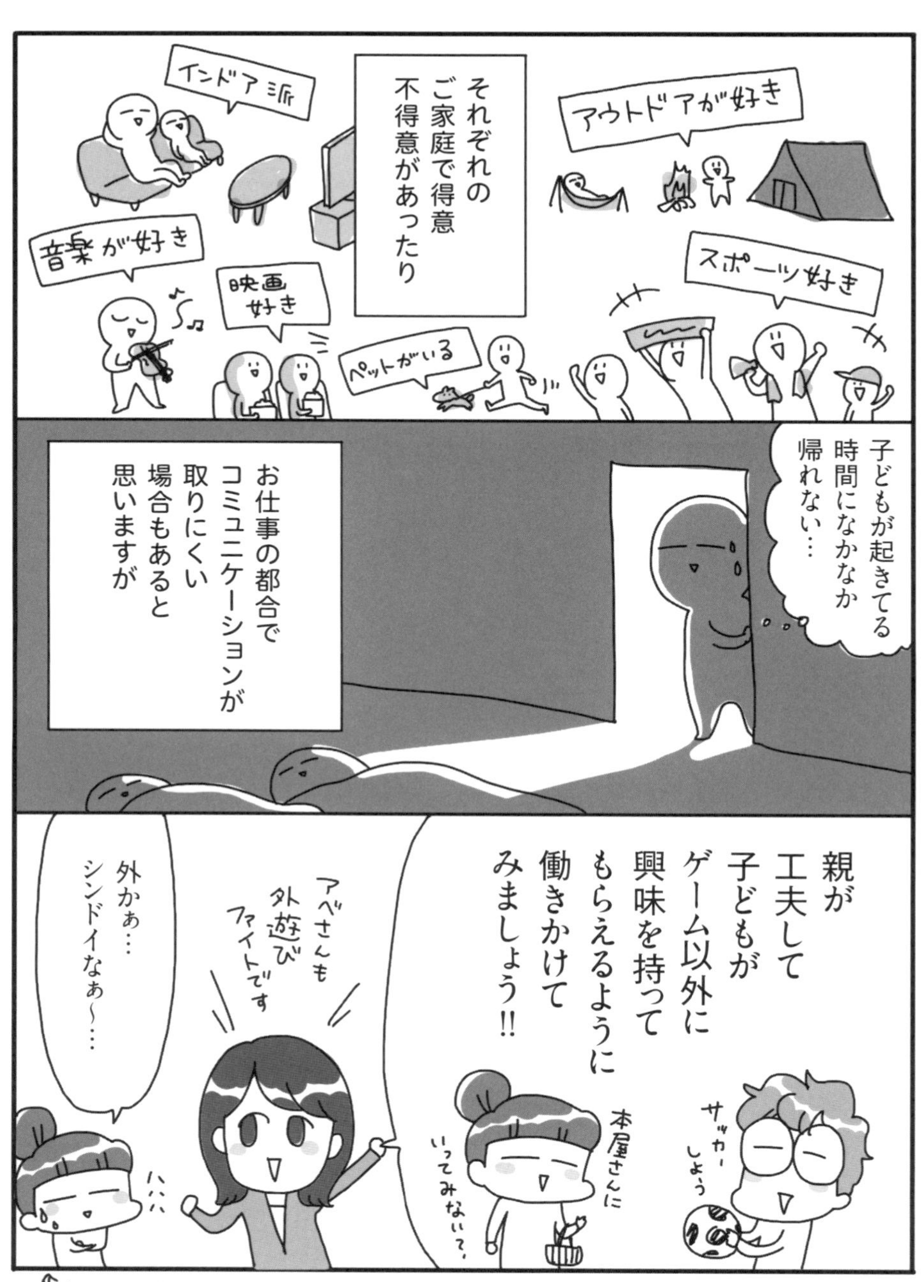

それぞれのご家庭で得意不得意があったり
アウトドアが好き
インドア派
スポーツ好き
映画好き
音楽が好き
ペットがいる
子どもが起きてる時間になかなか帰れない…
お仕事の都合でコミュニケーションが取りにくい場合もあると思いますが
親が工夫して子どもがゲーム以外に興味を持ってもらえるように働きかけてみましょう!!
サッカーしよう
本屋さんにいってみないて.
アベさんも外遊びファイトです
外かぁ…シンドイなぁ〜…
ハハハ
↑超インドア派

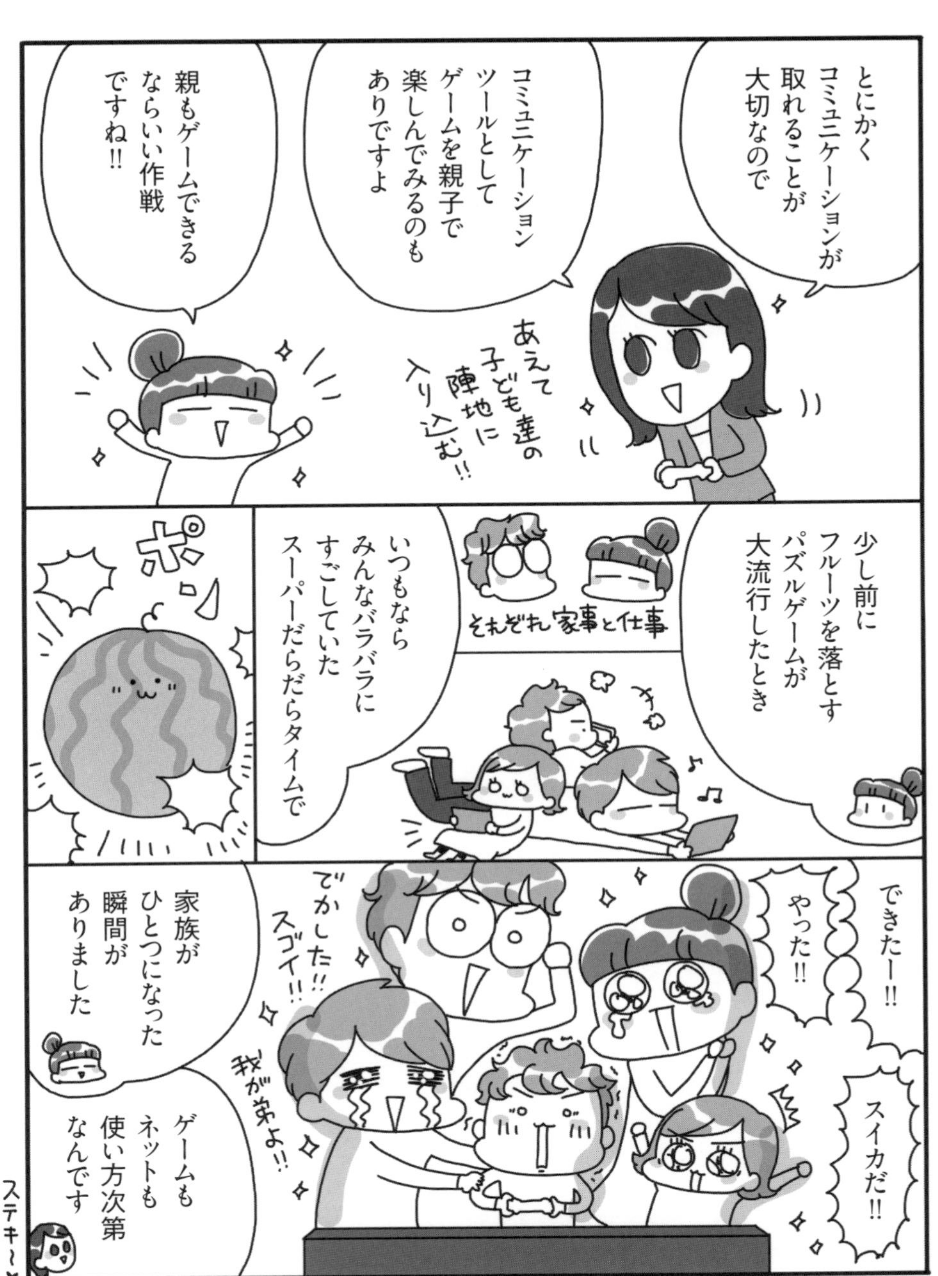

とにかく
コミュニケーションが
取れることが
大切なので
コミュニケーション
ツールとして
ゲームを親子で
楽しんでみるのも
ありですよ
あえて
子ども達の
陣地に
入り込む!!
親もゲームできる
ならいい作戦
ですね!!
少し前に
フルーツを落とす
パズルゲームが
大流行したとき
それぞれ家事と仕事
いつもなら
みんなバラバラに
すごしていた
スーパーだらだらタイムで
ポンッ
できたー!!
やった!!
スイカだ!!
でかした!!
スゴイ!!
我が弟よ!!
家族が
ひとつになった
瞬間が
ありました
ゲームも
ネットも
使い方次第
なんです
ステキ～

コラム 8

どうしたら依存症にならないの？

性差は関係ありません

なんとなく、ゲームにハマるのは男子、ショート動画やアプリにハマるのは女子…というイメージがあるアベさん。また、第2子、第3子は生まれたときからデジタルメディアがある環境なのでハマりやすいのでは、とも感じているようです。

結論としては、性差や生まれる順番よりも、環境や親子のコミュニケーションを気にする必要があるそうです。

依存しやすい「環境」とは

ここでいう「環境」とは、その人の身のまわりの生活状況や家庭や学校などにおける文化（後から学ぶもの）を指します。**生活習慣、家族構成はもちろん、音楽、文学、服装、ゲームや動画などの文化が子どもに与える影響は大きいでしょう。**依存になりやすい遺伝的な特性や要因もありますが、その子がどのような環境に置かれているかを考えることも大切です。

依存に関わる要因とは

ゲームやネットは夢中になる要素がたくさんありますが、誰もが依存症になるわけではありません。図のようなリスク要因が複雑にからみ合うことで、リスクから逃げるための手段として依存症になると考えられているのです。

例えば学校の勉強が難しい、友達関係がうまくいかないといった「環境的な要因」がきっかけになることがあります。そのつらさを忘れるためにゲームやSNSの世界に逃避しているのかもしれません。ゲームのパーティで褒められたり、SNSで「いいね！」がたくさんついたりすることで日常の苦しみを忘れられるため、どんどん没頭して依存傾向が強まってしまうのです。

そう考えると、**その状態の子どもから無理にゲームやスマホを取り上げることは、苦痛の原因を増やすこ**

心理的な要因

うつ状態である
衝動性が高い（性格）
攻撃性が高い（性格）

リスク要因とされているもの

環境的な要因

家族の機能が低下している
家族関係の悪化
社会とのつながりが薄い
学校生活のストレス

ネット・ゲームの要因

匿名である
オンラインの対人関係
オンラインのアクセスのよさ

とになり、根本的な解決にはなりません。取り上げた家族に対して憎しみを抱き、関係悪化につながるケースも多々あります。

子どものゲーム時間が長くなってきた、夜中までスマホが手放せないといった様子が見られたら、何か不安やストレスを感じているのかもしれません。困りごとや悩みを打ち明けられる親子関係を築くことは、依存症を予防する大切な要素です。

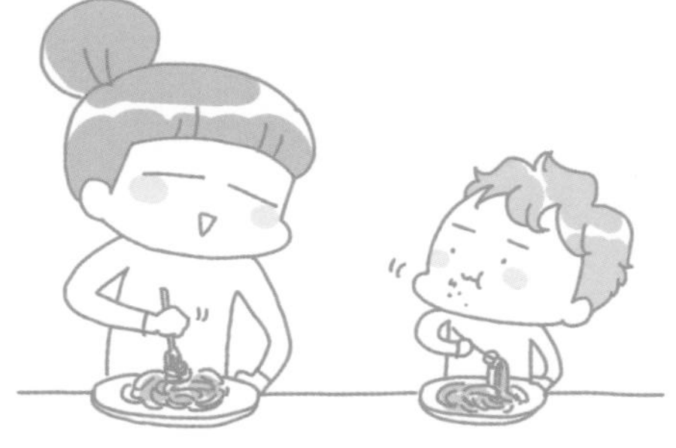

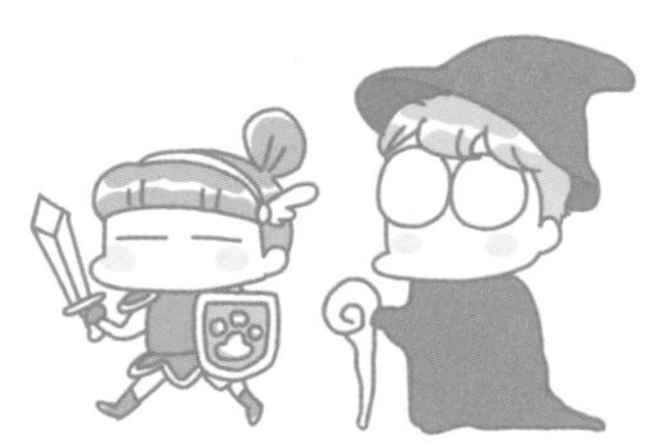

第3章

うちはうち！
と言いたいけれど…

子どもへの
向き合い方

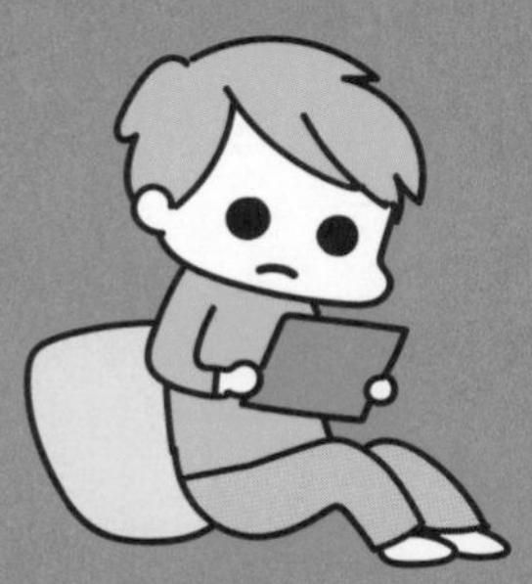

第1話

なんでゲームしちゃいけないの？と聞かれたら

夜9時
はーい
そろそろ
ゲーム・動画
おしまーい
え――っ
もっとゲーム
したかったのに～
ムッ
次男も
ゲーム終わり
だよ～!!
え――!!
あとちょっとで
このステージクリア
できそう
だったのに～
は～

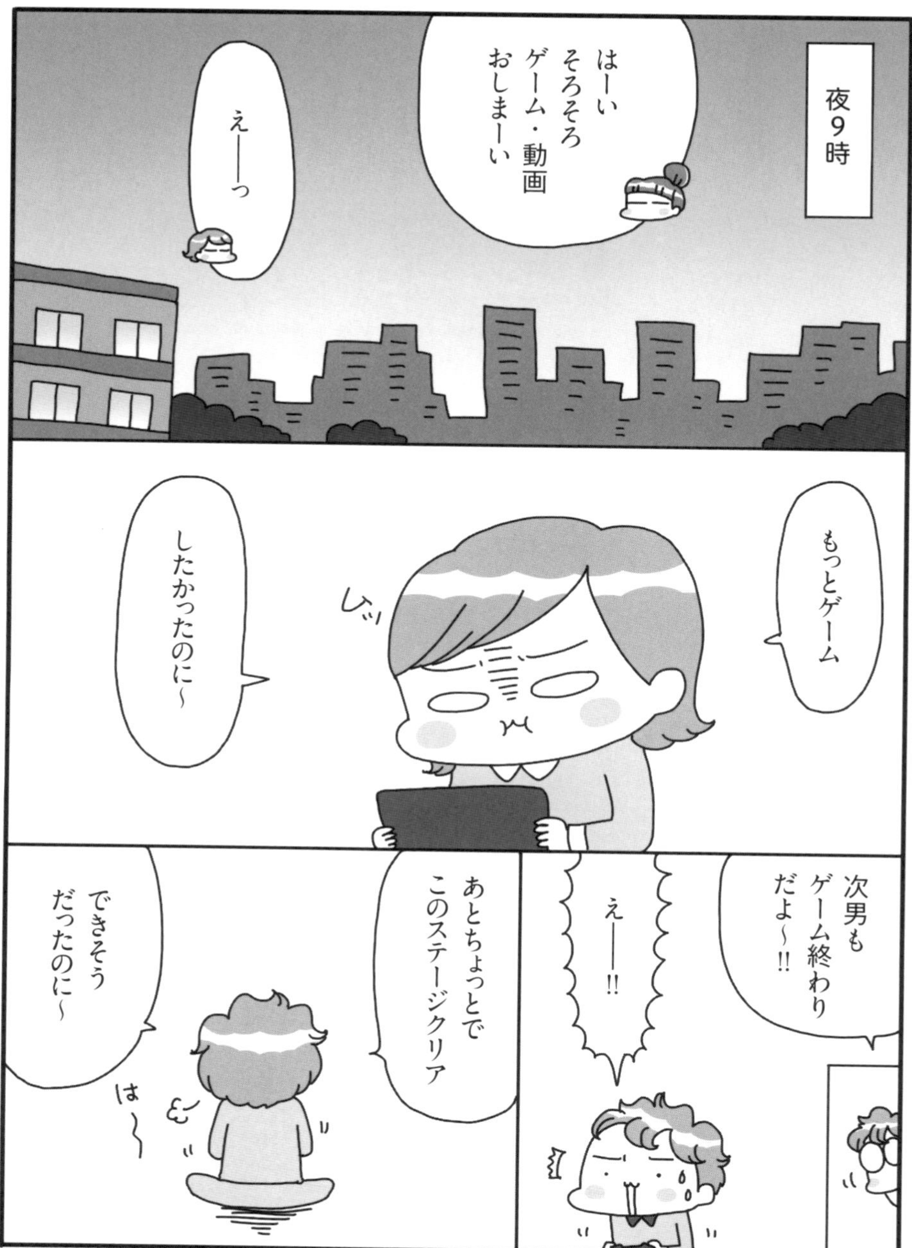

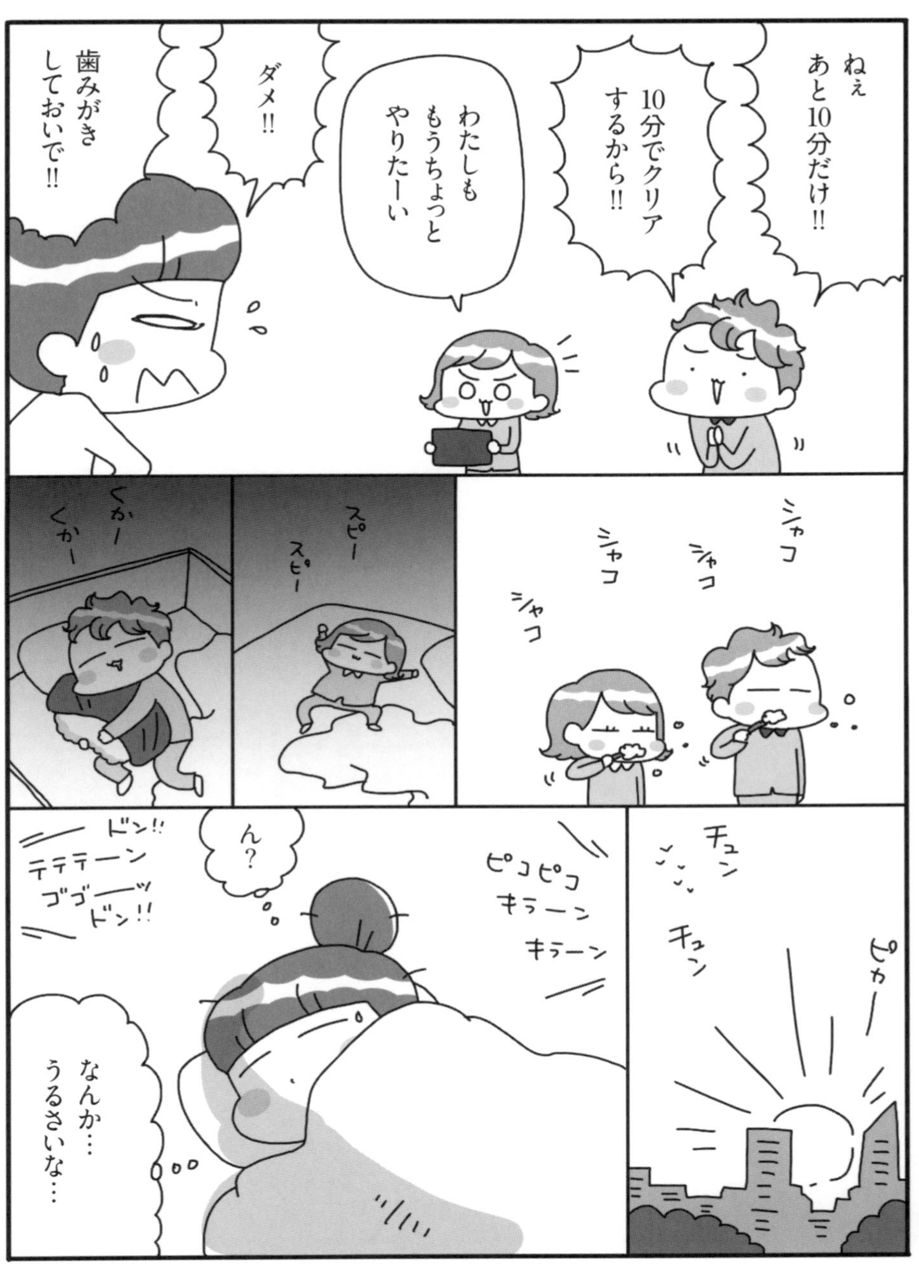
ねぇ
あと10分だけ!!
10分でクリア
するから!!
わたしも
もうちょっと
やりたーい
ダメ!!
歯みがき
しておいで!!
シャコ
シャコ
シャコ
シャコ
スピー
スピー
くかー
くかー
チュン
チュン
ピカー
ピコピコ
キラーン
キラーン
ん?
ドン!!
テテテーン
ゴゴーーッ
ドン!!
なんか…
うるさいな…

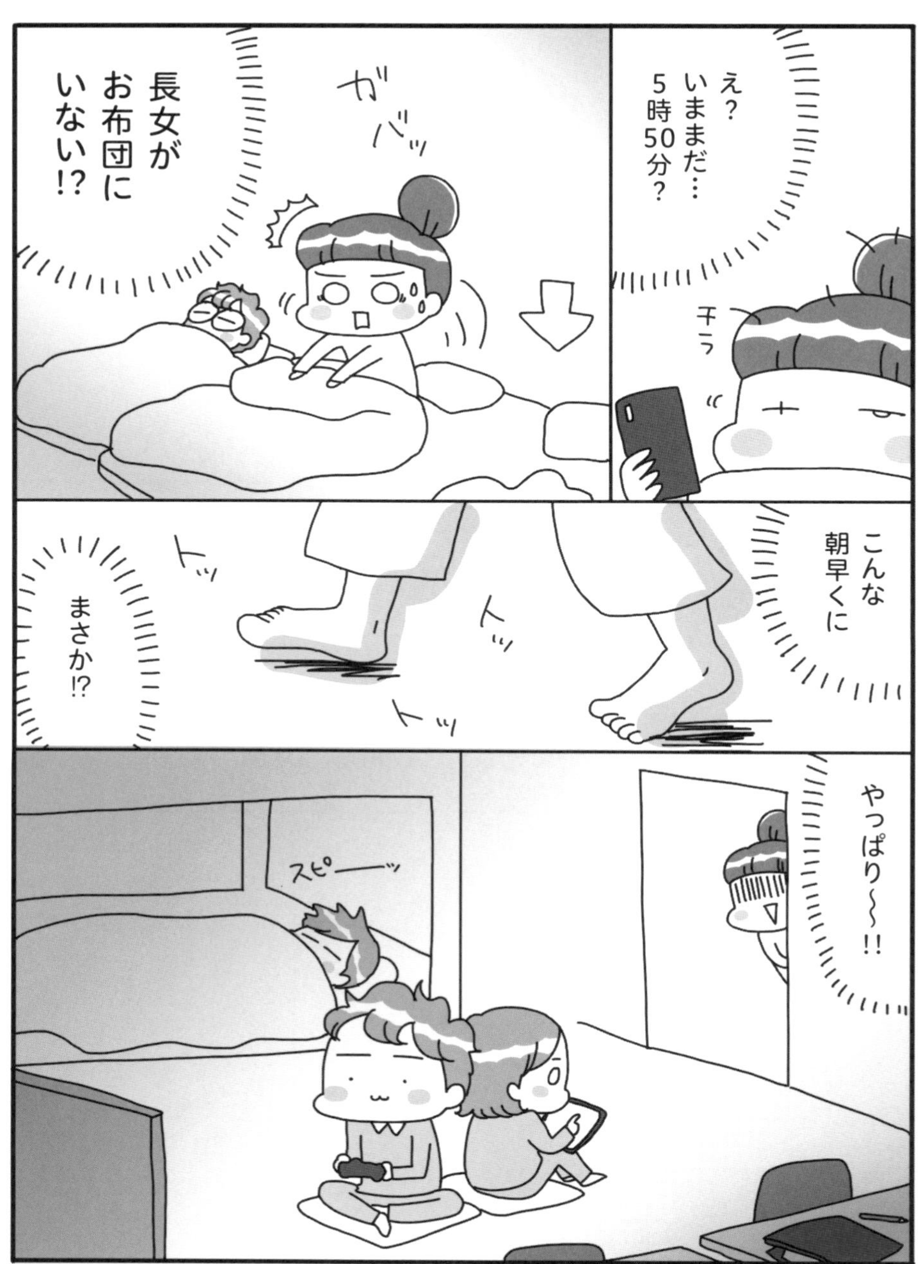
え？
いままだ…
5時50分？
チラ
ガバッ
長女が
お布団に
いない!?
こんな
朝早くに
トッ
トッ
トッ
まさか!?
やっぱり〜〜!!
スピーーッ

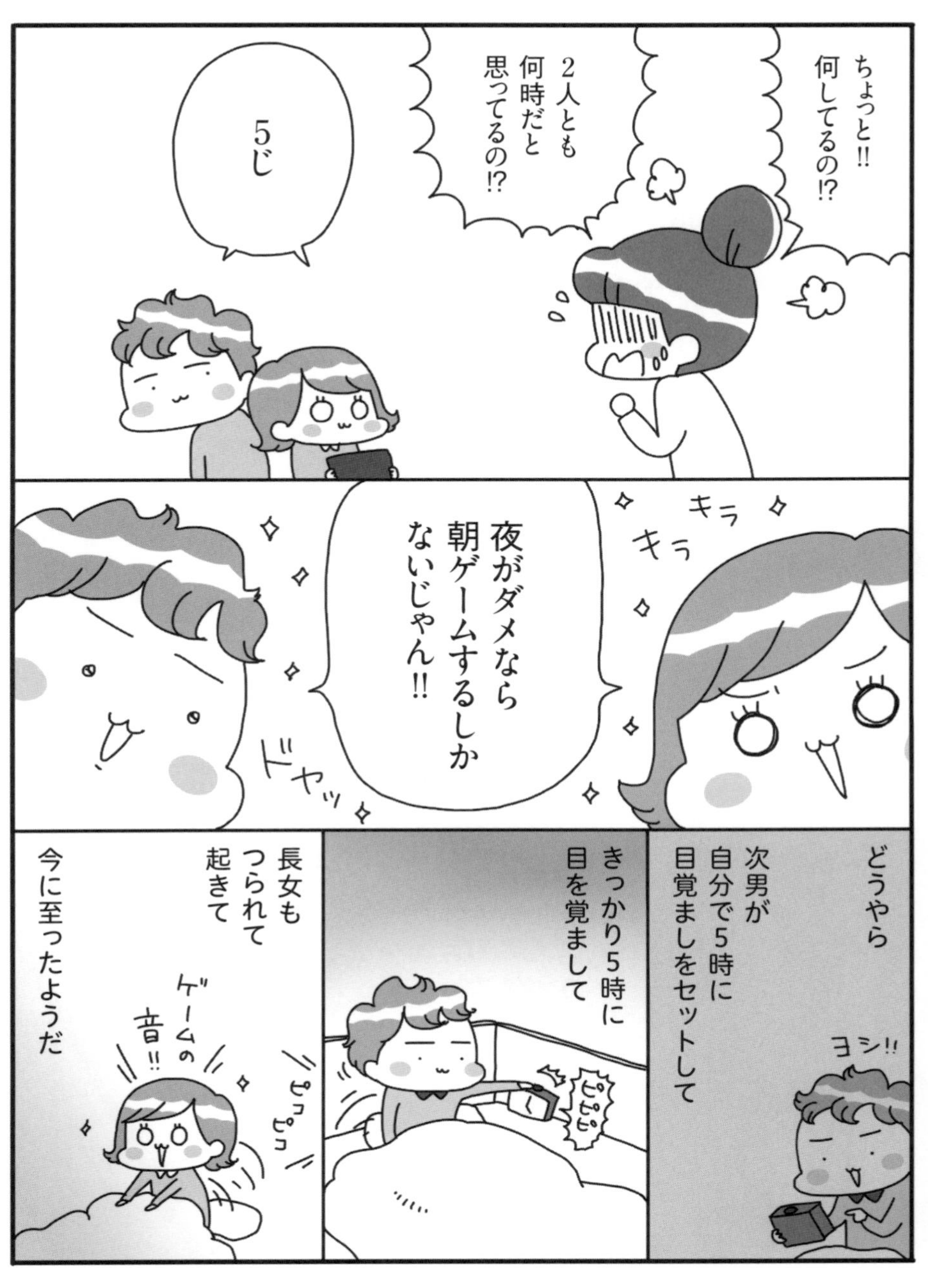
ちょっと!!
何してるの!?
2人とも
何時だと
思ってるの!?
5じ
キラ
キラ
夜がダメなら
朝ゲームするしか
ないじゃん!!
ドヤッ
どうやら
次男が
自分で5時に
目覚ましをセットして
ヨシ!!
きっかり5時に
目を覚まして
ピピピ
長女も
つられて
起きて
ピコ
ピコ
ゲームの
音!!
今に至ったようだ

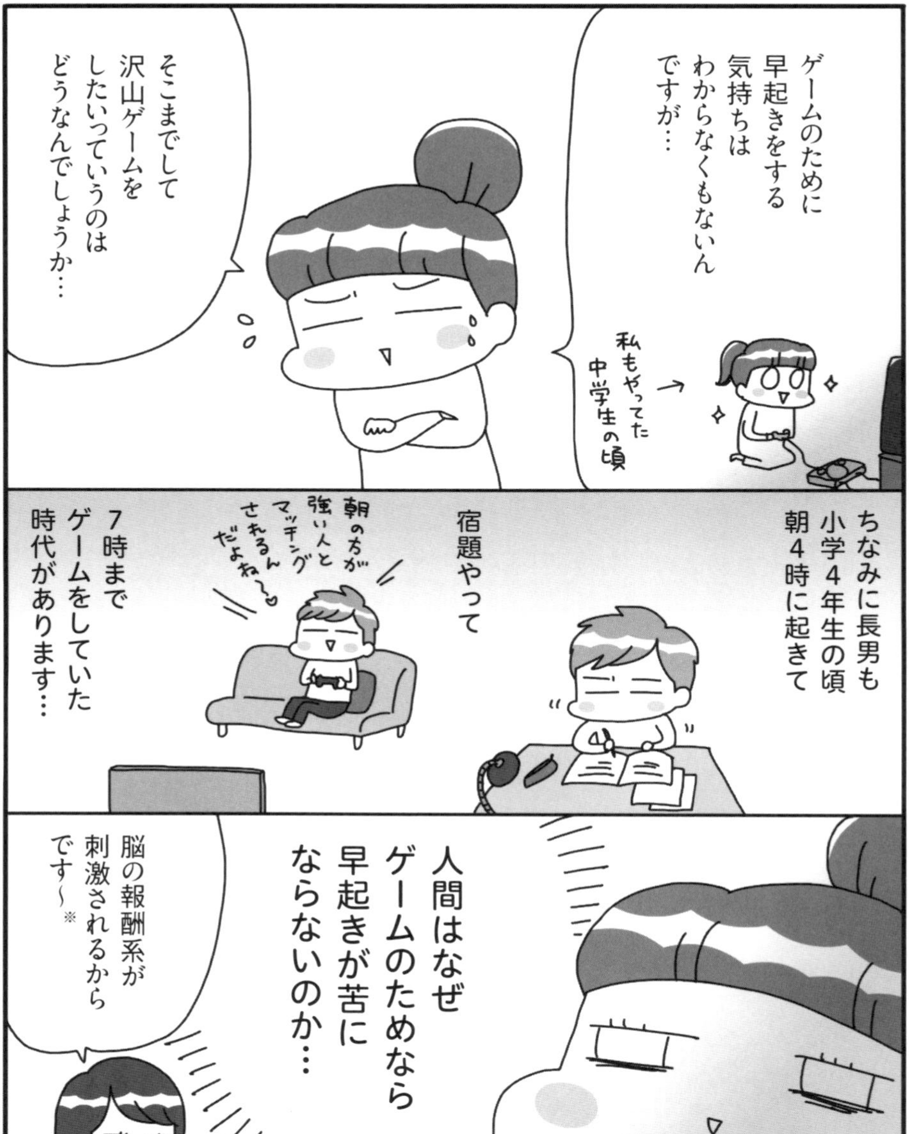

ゲームのために早起きをする気持ちはわからなくもないんですが…

私もやってた中学生の頃

そこまでして沢山ゲームをしたいっていうのはどうなんでしょうか…

ちなみに長男も小学4年生の頃朝4時に起きて

宿題やって

朝の方が強い人とマッチングされるんだよね〜♡

7時までゲームをしていた時代があります…

人間はなぜゲームのためなら早起きが苦にならないのか…

脳の報酬系が刺激されるからです〜※

※第1章第4話参照

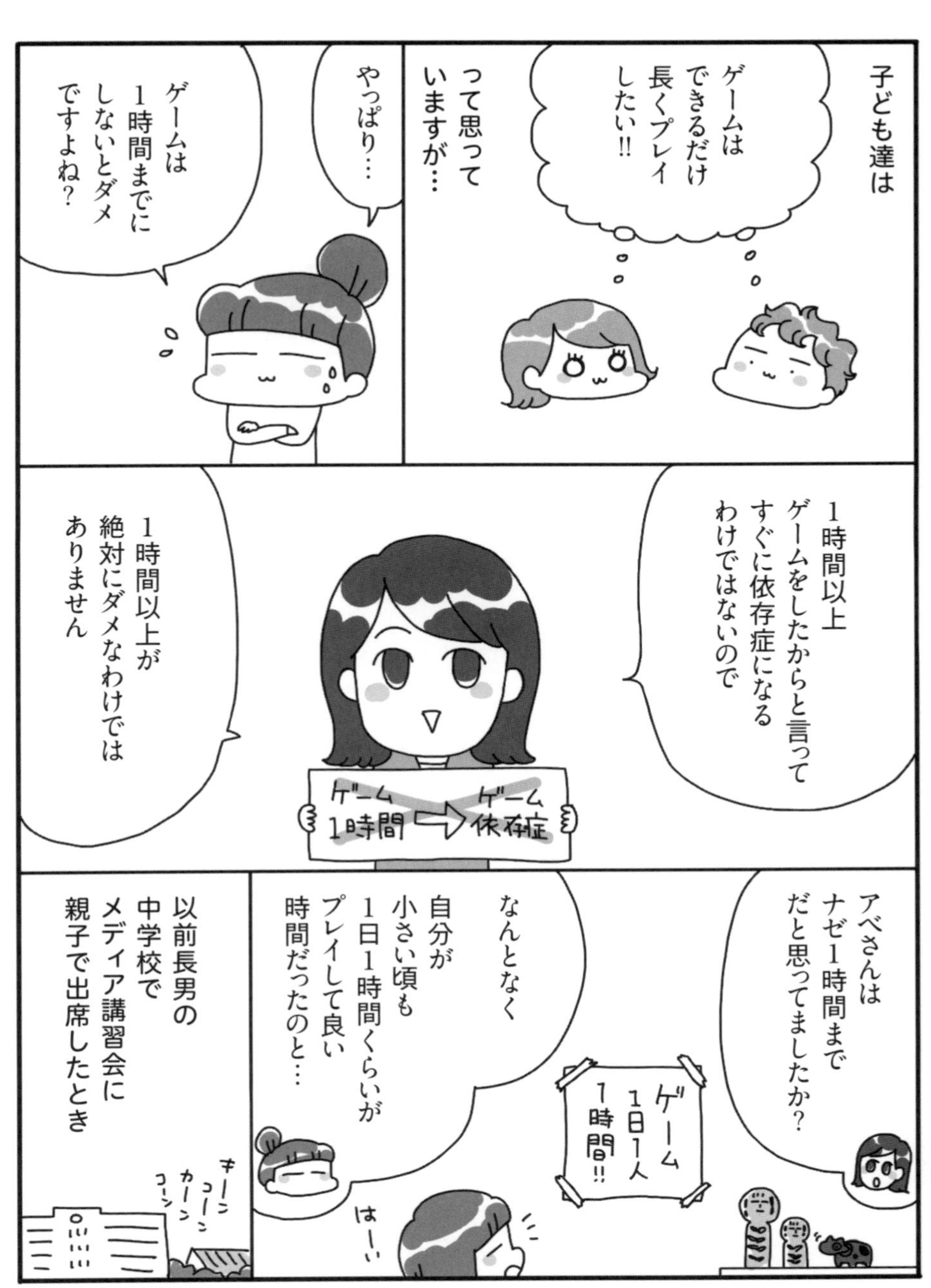
子ども達は
ゲームはできるだけ長くプレイしたい!!
って思っていますが…
やっぱり…
ゲームは1時間までにしないとダメですよね?
1時間以上ゲームをしたからと言ってすぐに依存症になるわけではないので
ゲーム1時間
ゲーム依存症
1時間以上が絶対にダメなわけではありません
アベさんはナゼ1時間までだと思ってましたか?
ゲーム1日1人1時間!!
なんとなく自分が小さい頃も1日1時間くらいがプレイして良い時間だったのと…
はーい
以前長男の中学校でメディア講習会に親子で出席したとき
キーンコーンカーンコーン

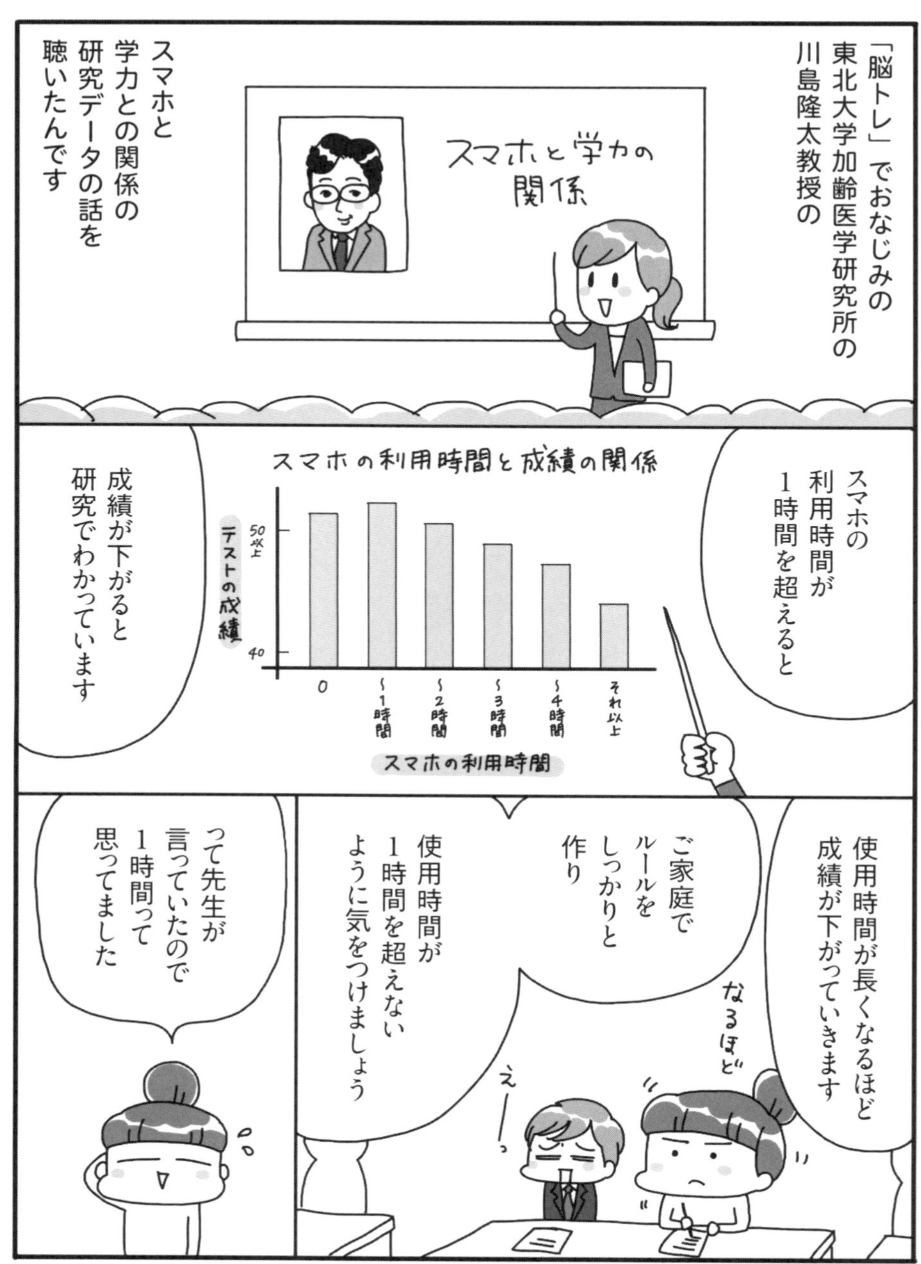
「脳トレ」でおなじみの東北大学加齢医学研究所の川島隆太教授の
スマホと学力との関係の研究データの話を聴いたんです
スマホと学力の関係
スマホの利用時間が1時間を超えると
成績が下がると研究でわかっています
スマホの利用時間と成績の関係
テストの成績
50以上
40
0
~1時間
~2時間
~3時間
~4時間
それ以上
スマホの利用時間
使用時間が長くなるほど成績が下がっていきます
なるほど
ご家庭でルールをしっかりと作り
使用時間が1時間を超えないように気をつけましょう
えー…
って先生が言っていたので1時間って思ってました

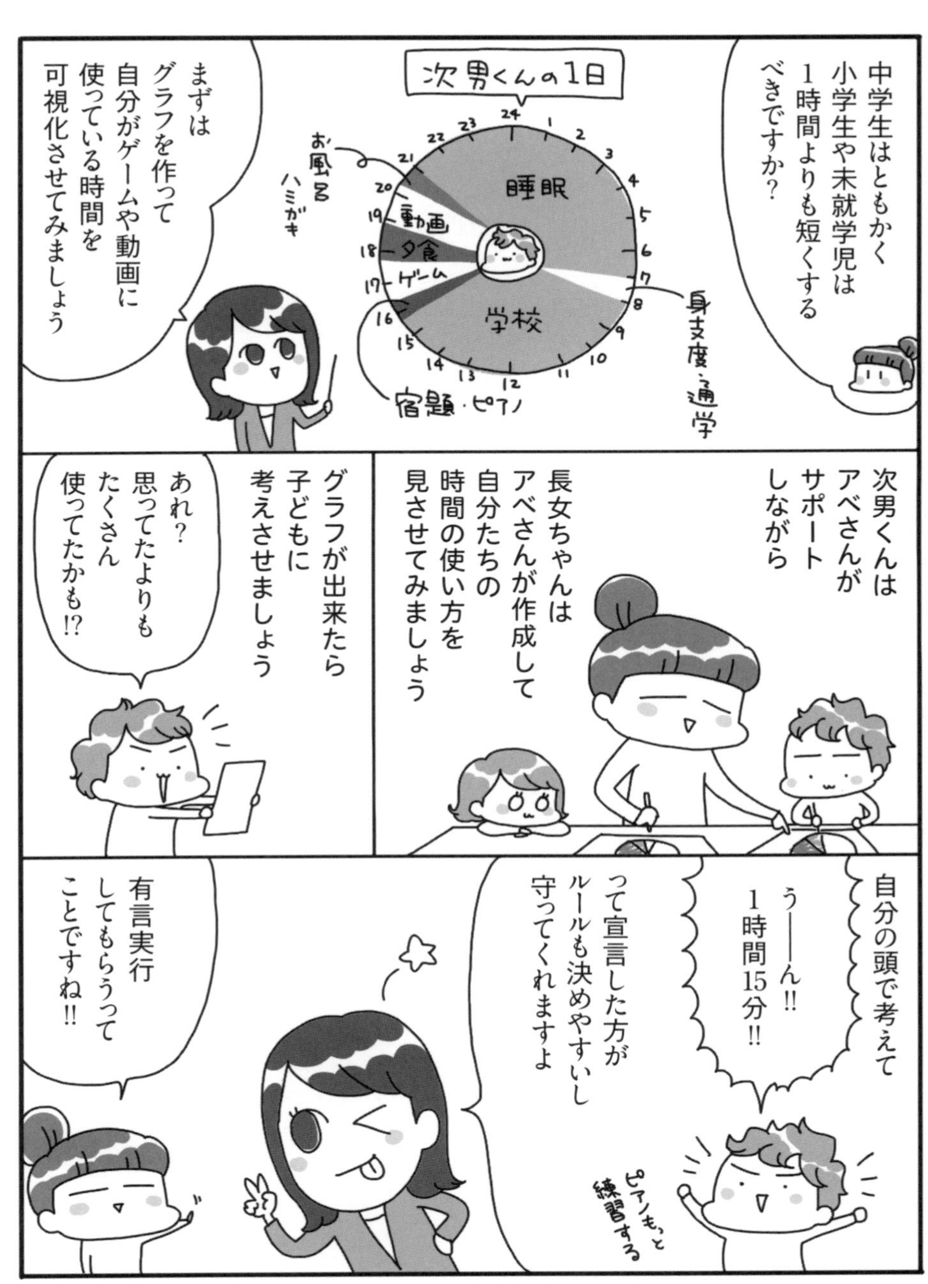
中学生はともかく
小学生や未就学児は
1時間よりも短くするべきですか？
次男くんの1日
睡眠
学校
身支度・通学
宿題・ピアノ
ゲーム
夕食
動画
お風呂
ハミガキ
まずはグラフを作って
自分がゲームや動画に
使っている時間を
可視化させてみましょう
次男くんはアベさんがサポートしながら
長女ちゃんはアベさんが作成して
自分たちの時間の使い方を
見させてみましょう
グラフが出来たら子どもに考えさせましょう
あれ？思ってたよりもたくさん使ってたかも!?
自分の頭で考えて
うーーん!!
1時間15分!!
ピアノもっと練習する
って宣言した方がルールも決めやすいし
守ってくれますよ
有言実行してもらうってことですね!!

コラム9 ゲームをしてはいけないの？

「ダメ」とは言っていないけど…

普通ならいくら起こしても起きない年頃の子どもが、早朝にゲームをしたり動画を見たりしていたら心配になりますね。親が見守っていないので内容をチェックできませんし、布団の中や電気をつけない部屋で使っていると、視力の低下も心配です。

アベ家の場合、早朝に起きて宿題をしてからゲームをする子、目覚ましをかけてゲームをする子、ゲームの音で目が覚めて動画を見る子…とパターンもさまざま。このメディアへの執着は「報酬系」を刺激するゲームやスマホならではです。

守れるルールづくりを

子どもからしたら、「習いごとも行ったし、宿題もやった。だったらやってもいいじゃん」という理屈かもしれません。また「1日1時間ならゲームOK」というルールがあっても「もっとやりたい！」「ダメ！」というやり取りが繰り返されてしまうことで、子どもにとっては「ゲームをしちゃダメ」と言われ続けている気になってしまうのもよくあることです。

ルールづくりのポイントはｐ150で紹介していますので参考にしてください。「厳しすぎるルールをつくらない」「ルールの意味を理解させる」ができているか見直してみましょう。

睡眠時間を大切に

ゲームや動画に夢中になるあまり、夜更かしをしてしまう子どもが増えています。厚生労働省『健康づくりのための睡眠指針の改訂について（案）』（令和5年10月2日）によると、3～5歳児は10～13時間、小学生は9～12時間、中学・高校生は8～10時間の睡眠時間が推奨されています。親も忙しく、子どもも学校のほかに塾や習いごとなどにも通う生活のなか、この時間を確保するのはかなりハードルが高いですが、数字には根拠があるのです。

「寝る子は育つ」

21時に就寝する子どもは、22時〜2時が成長ホルモン分泌のゴールデンタイム。心身の発達のためにはこの時間にぐっすり寝ていることが大切です

情緒が安定する

寝不足で大脳が疲れていると、だるい、イライラ、多動、衝動行動などが見られることがあります。よく寝て脳を休ませることが大事です

睡眠時間が必要な理由、早く寝てほしい理由として、ぜひ子どもに伝えてください。

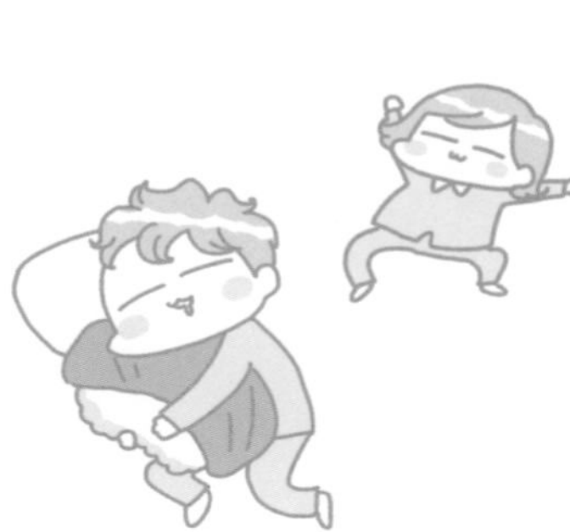

早く寝られるようにするコツ

オンラインゲームに夢中になっている場合、レベルの高いプレイヤーほど深夜に集まるため、そこでプレイがしたくて遅くまで起きている傾向があるようです。でも心身の健康にとって深夜のプレイはもちろんNG。早く眠くなるために、以下を試してみましょう。

- **寝る1時間前にはデジタルメディアを親に預ける**
- **寝る1時間前はリラックスできる楽しみを**
- **「早起き」からはじめる**

それができれば苦労はないよ！　という声が聞こえてきそうですが、子ども時代の健康推進は将来のために必要なこと。ぜひ家族で話し合って、できることから始めましょう。

「可視化」はいいことばかりです

ルールづくりに役に立つのが「時間の可視化」(P41)。平日と休日、習いごとのある日などをグラフにしてみましょう。ポイントは大きく3つです。

ポイント❶「動かせない条件」を確認する

子どもの生活状況は、家庭環境や年齢などによって大きく変化します。親の働き方や放課後の使い方などは「動かせない条件」と考えて親子で一緒に確認し、子どもにも知ってもらうことが大切です。

ポイント❷ 時間の使い方を見直す

グラフをつくると、時間の使い方がよくわかります。親は「ゲームばっかりしている」と思って苦々しく見ていたけど、実際は子どもがすき間時間にちょこちょこやっているのが「ずっと」と見えていただけで、合計は1時間くらいだった、ということもあるでしょう。逆に子どもは、すき間時間のゲームを減らし、先に「やるべきこと」を済ませたら夜のゲーム時間がもっと増やせる、などの発見があるかもしれません。

ポイント❸「マイルール」を一緒に考える

グラフを見て親子で一緒に〝1日のゲーム・ネット使用時間の上限〟や〝遊んでいい時間帯〟などを決めてみましょう。話し合うとき、親は「できていること」を認めてあげてから「気になること」を指摘します。先に「やっぱり2時間もやってるじゃん！」などと叱ってしまうと「もう親にはグラフを見せたくない」と使用時間をごまかすことなどにつながってしまい逆効果です。

可視化することとは、親子が納得するルールをつくれるだけでなく、それを守るために家族の生活習慣を見直すきっかけにもなるので、いいことばかりなのです。

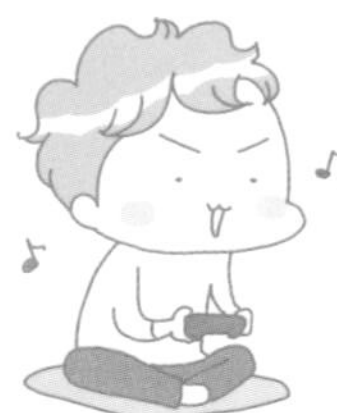

○○ちゃんのけいかくひょう

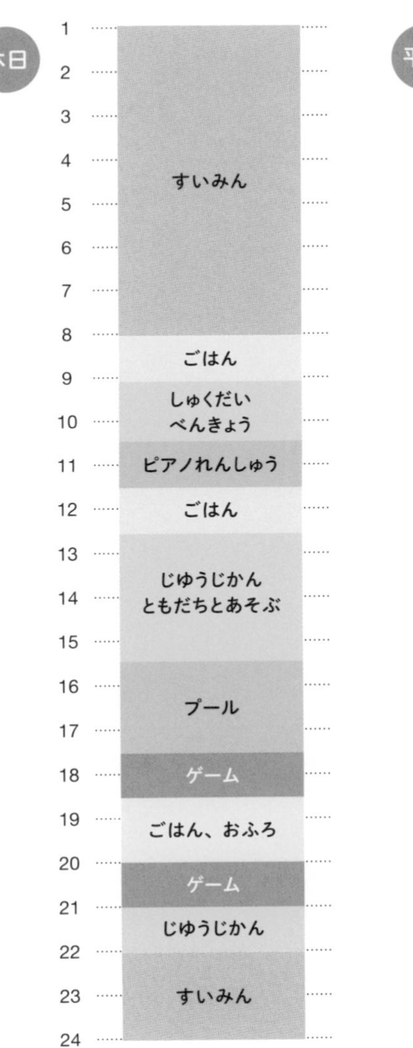

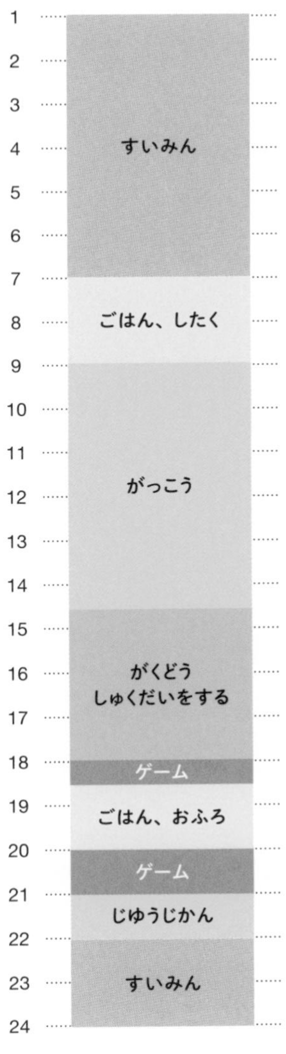

ルール

おきてから10じまでは
ゲームをしない。
ゲームの前にべんきょうをする。
ゲームは3じかんまで。

がっこうにいくまえ、
ごはんのとき、
ねるまえの1時間は
ゲームをしない。

第2話

どうしてうちは夜９時までしかダメなの？ ～成功するルールづくり～

ねぇお母さん…
○○くんちは
夜10時まで
ゲームＯＫなんだって
ねぇ!!
どうして
ボクんちは
夜９時まで
なの？
ズルイよ～
えーーーと
ウチはウチ!!
よそはよそ!!

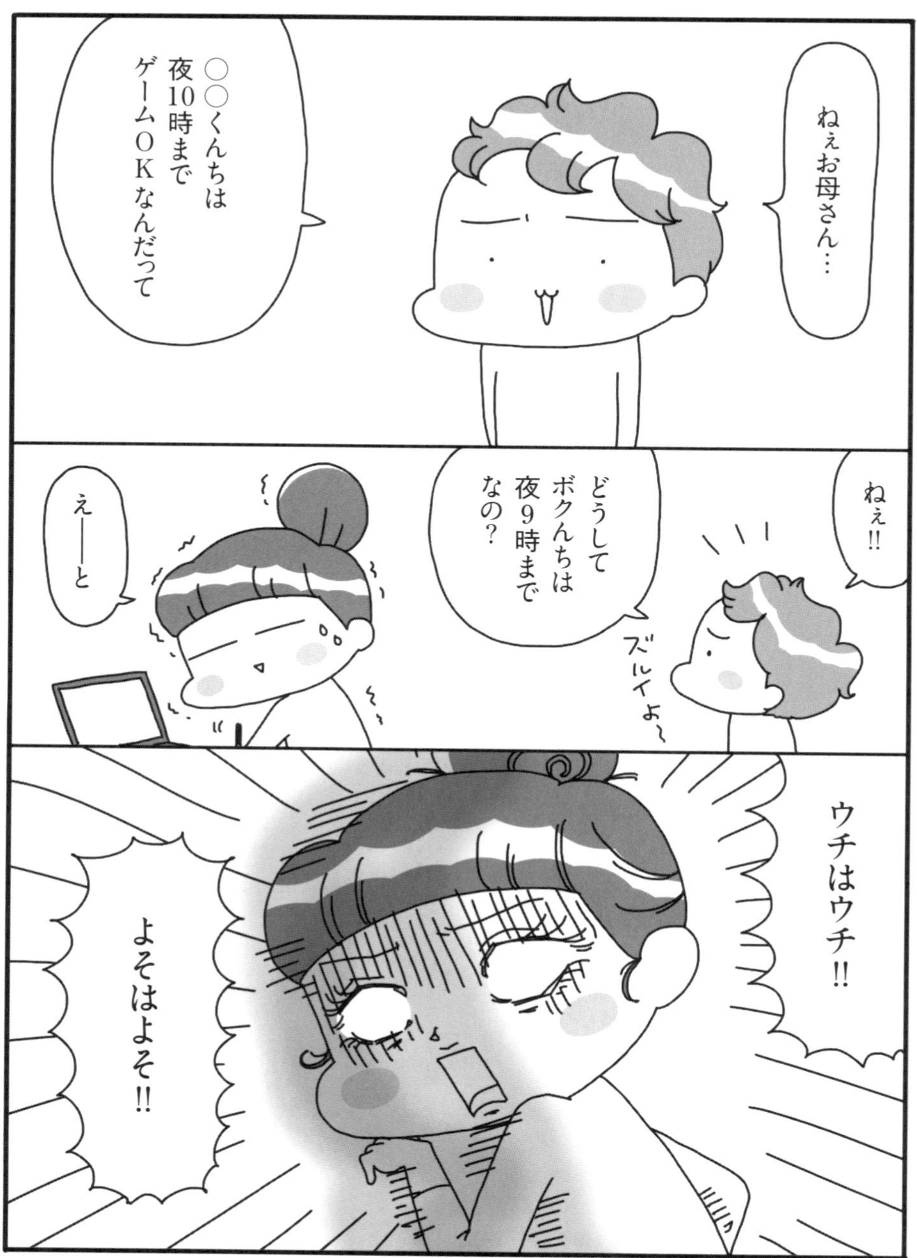

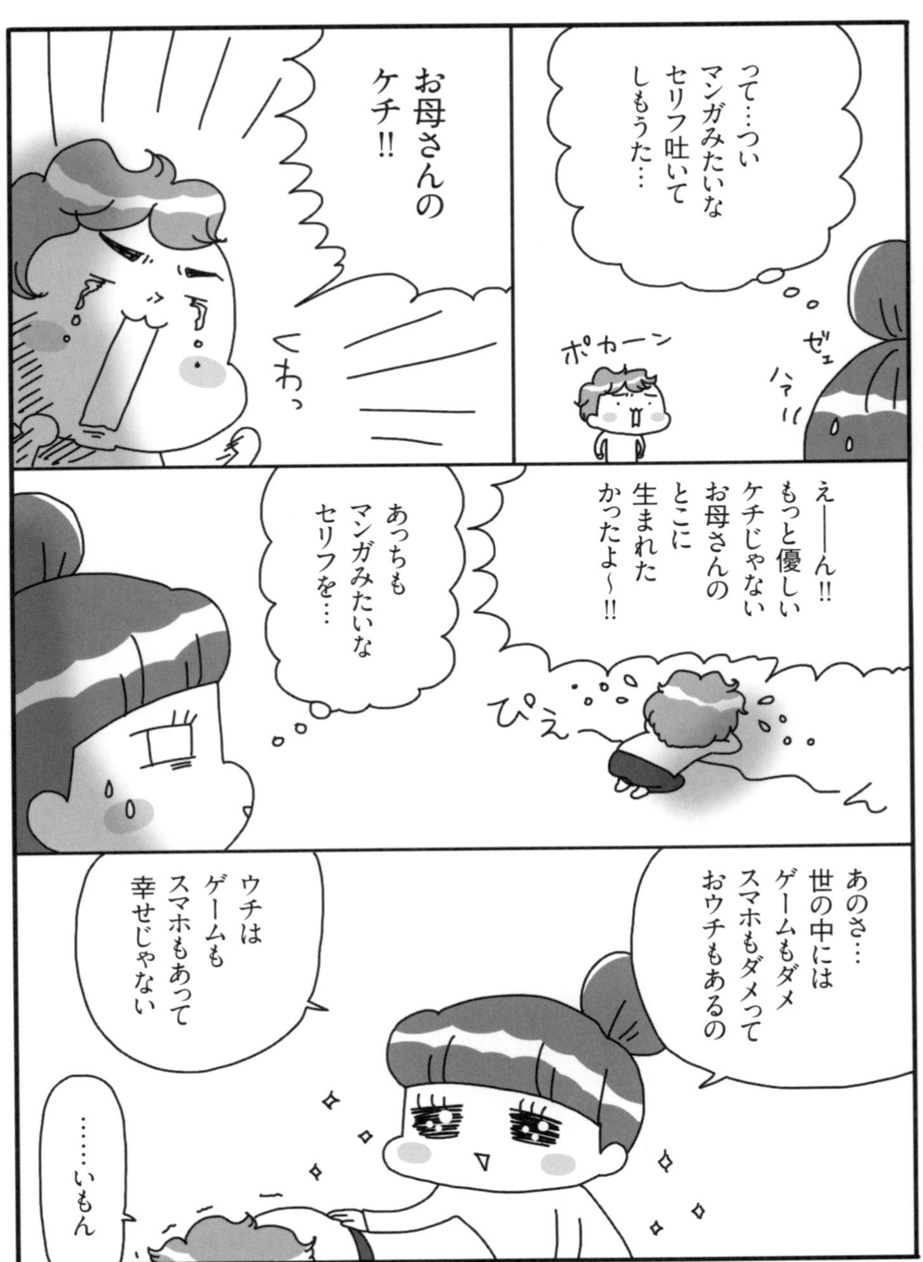
って…つい
マンガみたいな
セリフ吐いて
しもうた…
ポカーン
ゼェ
ハァ
お母さんの
ケチ!!
くわっ
え——ん!!
もっと優しい
ケチじゃない
お母さんの
とこに
生まれた
かったよ〜!!
ぴえ————ん
あっちも
マンガみたいな
セリフを…
あのさ…
世の中には
ゲームもダメ
スマホもダメって
おウチもあるの
ウチは
ゲームも
スマホもあって
幸せじゃない
……いもん

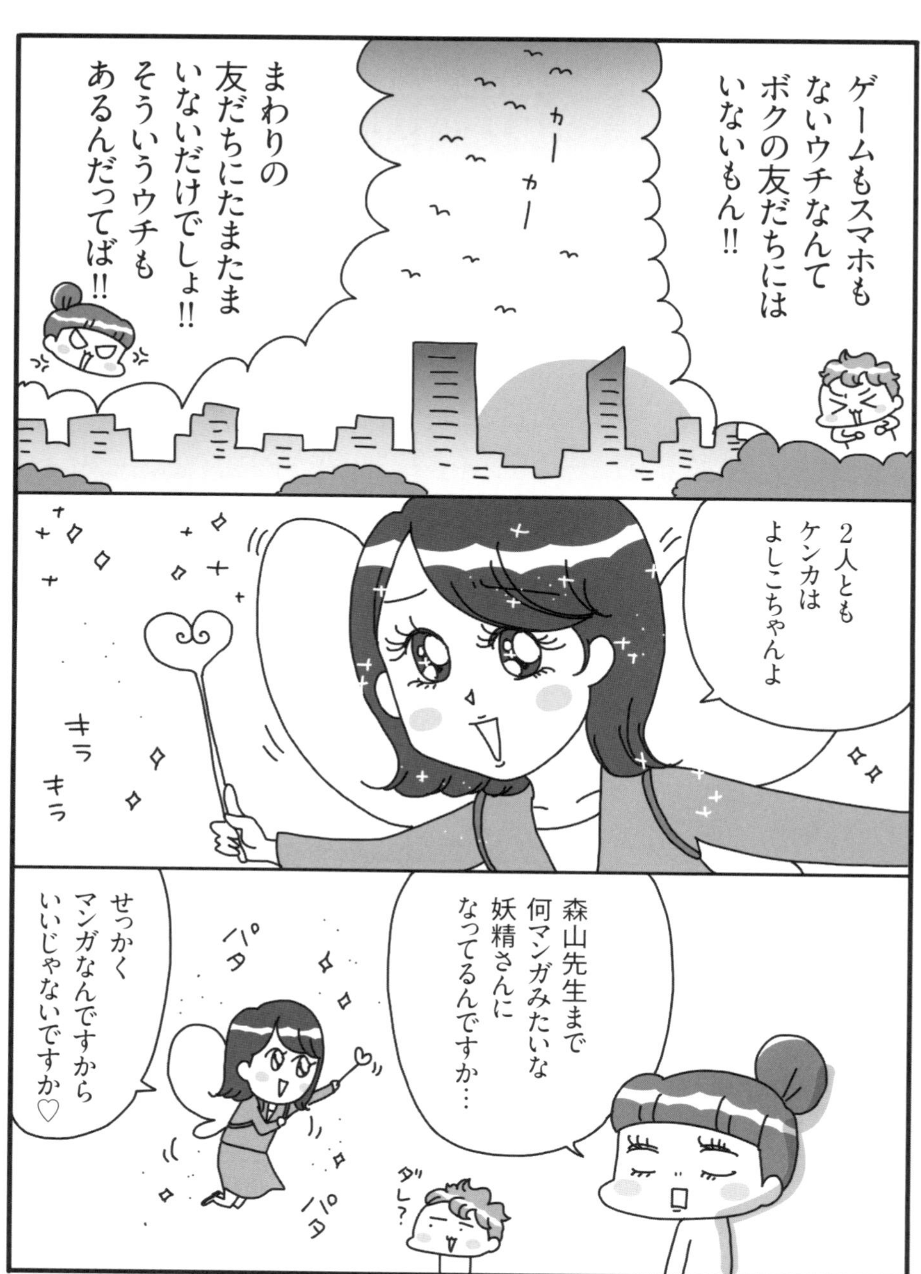
ゲームもスマホもないウチなんてボクの友だちにはいないもん!!
カー
カー
まわりの友だちにたまたまいないだけでしょ!!そういうウチもあるんだってば!!
2人ともケンカはよしこちゃんよ
キラ
キラ
森山先生まで何マンガみたいな妖精さんになってるんですか…
パタ
せっかくマンガなんですからいいじゃないですか♡
パタ
ダレ?

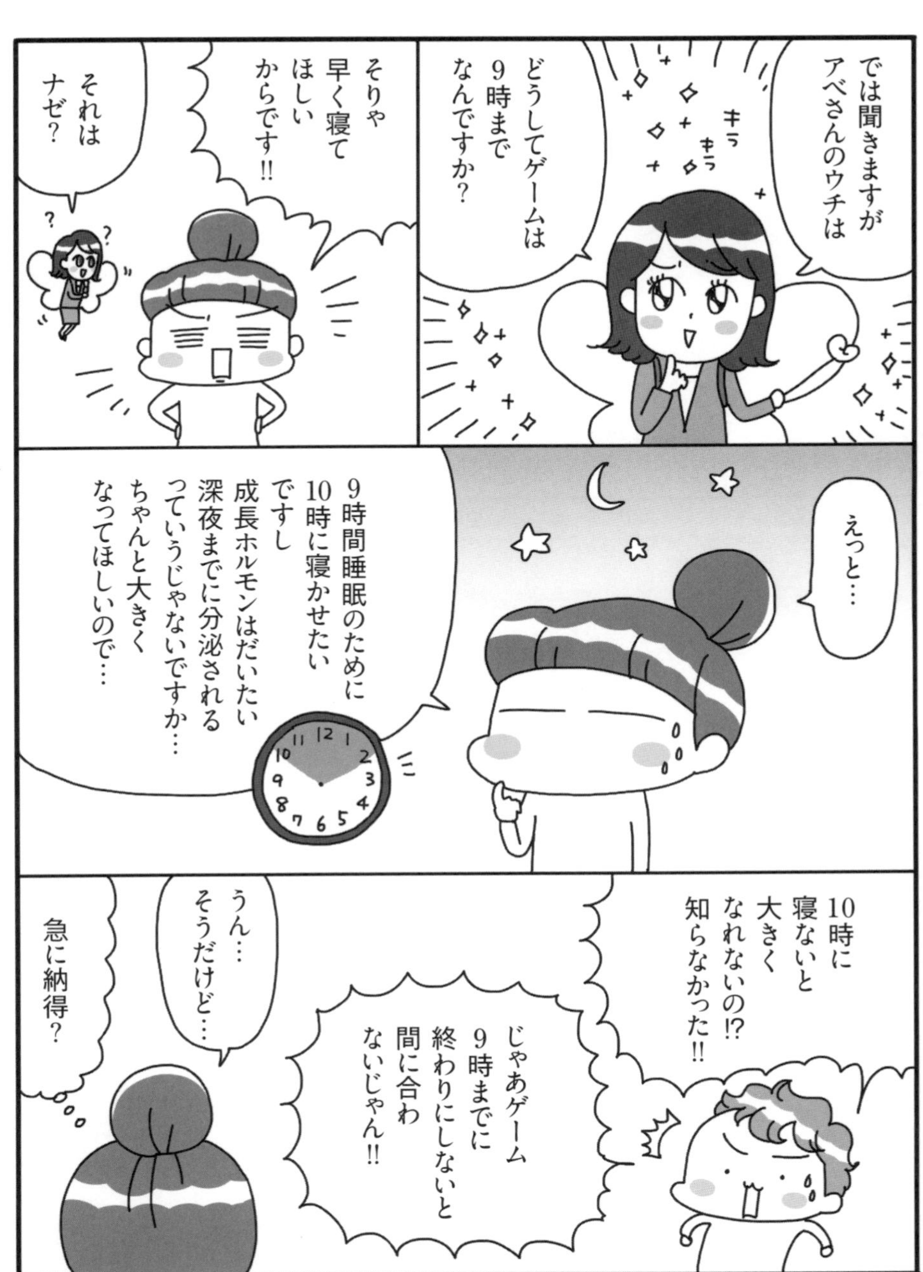
では聞きますがアベさんのウチは
キラ
キラ
どうしてゲームは9時までなんですか?
そりゃ早く寝てほしいからです!!
それはナゼ?
えっと…
9時間睡眠のために10時に寝かせたいですし成長ホルモンはだいたい深夜までに分泌されるっていうじゃないですか…ちゃんと大きくなってほしいので…
10時に寝ないと大きくなれないの!?知らなかった!!
じゃあゲーム9時までに終わりにしないと間に合わないじゃん!!
うん…そうだけど…
急に納得?

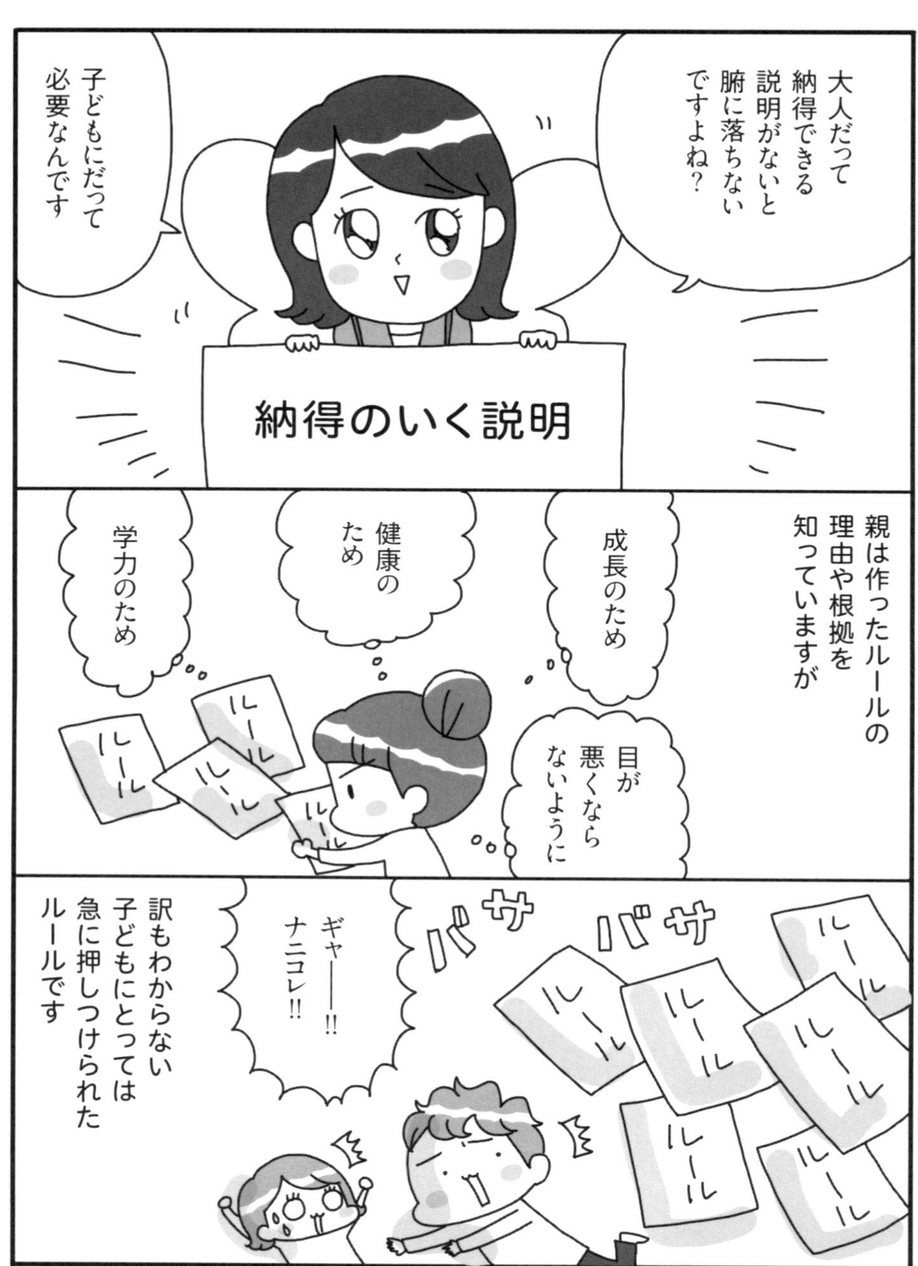
大人だって
納得できる
説明がないと
腑に落ちない
ですよね？
子どもにだって
必要なんです
納得のいく説明
親は作ったルールの
理由や根拠を
知っていますが
成長のため
健康の
ため
学力のため
目が
悪くなら
ないように
ルール
ルール
ルール
ルール
バサ
バサ
ギャ――!!
ナニコレ!!
訳もわからない
子どもにとっては
急に押しつけられた
ルールです
ルール
ルール
ルール
ルール
ルール

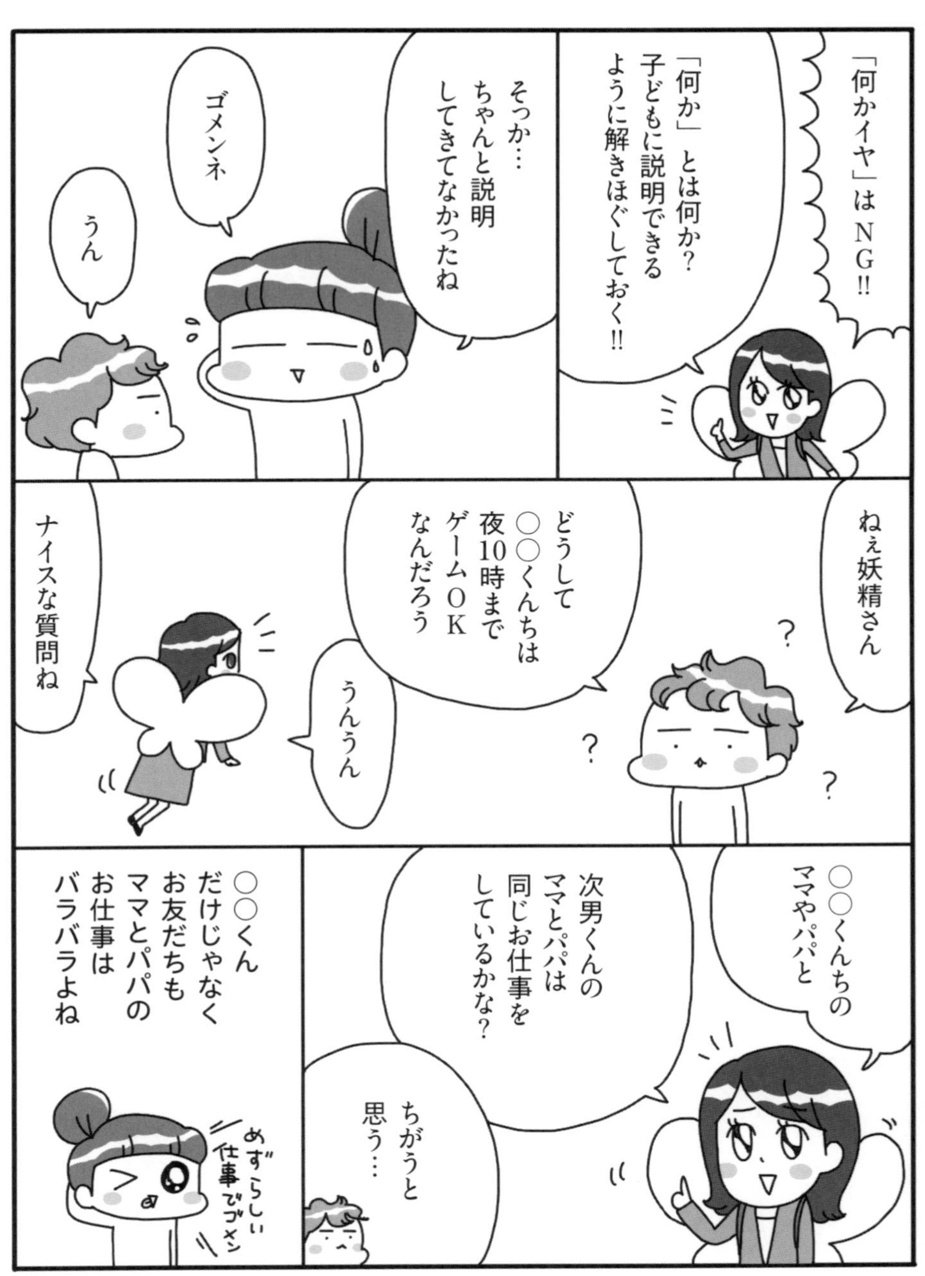
「何かイヤ」はＮＧ!!
「何か」とは何か?
子どもに説明できる
ように解きほぐしておく!!
そっか…
ちゃんと説明
してきてなかったね
ゴメンネ
うん
ねぇ妖精さん
どうして
○○くんちは
夜10時まで
ゲームＯＫ
なんだろう
うんうん
ナイスな質問ね
○○くんちの
ママやパパと
次男くんの
ママとパパは
同じお仕事を
しているかな?
ちがうと
思う…
○○くん
だけじゃなく
お友だちも
ママとパパの
お仕事は
バラバラよね
めずらしい
仕事でゴザン

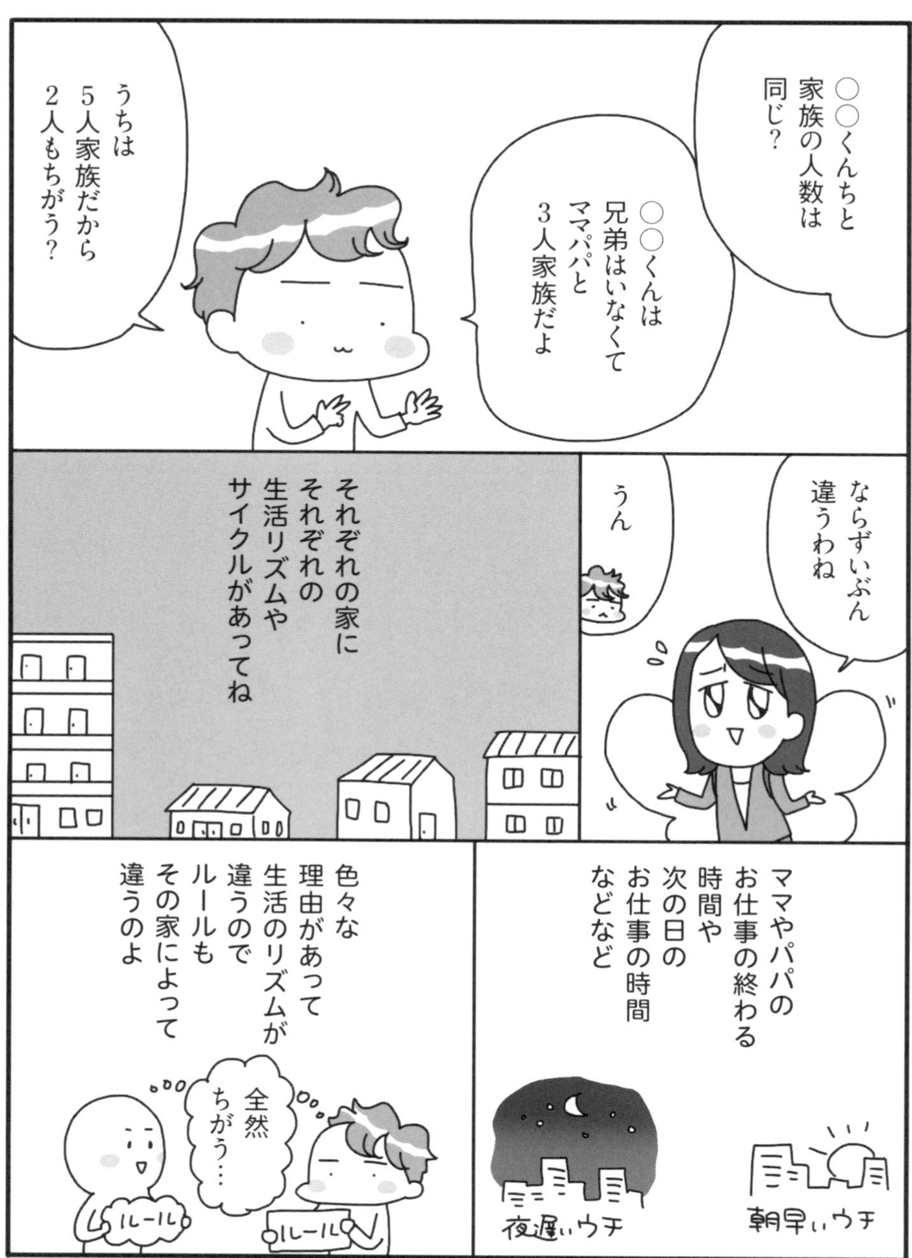
◯◯くんちと
家族の人数は
同じ？
◯◯くんは
兄弟はいなくて
ママパパと
3人家族だよ
うちは
5人家族だから
2人もちがう？
ならずいぶん
違うわね
うん
それぞれの家に
それぞれの
生活リズムや
サイクルがあってね
ママやパパの
お仕事の終わる
時間や
次の日の
お仕事の時間
などなど
朝早いウチ
夜遅いウチ
色々な
理由があって
生活のリズムが
違うので
ルールも
その家によって
違うのよ
全然
ちがう…
ルール
ルール

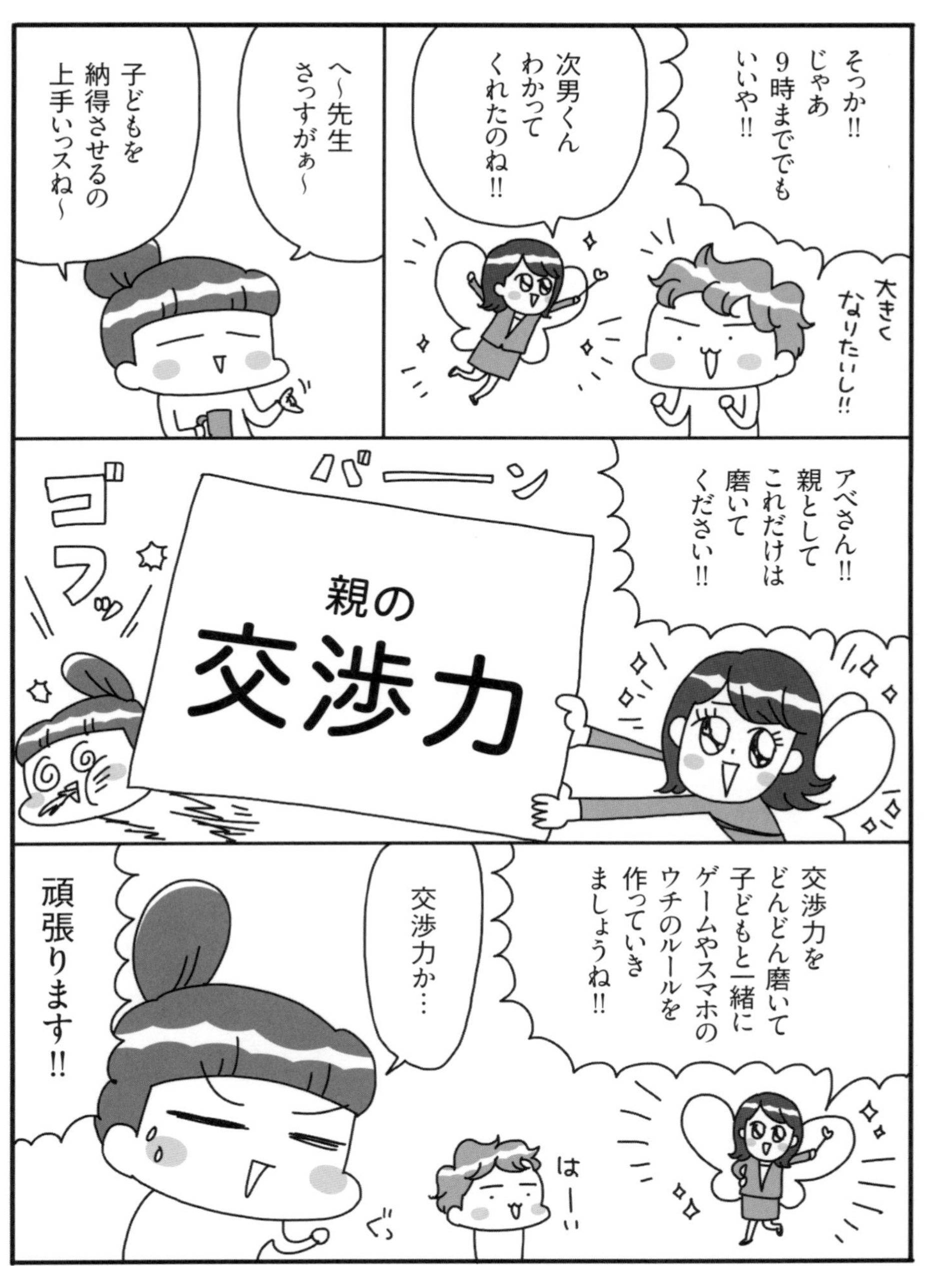

そっか!! じゃあ 9時まででも いいや!!
大きく なりたいし!!
次男くん わかって くれたのね!!
へ〜先生 さっすがぁ〜
子どもを 納得させるの 上手いっスね〜
アベさん!! 親として これだけは 磨いて ください!!
バーーン
親の 交渉力
ゴフッ
交渉力を どんどん磨いて 子どもと一緒に ゲームやスマホの ウチのルールを 作っていき ましょうね!!
はーい
交渉力か…
頑張ります!!
ぐっ

コラム

10 交渉力とコミュニケーション

ルールの理由を説明できますか？

依存に進んでほしくない、そう思うと気になるのは「時間」です。ゲームのプレイ時間や動画視聴の時間をどうコントロールするか。何時までOKか。朝からゲームはありか。親の交渉力の見せどころかもしれません。

子どもが小学生にもなると、友達とゲームや動画の話をしてきます。そのときに出てくるのが「なんで◯◯くんのうちは夜の10時までゲームできるのに、うちは夜9時までしかしちゃいけないの？」問題。親として、「夜9時までルール」の理由をちゃんと説明できるでしょうか。**子どもは子どもなりに理屈があり、親の姿勢をよく見ているものです。根拠や理由を言わずに、一方的にルールを押しつけてしまうと反発し逆効果になってしまうでしょう。**

交渉力を磨きましょう

ルールをつくるとき、どちらかが一方的に押しつけてもうまくいきません。「親が買ったんだから」と親だけがつくったルールは、いずれ子どもが隠れて遊んだり、嘘をついて使用する第1歩になると考えましょう。逆に子どもにルールを決めさせると、親のモヤモヤポイントが増えるだけです。

重要なのは「一緒に決める」こと。お互いの意見を聞きながらつくりましょう。間違っても「いい加減にだらだら動画を見るのはやめなさい！」などとお互いにエキサイトしているときにルールをつくってはいけません。冷静になっているときに、

いつもちょっと気になる使い方をしているな、って思うんだけど…1時間の使用時間を30分ずつ2回にしてみない？

宿題をしてから、と言われているけど、習いごとがある日は先にゲームをしないと、寝る1時間前に終わらせることができないんだよ

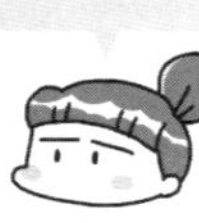

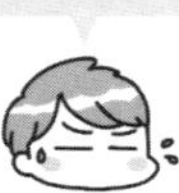

などと決めていけるといいですね。習いごとのある日のこと、急に友達からオンラインゲームに誘われたとき、家族で外食するときなどなど、イレギュラーなときの対応もざっくりと決めておけるといいでしょう。

好みの傾向を探す

「ゲームや動画の視聴は合わせて2時間まで」と決めても、「あと1回」「もう1回」というのはよくあること。そんなとき、子どもがどんなゲームや動画に夢中になっているかを知ると、デジタルメディアから離れさせるヒントが見つかることがあります。

例えばチーム戦で相手を倒すゲームに夢中なら、連帯感や達成感、スリルなどを味わうのが好きなタイプかもしれません。その好みに合ったボードゲームやマンガ、映画、本をすすめてみると、意外にハマってくれるかもしれません。いずれにせよ、子どもの様子をよく観察して親の「打つ手」を増やしておくといいでしょう。

コミュニケーションの土台になる

「なんで公園でゲームしちゃいけないの？」と聞かれたらなんと答えますか？

「外では外でしかできない遊びをしてほしい」「外に高価なゲーム機やスマホを持ち出してほしくない」などの理由が考えられますが、そこまで明確な理由がなく「私はそういう姿が好きじゃない」という理由の場面があるかもしれません。親も完璧(かんぺき)じゃないので、言語化できないけどどうしてもイヤ、というときもあるでしょう。そんなとき、**普段からコミュニケーションがとれていて、子どもの話を聞けていたら「ママがそんなにイヤなら我慢しよう」と思ってくれるはず。**

折々でお互いに交渉しながらコミュニケーションをとることは、子どもを観察でき、子どもが親に困りごとなどを相談しやすい環境をつくるため、結果的にデジタルメディア依存症を防ぐことにつながっていくのです。

第3話

プロゲーマーや動画配信者になりたい、と言われたら

ままごと中の末っ子
みなさん こんにちは モナカチャンネルの
モナちゃんです 今日は朝ごはんを作るよ!!
チャンネルとうろく!! ぐっどボタンよろしくおねがいしまーす!!
ペラペラ
今日のごはんがおいしそう!!って思った人はイイネしてね!!
最近「時代だな〜」としみじみ思う
小学生のクラスには
将来の夢
サッカー選手
ユーチューバー
こうむいん
プロゲーマー
ゲーム実況者
ライバー
こんな子がひとりや2人居るのも普通だ…
うちの子もいつかなりたいと言う日が来るのやもしれん…
ユーチューバーになりたい

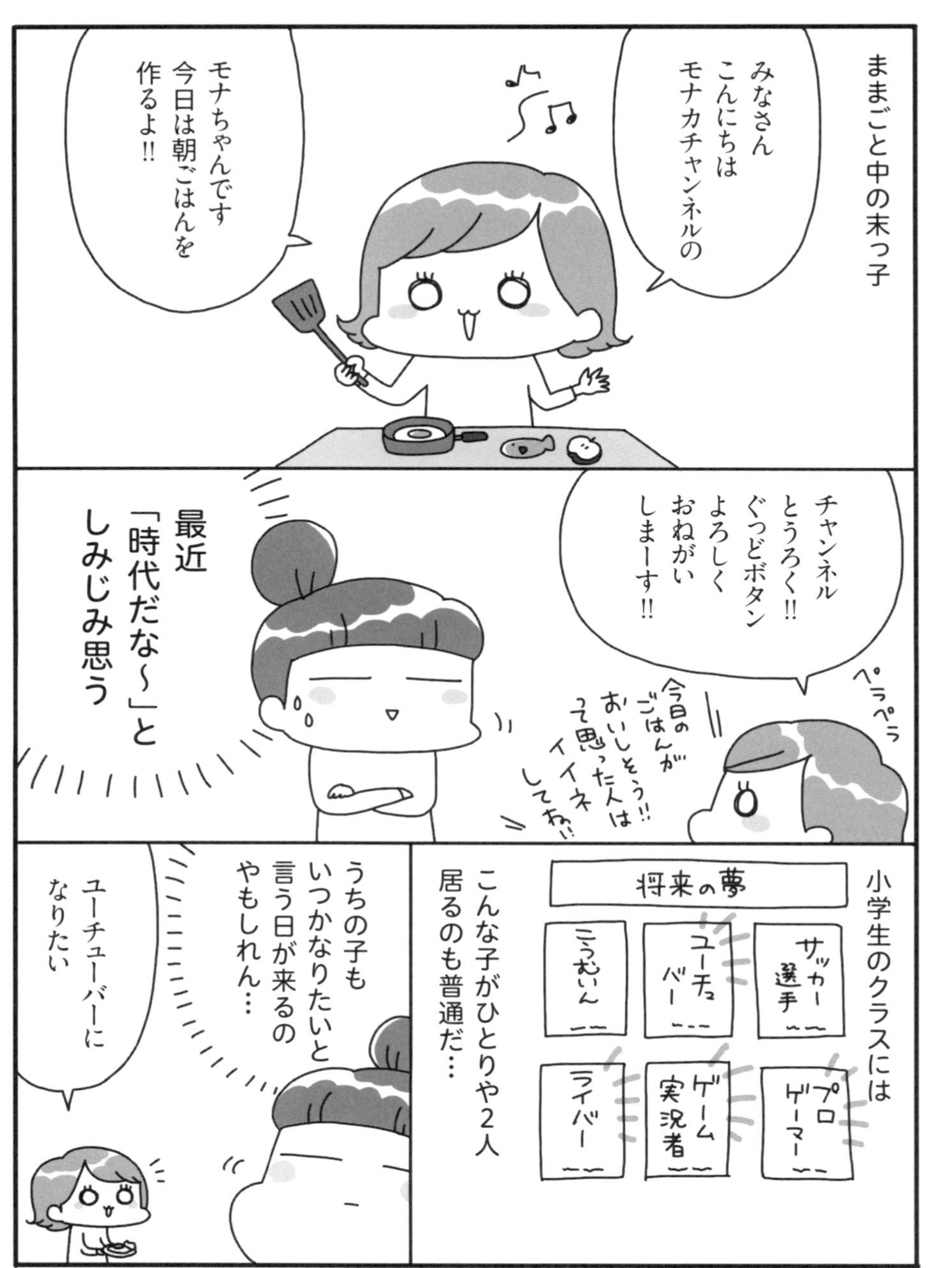

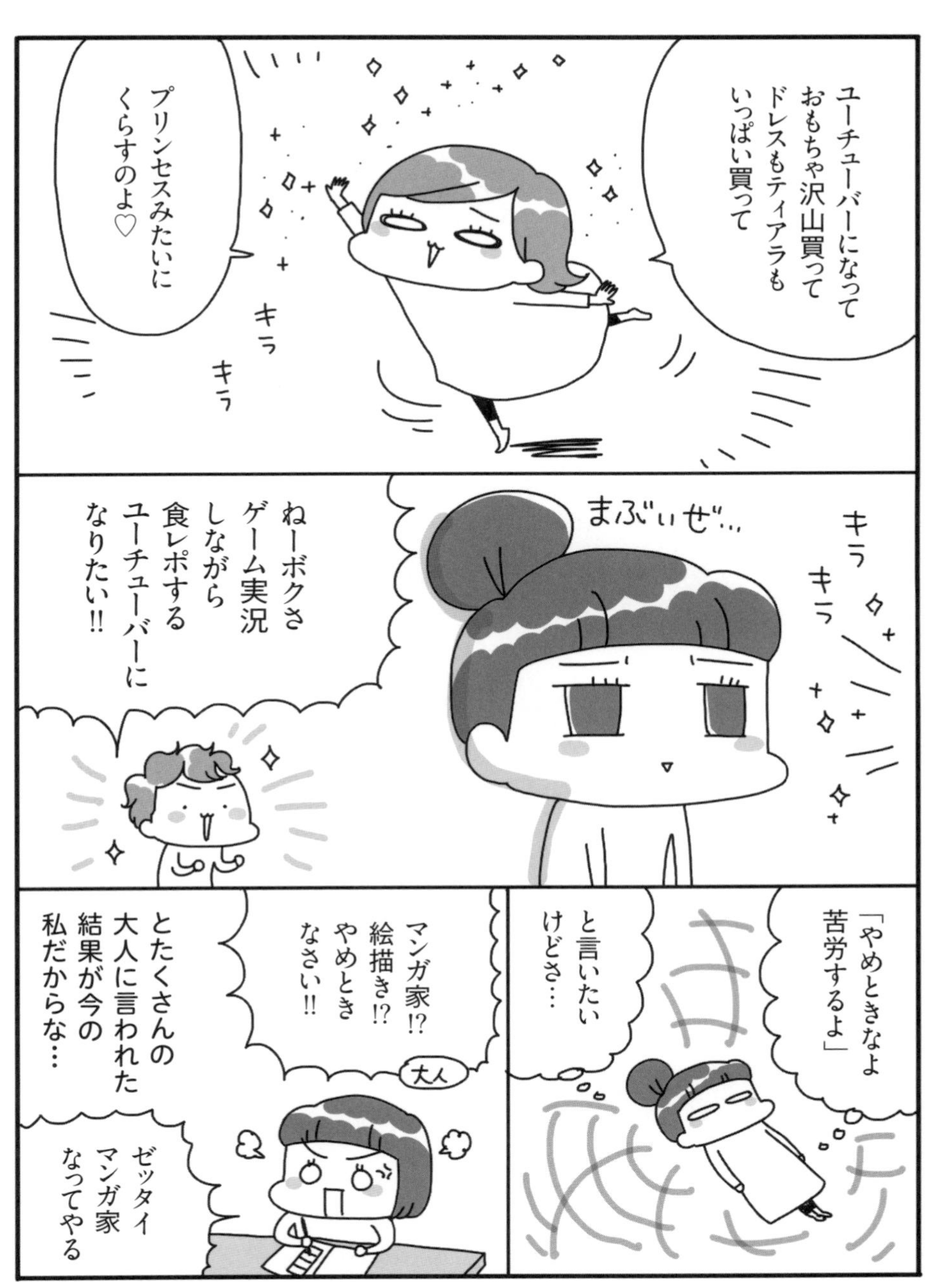
ユーチューバーになって
おもちゃ沢山買って
ドレスもティアラも
いっぱい買って
プリンセスみたいに
くらすのよ♡
キラ
キラ
まぶぃぜ…
キラ
キラ
ねーボクさ
ゲーム実況
しながら
食レポする
ユーチューバーに
なりたい!!
「やめときなよ
苦労するよ」
と言いたい
けどさ…
マンガ家!?
絵描き!?
やめとき
なさい!!
大人
とたくさんの
大人に言われた
結果が今の
私だからな…
ゼッタイ
マンガ家
なってやる

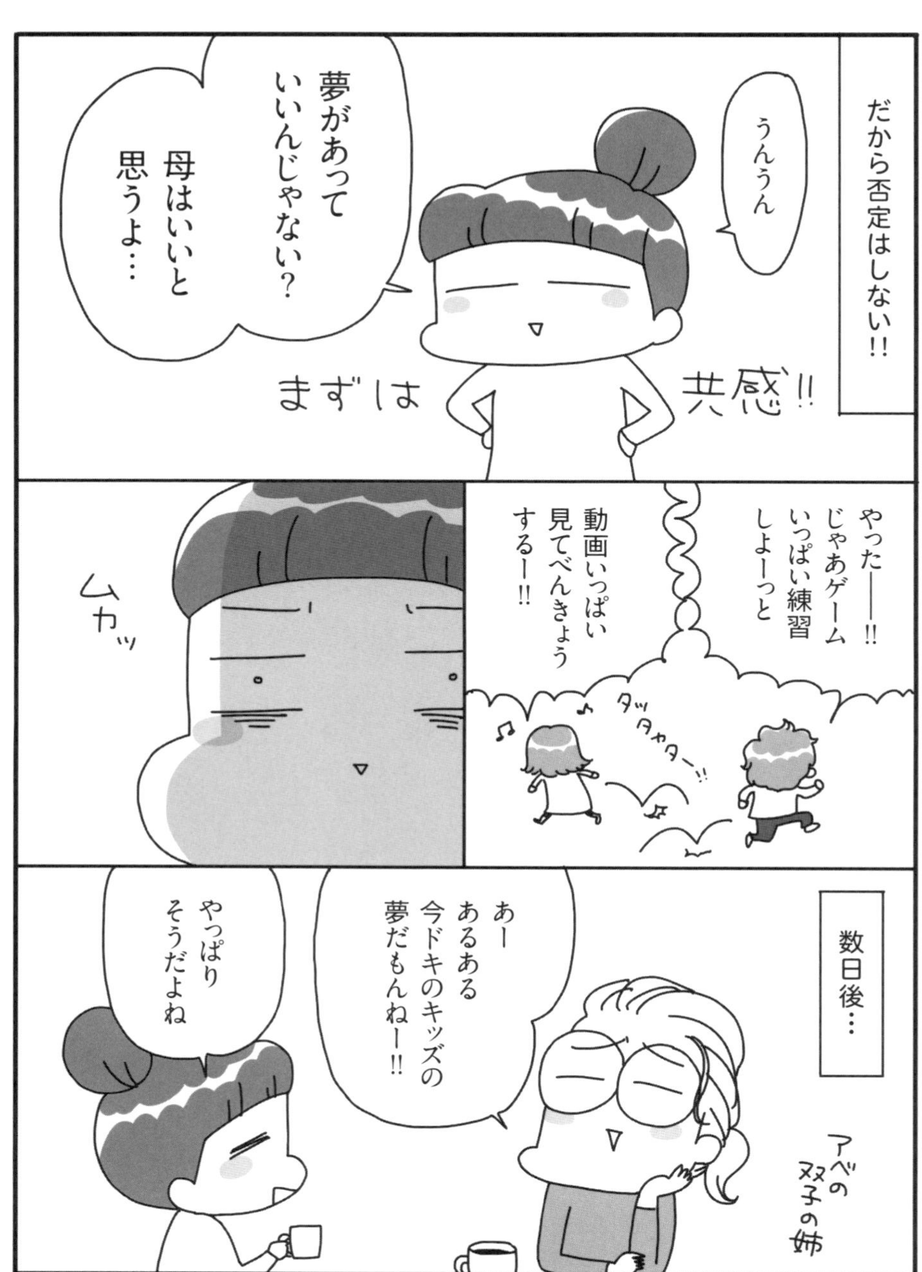
だから否定はしない!!
うんうん
夢があって
いいんじゃない?
母はいいと
思うよ…
まずは 共感!!
やった——!!
じゃあゲーム
いっぱい練習
しよーっと
動画いっぱい
見てべんきょう
する—!!
タッタッタッ!!
ムカッ
数日後…
あー
あるある
今ドキのキッズの
夢だもんねー!!
やっぱり
そうだよね
アベの
双子の姉

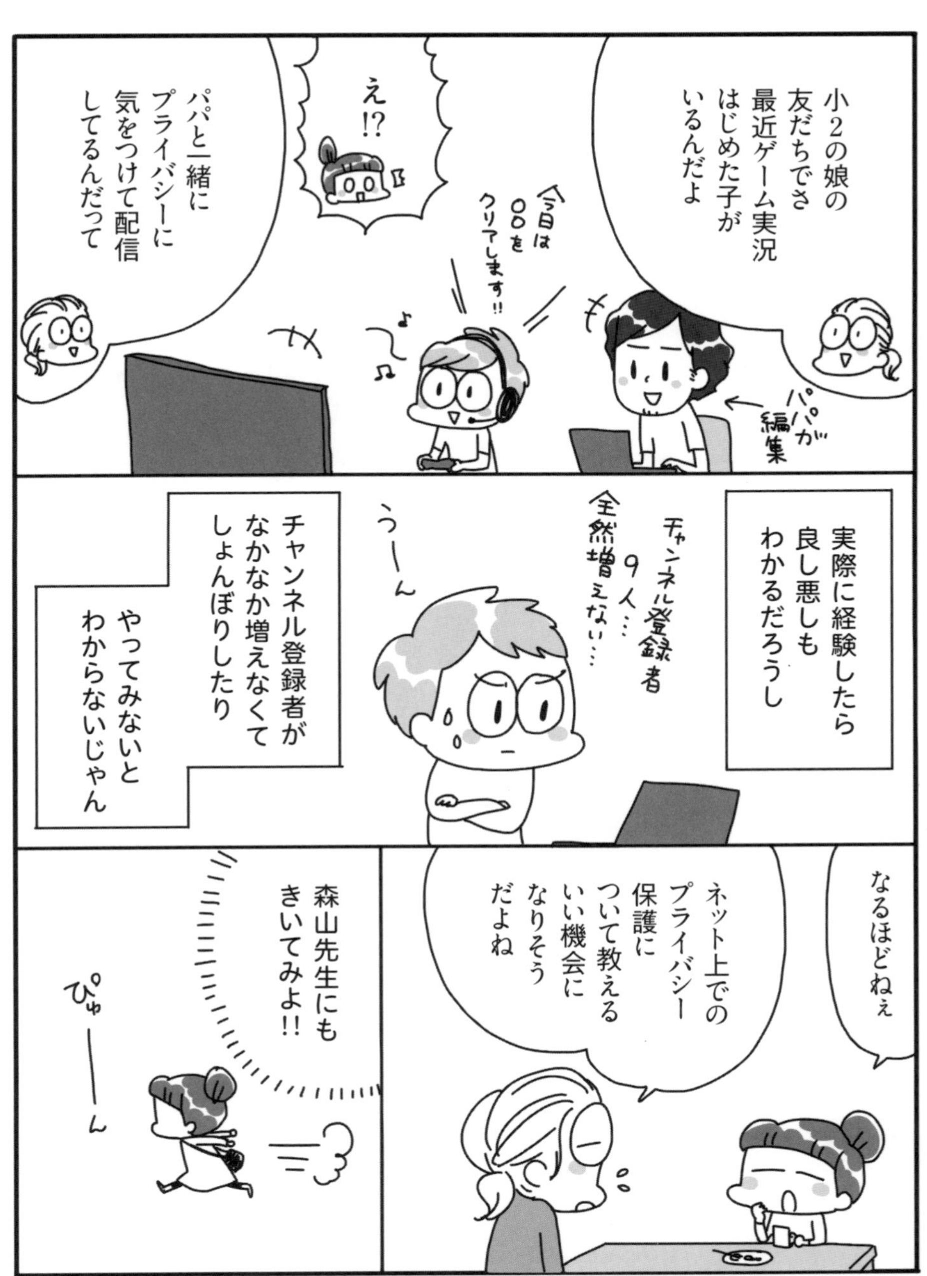
小2の娘の友だちでさ最近ゲーム実況はじめた子がいるんだよ
パパが編集
今日は〇〇をクリアします!!
え!?
パパと一緒にプライバシーに気をつけて配信してるんだって
実際に経験したら良し悪しもわかるだろうし
チャンネル登録者9人…全然増えない…
うーん
チャンネル登録者がなかなか増えなくてしょんぼりしたり
やってみないとわからないじゃん
なるほどねぇ
ネット上でのプライバシー保護について教えるいい機会になりそうだよね
森山先生にもきいてみよ!!
ぴゅーーん

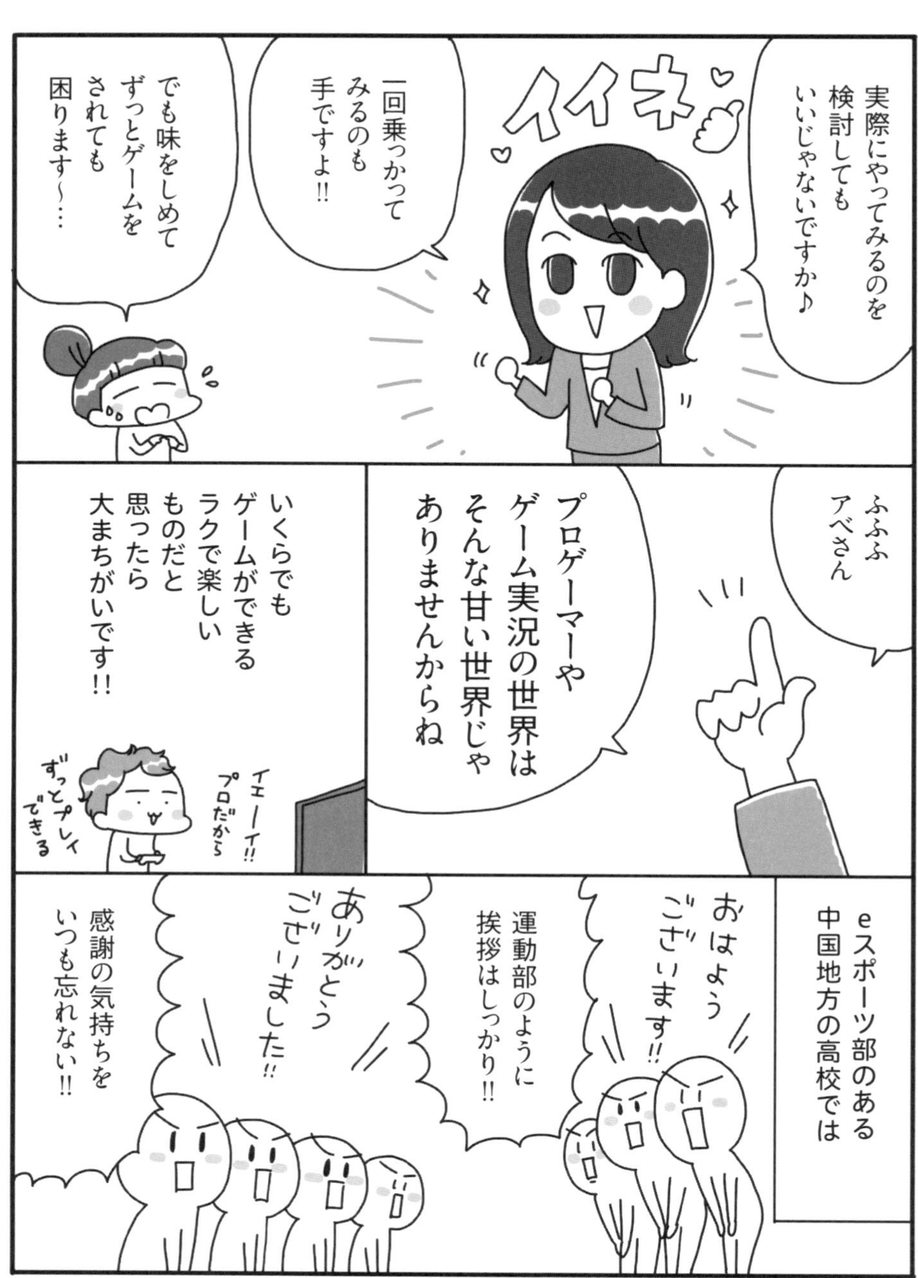
実際にやってみるのを検討してもいいじゃないですか♪
イイネ
一回乗っかってみるのも手ですよ!!
でも味をしめてずっとゲームをされても困ります〜…
ふふふアベさん
プロゲーマーやゲーム実況の世界はそんな甘い世界じゃありませんからね
いくらでもゲームができるラクで楽しいものだと思ったら大まちがいです!!
イエーイ!!プロだから
ずっとプレイできる
eスポーツ部のある中国地方の高校では
おはようございます!!
運動部のように挨拶はしっかり!!
ありがとうございました!!
感謝の気持ちをいつも忘れない!!

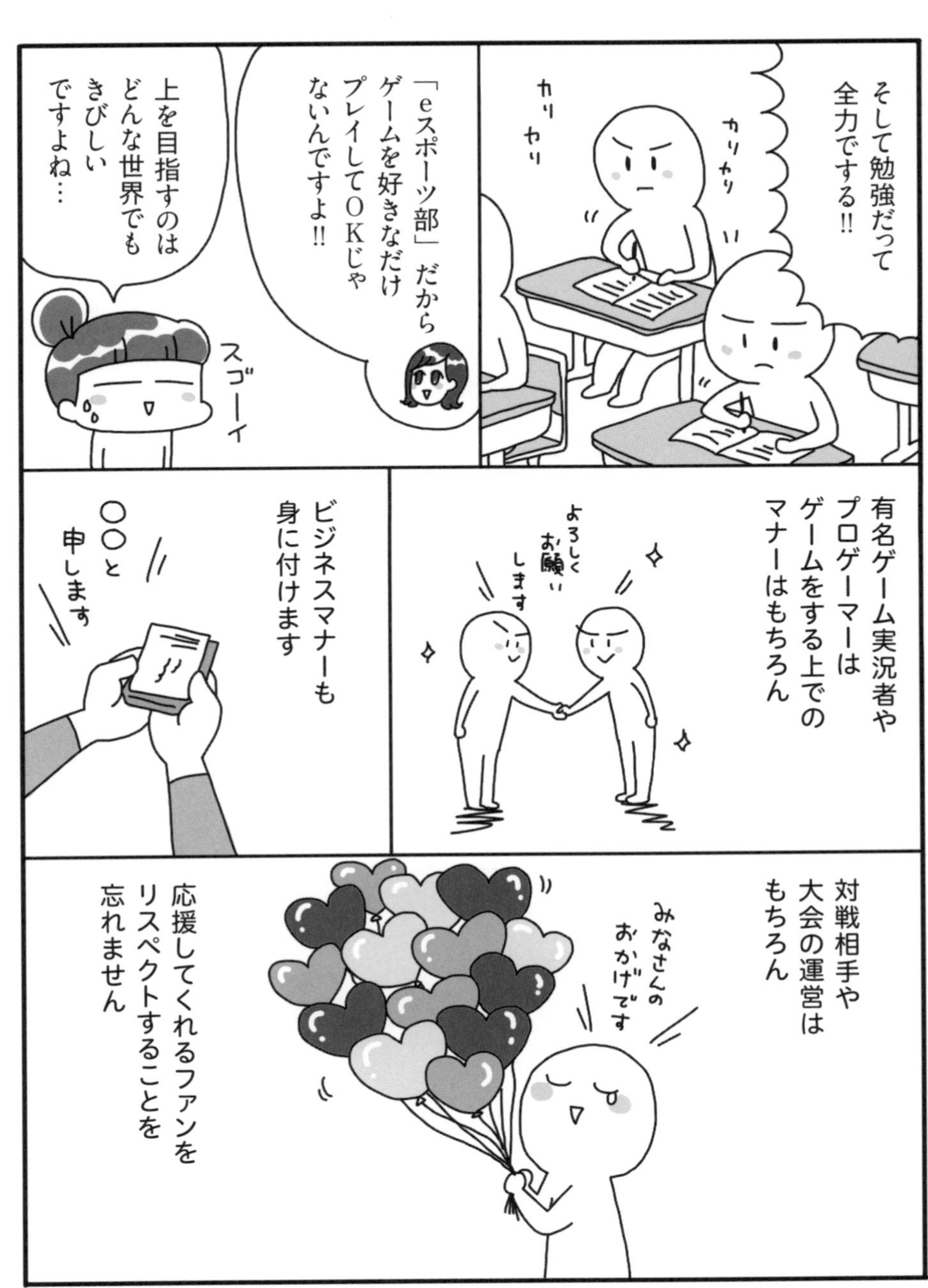
そして勉強だって
全力でする!!
カリカリ
カリカリ
「eスポーツ部」だから
ゲームを好きなだけ
プレイしてＯＫじゃ
ないんですよ!!
スゴーイ
上を目指すのは
どんな世界でも
きびしい
ですよね…
有名ゲーム実況者や
プロゲーマーは
ゲームをする上での
マナーはもちろん
よろしく
お願い
します
ビジネスマナーも
身に付けます
○○と
申します
対戦相手や
大会の運営は
もちろん
みなさんの
おかげです
応援してくれるファンを
リスペクトすることを
忘れません

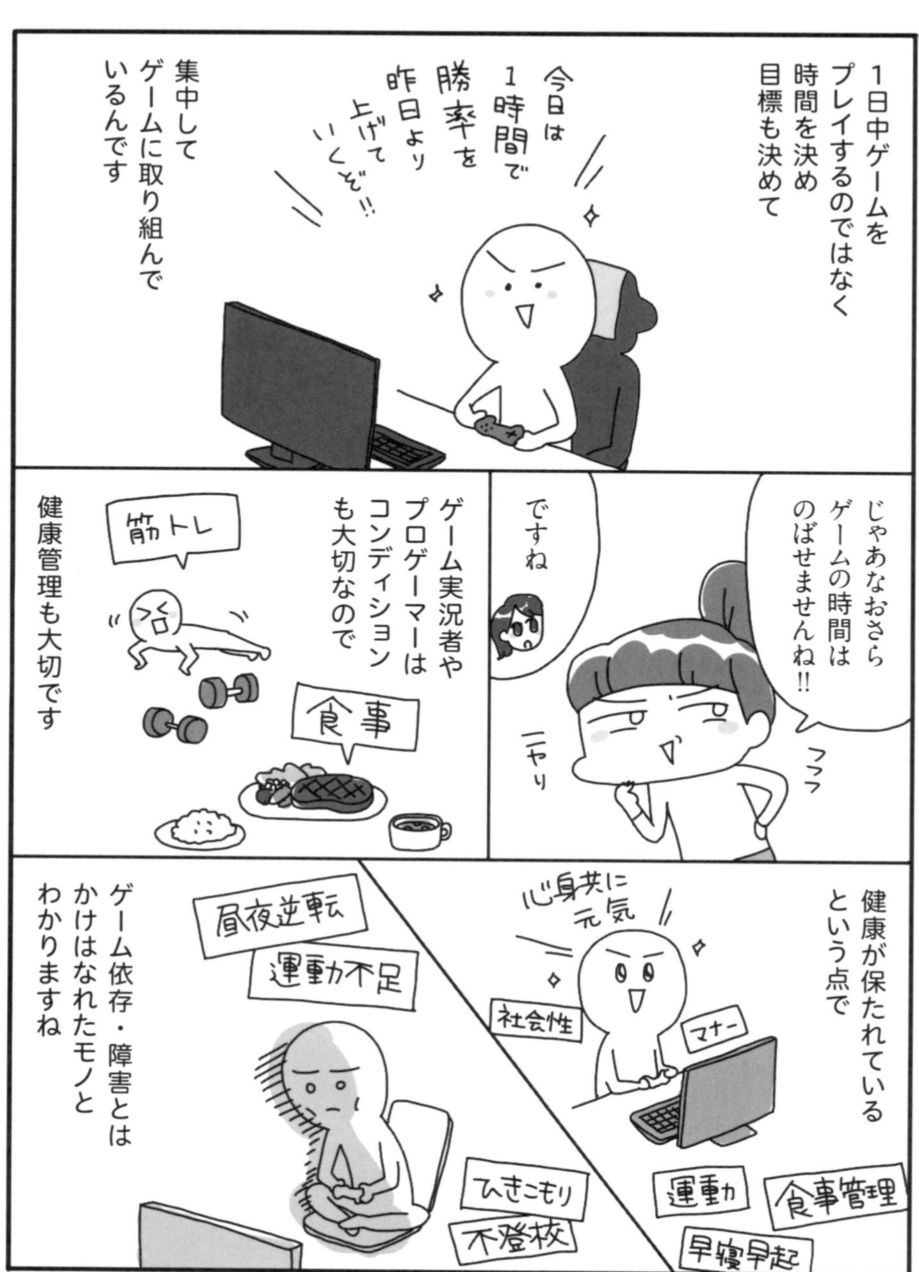

1日中ゲームをプレイするのではなく時間を決め目標も決めて
今日は1時間で勝率を昨日より上げていくぞ!!
集中してゲームに取り組んでいるんです
じゃあなおさらゲームの時間はのばせませんね!!
フフフ
ニヤリ
ですね
ゲーム実況者やプロゲーマーはコンディションも大切なので
食事
筋トレ
健康管理も大切です
健康が保たれているという点で
心身共に元気
社会性
マナー
運動
食事管理
早寝早起
昼夜逆転
運動不足
ひきこもり
不登校
ゲーム依存・障害とはかけはなれたモノとわかりますね

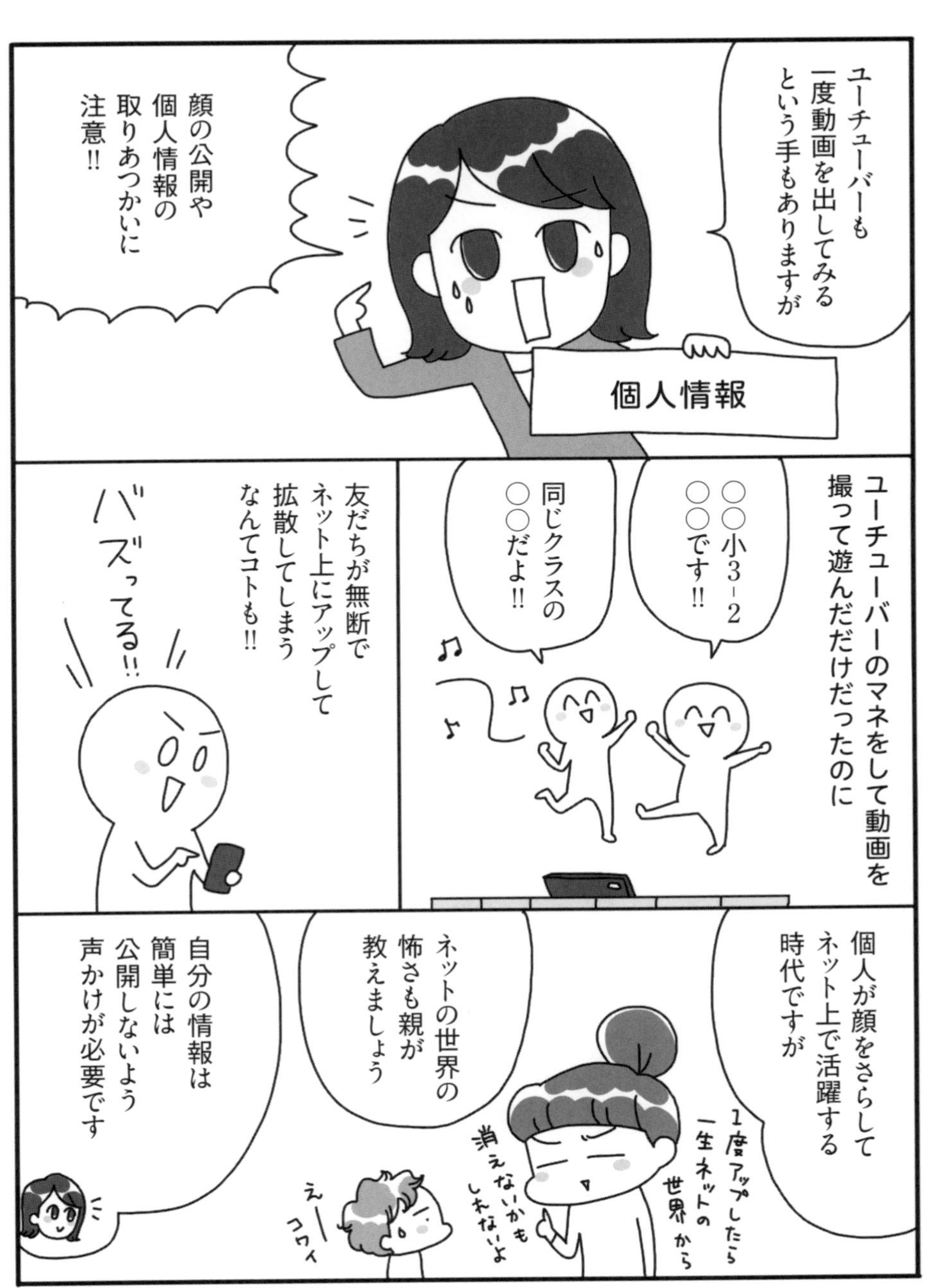
ユーチューバーも
一度動画を出してみる
という手もありますが
顔の公開や
個人情報の
取りあつかいに
注意!!
個人情報
ユーチューバーのマネをして動画を
撮って遊んだだけだったのに
○○小3-2
○○です!!
同じクラスの
○○だよ!!
友だちが無断で
ネット上にアップして
拡散してしまう
なんてコトも!!
バズってる!!
個人が顔をさらして
ネット上で活躍する
時代ですが
1度アップしたら
一生ネットの
世界から
消えないかも
しれないよ
えー
コワイ
ネットの世界の
怖さも親が
教えましょう
自分の情報は
簡単には
公開しないよう
声かけが必要です

コラム 11

夢の動画配信者!?

身近な目標のデジタル業界

「将来の夢」で動画配信者やゲームプログラマーが珍しくなくなってきました。中学校ではブロガーやインフルエンサーと答える女子もいるそう。親世代には浮き沈みの激しい職業に思えますが、今の子どもたちにとってそれだけデジタル業界は身近なのでしょう。

ちなみに動画配信者の場合、最初は動画の再生回数や再生時間に応じた広告収入からスタートすることがほとんど。ただし収入を得るための条件があるだけでなく、だいたい1再生あたり0・05～1円前後の収益額といわれています。有名になるにつれアフィリエイト広告やコラボ企画などで収入を増やせますが、それはほんの一握りの成功者です。ただし、子どもが本当に「やってみたい!」というのであれば、いい面を探して相談にのってあげたいですね。

プロゲーマーとは

コンピューターゲーム、eスポーツの大会に出場して報酬を得ている人をプロゲーマーと呼びます。スポンサー契約を結んだり、チームに所属したりと活動の方法はさまざま。海外では巨額の賞金で開催されていて盛り上がっています。日本でも2016年にプロゲーマーの養成学校が誕生し、話題になりました。

一日中ゲームをしていて、それが職業になるなら最高じゃない? と思いますが、マンガのP136～にもあるとおり、**プロゲーマーはアスリートなので日々の鍛錬は欠かせません。体力作り、健康維持のための規則正しい生活習慣、チーム戦のためのコミュニケーションも大事な要素です。また大会では多くの観客から注目を集めるため、所作や言葉遣い（暴言なんてもってのほか）も厳しくチェックされます。**過去にプライベートチャンネルで問題発言をしたプロゲーマーが、チームから解雇されたこともあります。

動画配信は慎重に

森山先生は「ユーチューバーになりたい！　という子どもに乗っかってみるのも手」と答えています。夢を叶えるために応援するのは大切ですが、動画配信の怖さを伝えるのも親の責任です。

いくら親しい友達同士で行った動画の公開でも、一度アップロードして自分の手を離れてしまったら、一生残るということをしっかりと説明しましょう。顔を出して配信するということは、自分の住所や学校、家族なども全世界に公開しているのと同じですし、知らない人からの心ない誹謗(ひぼう)中傷の対象になる可能性もあるのです。もしそれでもチャンネルを開設したいとなったら、親がすべてをしっかりチェックして配信させましょう。

加害者になるリスクも伝える

子どもから動画を配信したいと言われたとき、加害者になるリスクもちゃんと教えておきましょう。悪気がなくて公開しても、慰謝料や損害賠償を請求されることがあります。子どもに動画の配信を許可するのであれば、親はそういったリスクをよく勉強し、配信する前に必ず動画をチェックしましょう。

著作権侵害

テレビ、映画、マンガやキャラクター、音楽などを許可なく使用するのは著作権の侵害にあたります。

肖像権侵害

ＳＮＳのプロフィールのアイコンに許可なく著名人の顔写真を使う、著名人の動画を編集して公開するなどのほか、友達の写真や動画を許可なく公開するのは肖像権の侵害にあたります。

業務妨害罪、侮辱罪など

友達とのノリで悪ふざけした動画を公開する、誰かの悪口を面白おかしく話して公開するなどのほか、良かれと思って公開した動画がフェイク情報に基づいていて拡散されてしまったときはそれぞれ業務妨害罪、侮辱罪、名誉毀損罪などにあたることがあります。

第4話

約束を守れる声かけのルール

ねぇ…子どもがスマホのルールをやぶったら
みんなどうしてる？
ドン
今日はママ友とお茶に来ているアベ
自分のスマホ持たせるようにしたらずっとSNSに夢中なの!!
わかる!!自分用を持つとずっとSNSしてる!!
うんうん
SNSだけじゃないよね～ショート動画もずっと見てるし
YouTubeもTikTokもアプリは入れてなかったんだけど
ラインはないと困るから!!
今はラインでもショート動画が流れるからさ～

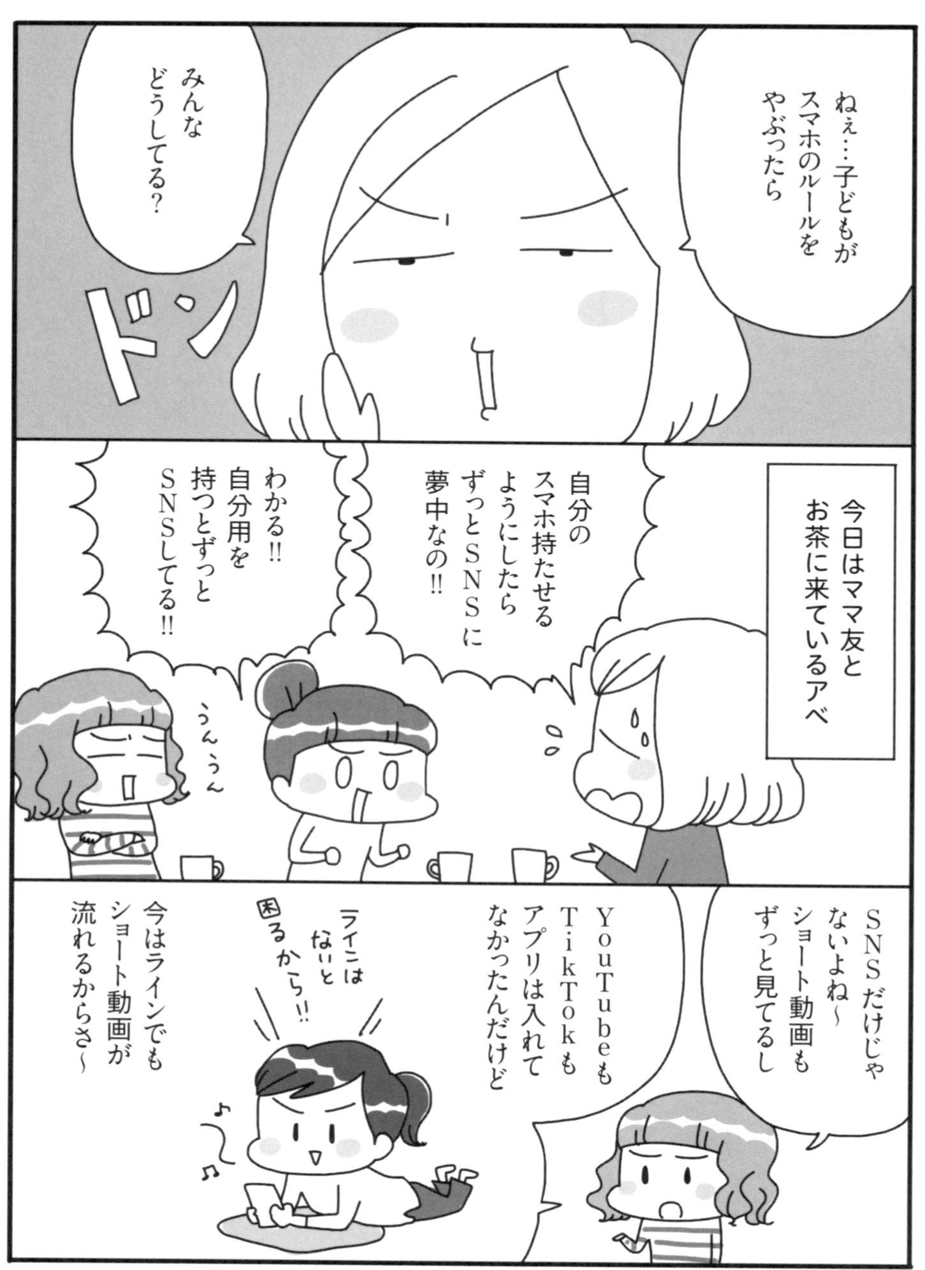

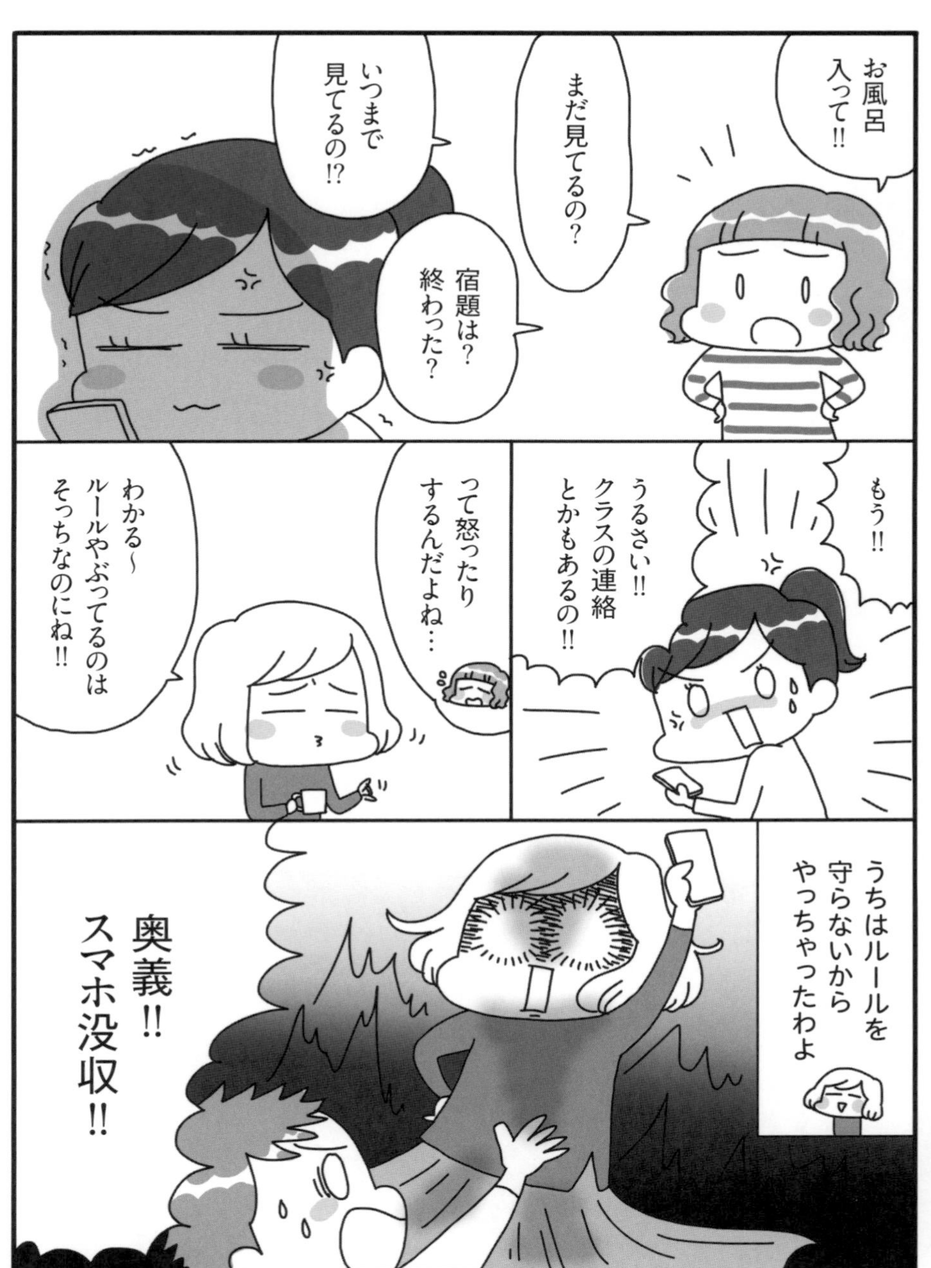
お風呂
入って!!
まだ見てるの?
いつまで
見てるの!?
宿題は?
終わった?
もう!!
うるさい!!
クラスの連絡
とかもあるの!!
って怒ったり
するんだよね…
わかる〜
ルールやぶってるのは
そっちなのにね!!
うちはルールを
守らないから
やっちゃったわよ
奥義!!
スマホ没収!!

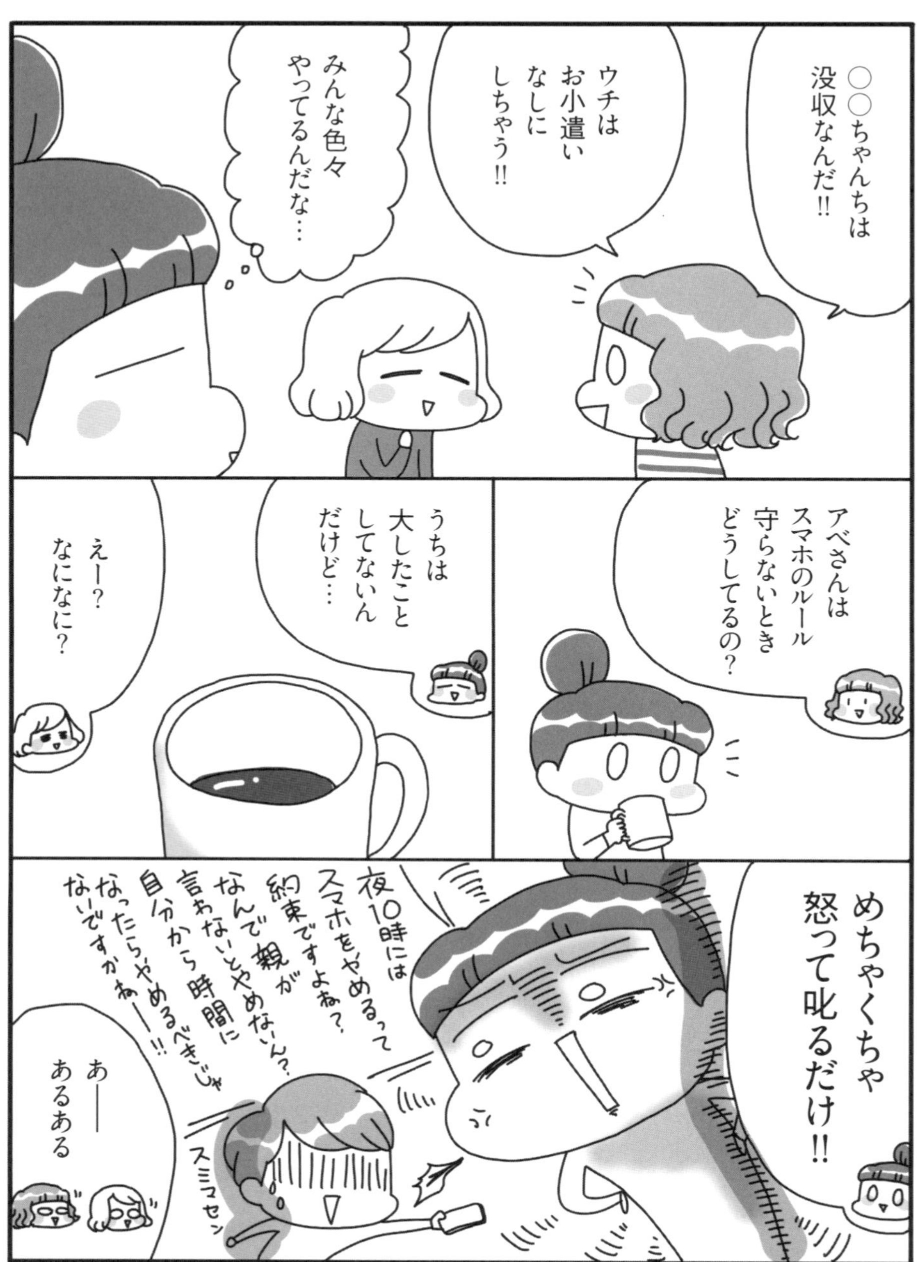
○○ちゃんちは
没収なんだ!!
ウチは
お小遣い
なしに
しちゃう!!
みんな色々
やってるんだな…
アベさんは
スマホのルール
守らないとき
どうしてるの?
うちは
大したこと
してないん
だけど…
えー?
なになに?
めちゃくちゃ
怒って叱るだけ!!
夜10時には
スマホをやめるって
約束ですよねぇ?
なんで親が
言わないとやめないん?
自分から時間に
なったらやめるべきじゃ
ないですかねぇ——!!
スミマセン
あ——
あるある

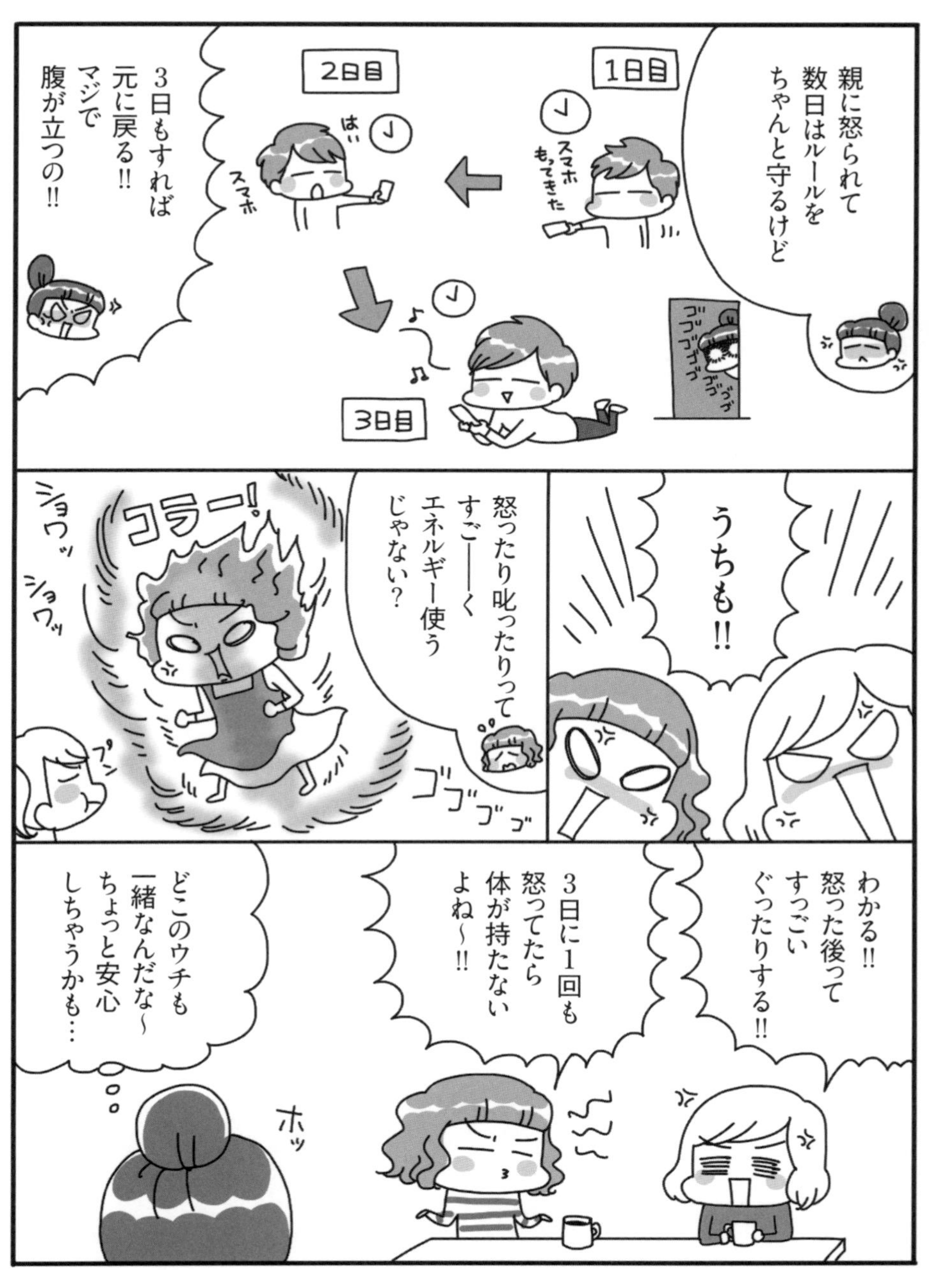

親に怒られて
数日はルールを
ちゃんと守るけど
1日目
スマホもってきた
2日目
はい
スマホ
3日目
ゴゴゴゴゴ
ゴゴゴ
3日もすれば
元に戻る!!
マジで
腹が立つの!!
うちも!!
怒ったり叱ったりって
すご――く
エネルギー使う
じゃない?
ゴゴゴゴ
コラー!
ショワッ
ショワッ
プン
わかる!!
怒った後って
すっごい
ぐったりする!!
3日に1回も
怒ってたら
体が持たない
よね～!!
どこのウチも
一緒なんだな～
ちょっと安心
しちゃうかも…
ホッ

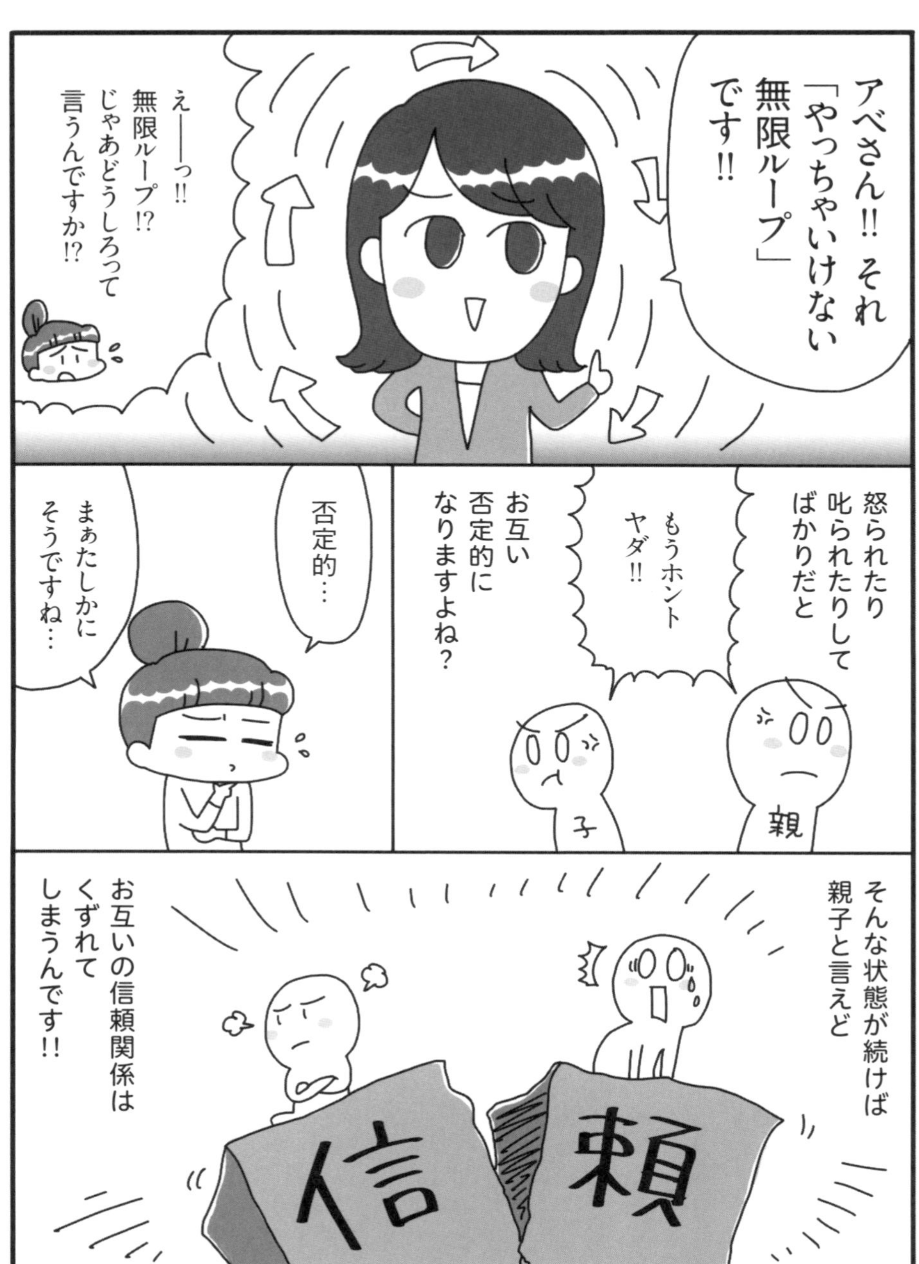
アベさん!! それ「やっちゃいけない無限ループ」です!!
えーーっ!! 無限ループ!? じゃあどうしろって言うんですか!?
怒られたり叱られたりしてばかりだと
もうホントヤダ!!
お互い否定的になりますよね?
子
親
否定的…
まぁたしかにそうですね…
そんな状態が続けば親子と言えど
お互いの信頼関係はくずれてしまうんです!!
信
頼

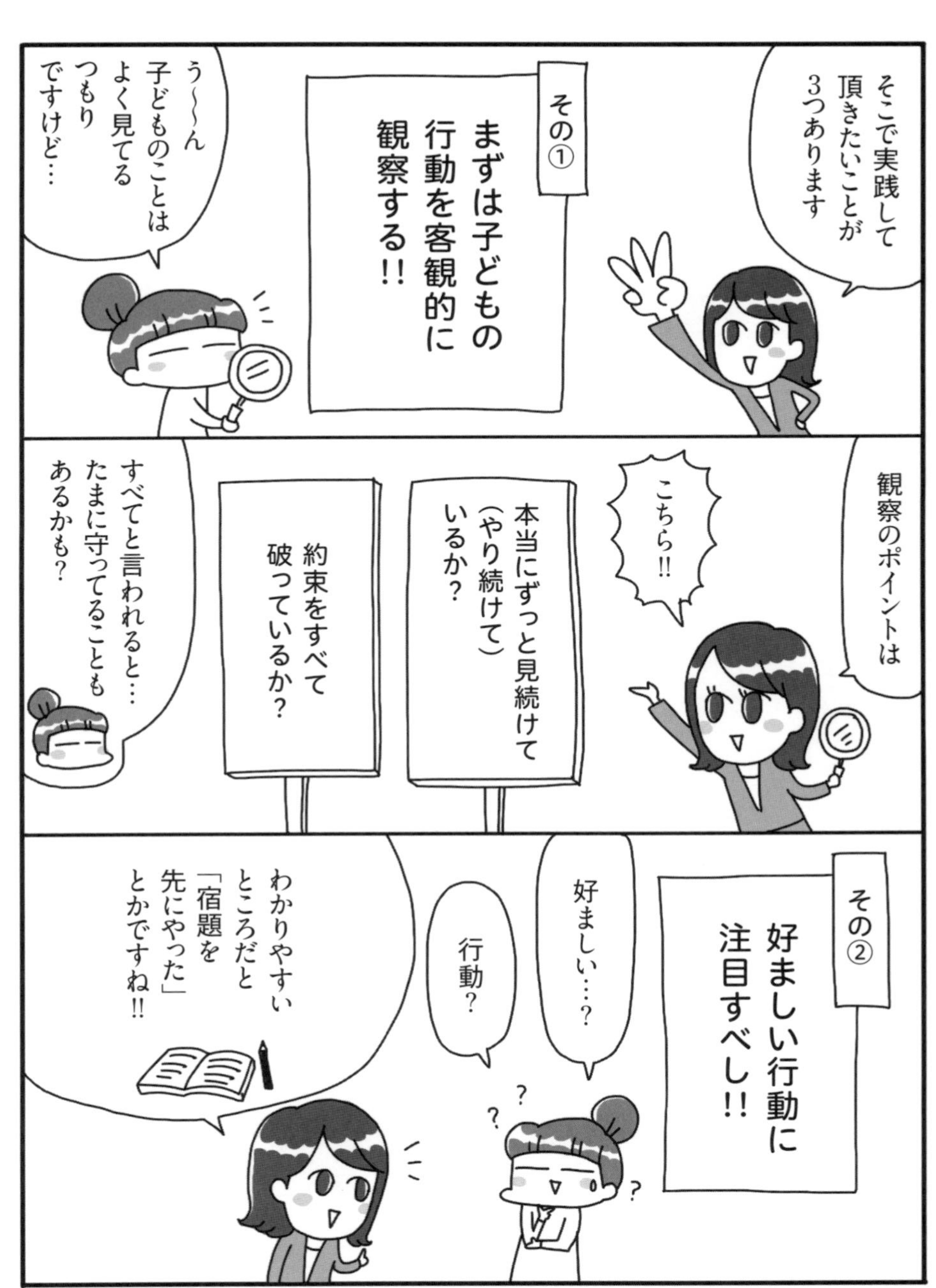

そこで実践して
頂きたいことが
3つあります
その①
まずは子どもの
行動を客観的に
観察する!!
う～ん
子どものことは
よく見てる
つもり
ですけど…
観察のポイントは
こちら!!
本当にずっと見続けて
(やり続けて)
いるか？
約束をすべて
破っているか？
すべてと言われると…
たまに守ってることも
あるかも？
その②
好ましい行動に
注目すべし!!
好ましい…？
行動？
わかりやすい
ところだと
「宿題を
先にやった」
とかですね!!

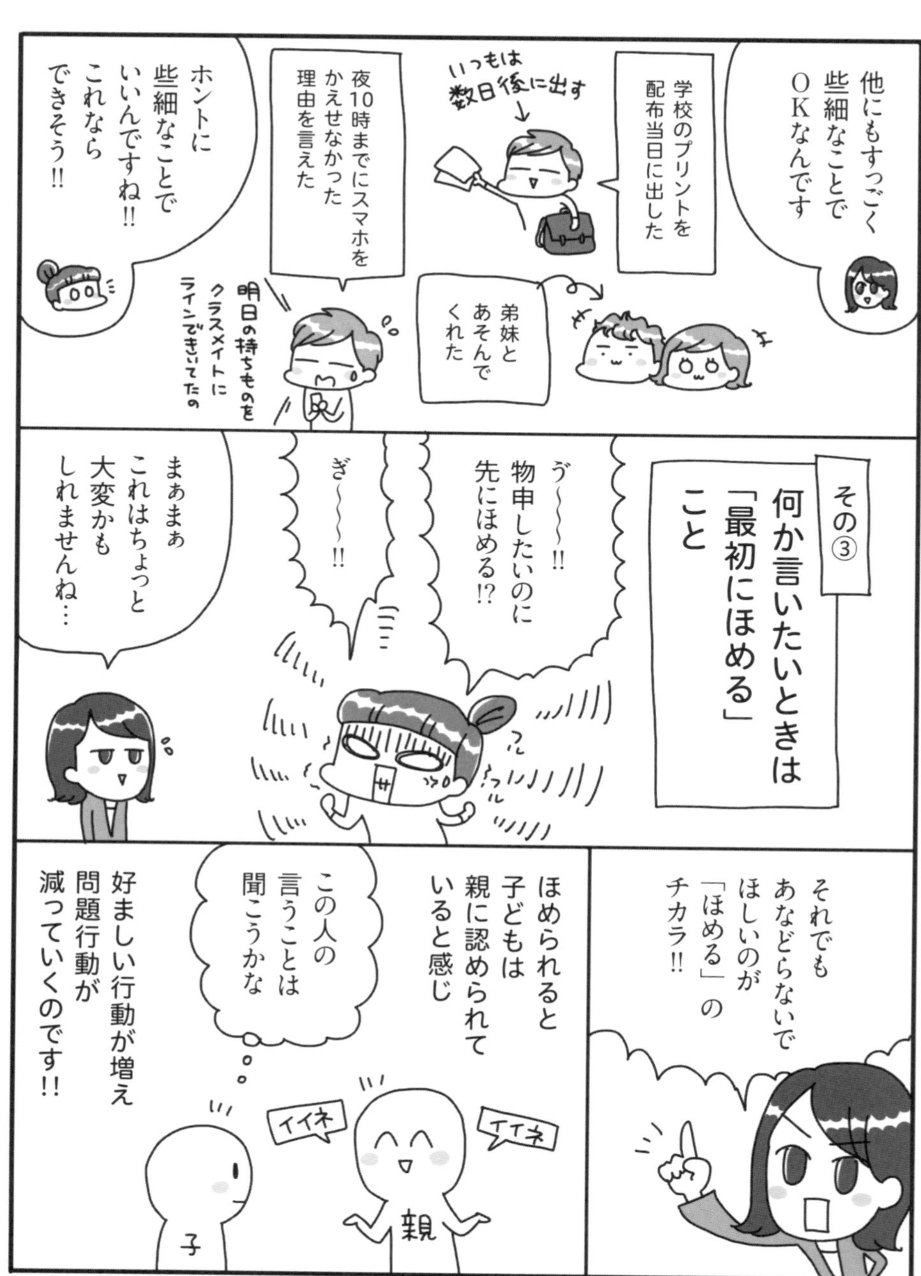
他にもすっごく
些細なことで
ＯＫなんです
学校のプリントを
配布当日に出した
いつもは
数日後に出す
弟妹と
あそんで
くれた
夜10時までにスマホを
かえせなかった
理由を言えた
明日の持ちものを
クラスメイトに
ラインできいてたの
ホントに
些細なことで
いいんですね!!
これなら
できそう!!
その③
何か言いたいときは
「最初にほめる」
こと
う〜〜〜!!
物申したいのに
先にほめる!?
ぎ〜〜〜〜!!
まぁまぁ
これはちょっと
大変かも
しれませんね…
それでも
あなどらないで
ほしいのが
「ほめる」の
チカラ!!
ほめられると
子どもは
親に認められて
いると感じ
この人の
言うことは
聞こうかな
イイネ
イイネ
親
子
好ましい行動が増え
問題行動が
減っていくのです!!

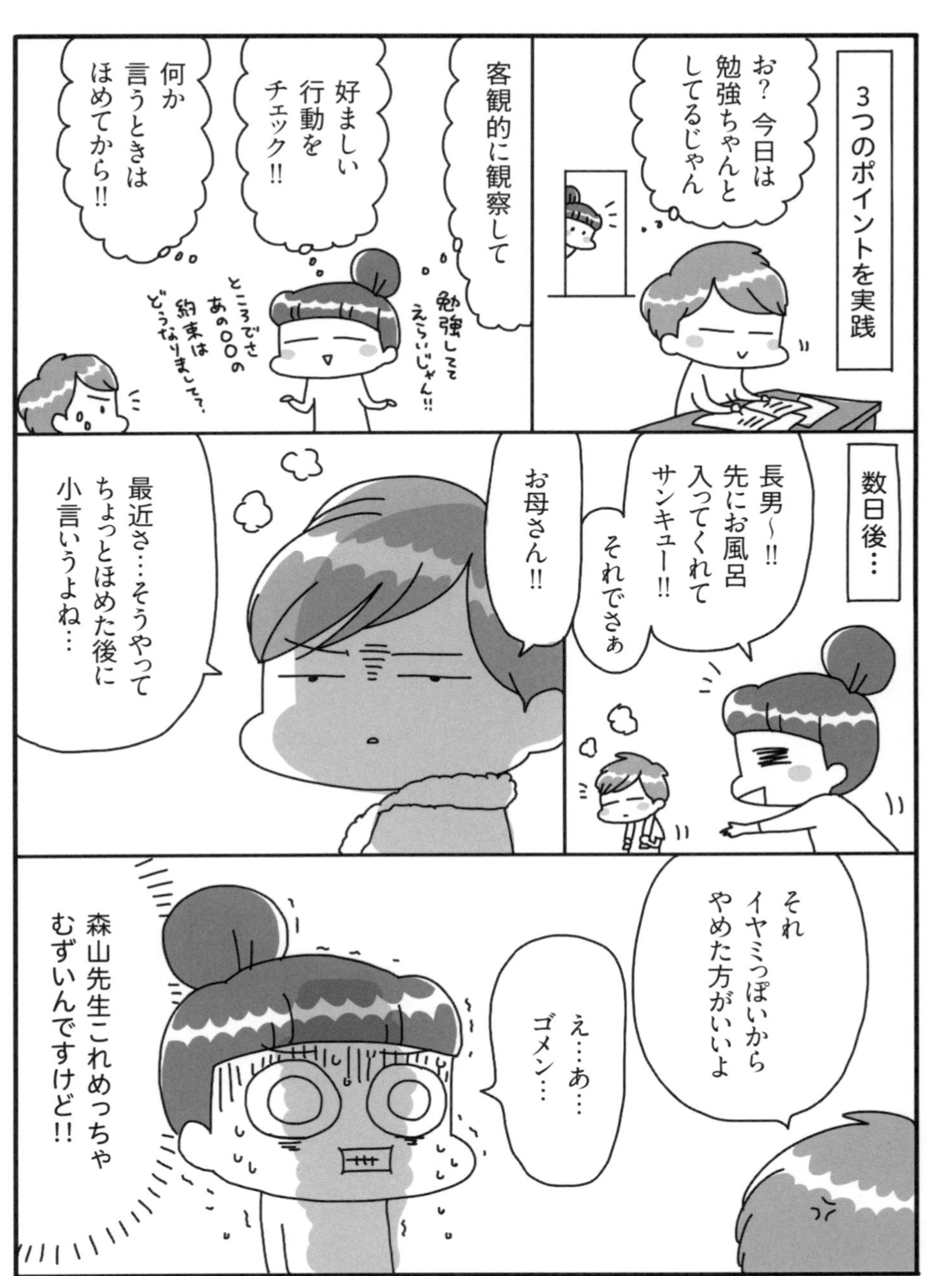
3つのポイントを実践
お？今日は勉強ちゃんとしてるじゃん
客観的に観察して
好ましい行動をチェック!!
何か言うときはほめてから!!
勉強しててえらいじゃん!!
ところでさあの○○の約束はどうなりましてて…
数日後…
長男〜!!先にお風呂入ってくれてサンキュー!!
それでさぁ
お母さん!!
最近さ…そうやってちょっとほめた後に小言いうよね…
それイヤミっぽいからやめた方がいいよ
え…あ…ゴメン…
森山先生これめっちゃむずいんですけど!!

コラム 12

没収や禁止は逆効果

ルールを守れない原因

スマホやゲームの使用ルールがうまく機能しなくてイライラしてしまうのは「ゲーム（スマホ）あるある」です。子どもはどうしてルールを守れないのでしょう。主な原因は次の2つです。

原因❶ ルールが厳しすぎる

ちゃんとルールをつくって使い始めたのにいつの間にかウヤムヤになってしまったり、子どもが嘘をついたり隠れて遊んでいたりする場合は、決めたルールが厳しすぎて、子どもにとって難易度が高いのかもしれません。「このスマホは私（親）のを貸しているんだからね！」と一方的なルールを押しつけていませんか？子どものライフスタイルに合ったルールづくりをもう一度考えてみましょう。また、親が作ったのにルールを守らせることができず「今日は特別」「今日だけね」を繰り返していると、子どもはルールを軽く見て、破ることをなんとも思わなくなってしまいます。

原因❷ ルールの意味を理解できていない

ルールを決めても子どもはたいていすぐに忘れ、自分の都合のいいように解釈します。それを防ぐためには、ルールを紙に書いて壁に貼るなどして可視化するのがおすすめ。家族で共有できるようにしておきましょう。

また、どうして1時間なのかなど、子どもが理解・納得できていないルールだから破るのかもしれません。ルールを決めるときに一緒にプレイ時間をグラフにして話し合うと効果的です。24時間を大きな円グラフにしてみると、子どもは2時間プレイしたいと思っていても「あれ、2時間もできる時間がない…」など納得しやすいのです。

一方的な罰はNG！

ルールを破って遊んでいると、「没収！」「お小遣いなし！」などと罰則を与えたくなります。実際にスマホやゲームを取り上げた経験のある方は多いのではないでしょうか。けれどもこれはNG行為です。

一方的な罰則は信頼関係を崩します。コミュニケーションがとれなくなってしまうため、子どもに何かトラブルがあったとしても親に相談できず、深刻な状況になってしまうかもしれません。

P106の「依存に関わる要因とは」にあるように、子どもが今まで以上にゲームやスマホに執着するようになった要因を考えます。学校の勉強が難しくなって自信がなくなった、友達関係がうまくいっていない、部活で厳しく怒られるなど、実生活でのつらいことから逃避するためのツールになっていないでしょうか。そんなときに、心の支えとなっているゲームやスマホを一方的に取り上げても根本的な解決にならず、関係性がこじれて逆効果になってしまうでしょう。

「ルールを守らなかったら親に返す」「3日間ゲームは禁止」などあらかじめ決めておくのはもちろんOK。使用時間のルールとともに書いておくといいでしょう。

困った行動
- スマホやゲームを手放さない
- 暴言、課金など

厳しい罰則
- 没収、制限
- 小遣いなし

関係の悪化
- 家庭がギスギスする
- 自信の喪失（親）
- 自己肯定感の低下（子）

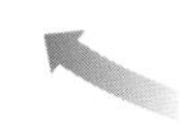

怒り、反抗
- 信頼関係の崩壊
- けんか
- 言うことを聞かなくなる

厳しい罰則による関係の悪循環

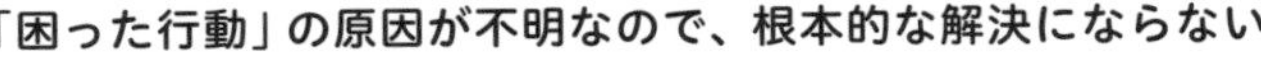

「困った行動」の原因が不明なので、根本的な解決にならない

依存傾向が進む

成功する声かけとは

声かけは本当に難しいもの。子どもの性格もありますし、何より大人が冷静になるのが大変です。でもコミュニケーションのコツを一度覚えてしまえば、今までの殺伐としたやり取りから脱出できるはずです。

伝え方❶ 短く伝える

長くなると、余計なことを言ってしまい本質が伝わらなくなりがちです。

✕ ちょっと、いつまでゲームしてるの？ だいたい君はそういうだらしないところがあるよ。そういえば今日、学校のお手紙出したの？

○ 約束のゲームの時間、過ぎてるよ

伝え方❷ 「肯定」で伝える

「やめなさい」など否定的に言うと反発を招きます。

✕ ご飯食べているときに動画を見るのはやめなさい！ 作ってくれる人に失礼だと思わないの？

○ みんなが好きな物を作ったから、動画を見るのはやめて、感想を聞かせて欲しいな

伝え方❸ I(アイ)メッセージ

P86参照。「私は」を意識して伝えます。

✕ ゲームのときに汚い言葉を使わないで！

○ 怖い言葉遣いをしているのを聞いて、ママすごく怖くなっちゃった

そんな冷静に話せない！ と最初からあきらめずに実践してみましょう。すべて完璧(かんぺき)にしようとせず、取り入れられるところからで大丈夫。続けることできっと親子関係が変わります。

第4章

これって本当？
心配なこと、見守ってOKなこと

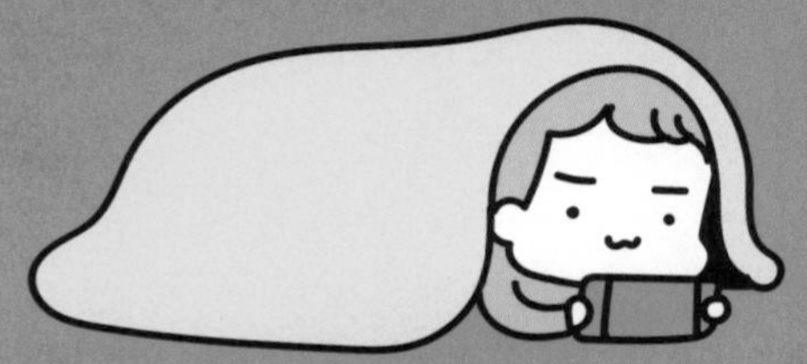

第1話

ゲームや動画ばかり見てると脳に影響するって本当？

容疑者の
自宅からは
大量の
テレビゲームが
押収され
事件との関連を
調べています
つづいてのニュースは…
〆切に追われてるアベ
チュル
チュル
うどん
たまにあるよね
まるで
ゲームのせいで
事件が起きたように
聞こえるニュース…
ズル
ズル
スマホ老眼対応メガネ
ゲームの
表現内容によって
年齢の目安となる
レーティング※が
あるけど
※中立的な第三者の立場でつくられた指標
CERO A 全年齢対象 年齢区分の対象となる表現・内容は含まれておらず、全年齢対象であることを表示しています。
CERO B 12才以上対象 12才以上を対象とする表現内容が含まれていることを表示しています。
CERO C 15才以上対象 15才以上を対象とする表現内容が含まれていることを表示しています。
CERO D 17才以上対象 17才以上を対象とする表現内容が含まれていることを表示しています。
CERO Z 18才以上のみ対象 18才以上のみを対象とする表現内容が含まれていることを表示しています。（18才未満者に対して販売したり頒布したりしないことを前提とする区分）
親が買って
しまえば
あとは
その家庭に
よるよね…
キョロ キョロ
パパのゲーム
やってみよ〜っと

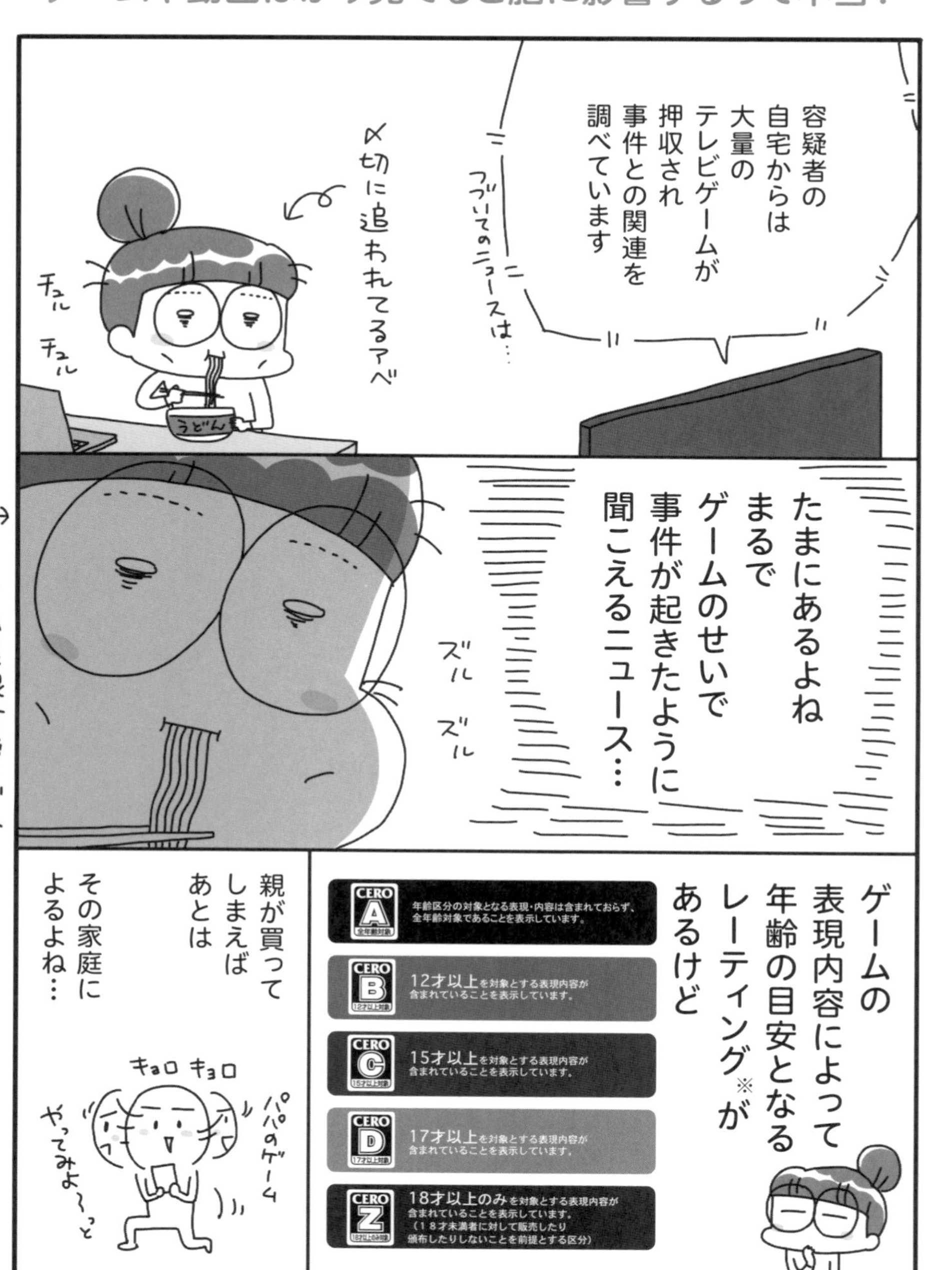

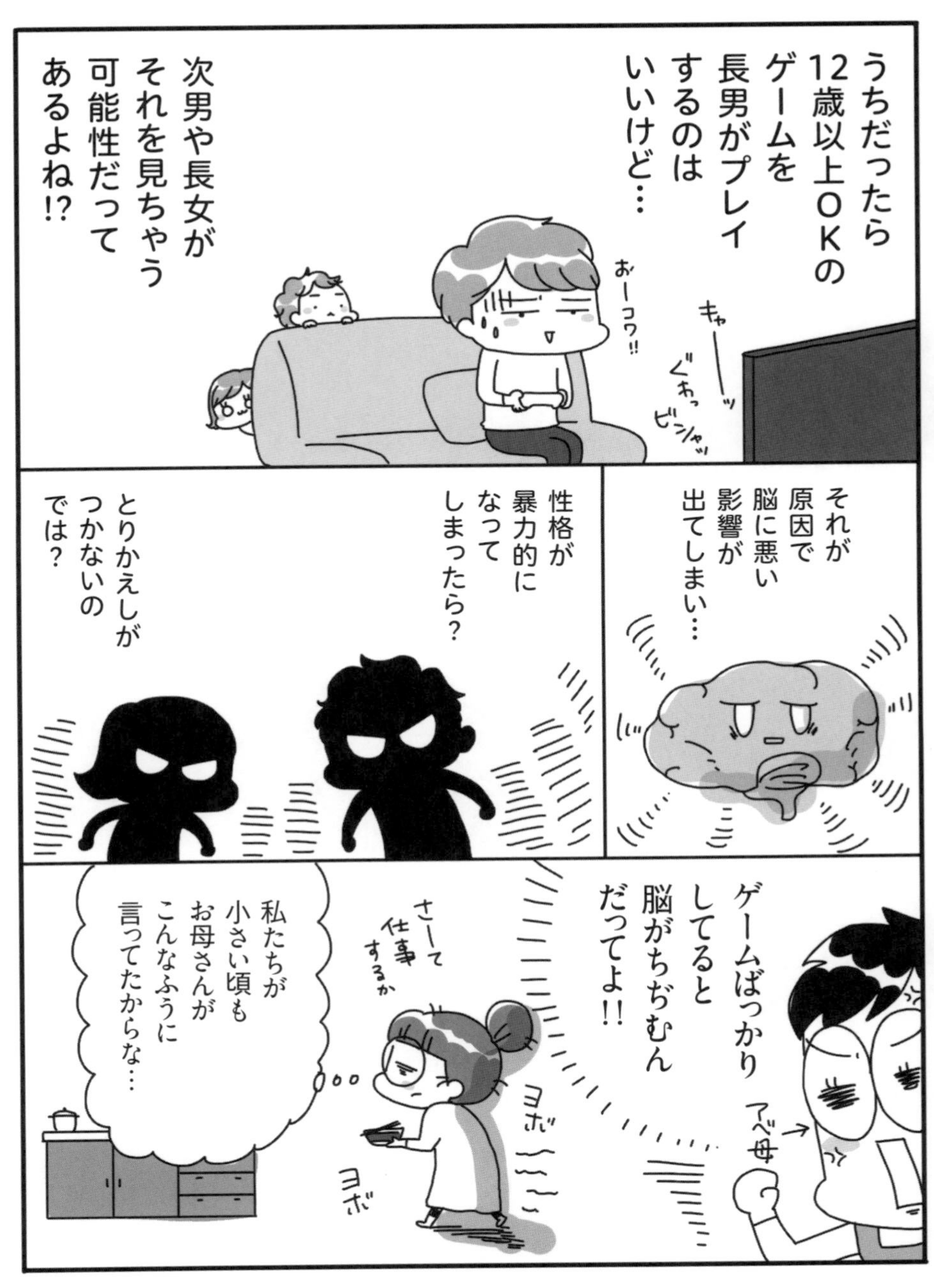
うちだったら
12歳以上OKの
ゲームを
長男がプレイ
するのは
いいけど…
次男や長女が
それを見ちゃう
可能性だって
あるよね!?
おーコワ!!
キャーーッ
ぐわっ
ビシャッ
それが
原因で
脳に悪い
影響が
出てしまい…
性格が
暴力的に
なって
しまったら？
とりかえしが
つかないの
では？
ゲームばっかり
してると
脳がちぢむん
だってよ!!
アベ母
さーて
仕事
するか
ヨボ〜〜〜
ヨボ
私たちが
小さい頃も
お母さんが
こんなふうに
言ってたからな…

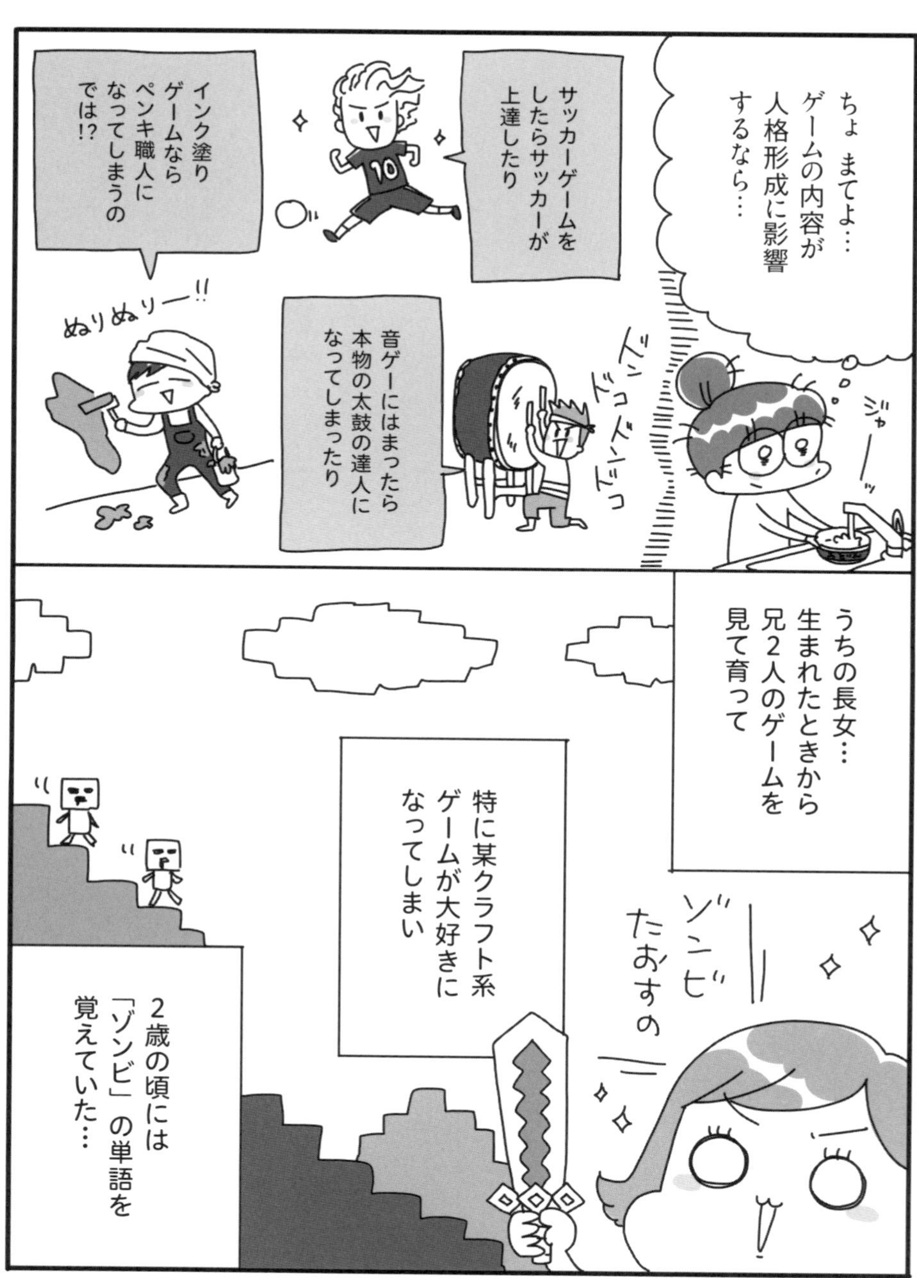
ちょ まてよ…
ゲームの内容が
人格形成に影響
するなら…
ジャーーッ
サッカーゲームを
したらサッカーが
上達したり
インク塗り
ゲームなら
ペンキ職人に
なってしまうの
では!?
ドンドコドンドコ
音ゲーにはまったら
本物の太鼓の達人に
なってしまったり
ぬりぬりーー!!
うちの長女…
生まれたときから
兄2人のゲームを
見て育って
特に某クラフト系
ゲームが大好きに
なってしまい
ゾンビ
たおすの
2歳の頃には
「ゾンビ」の単語を
覚えていた…

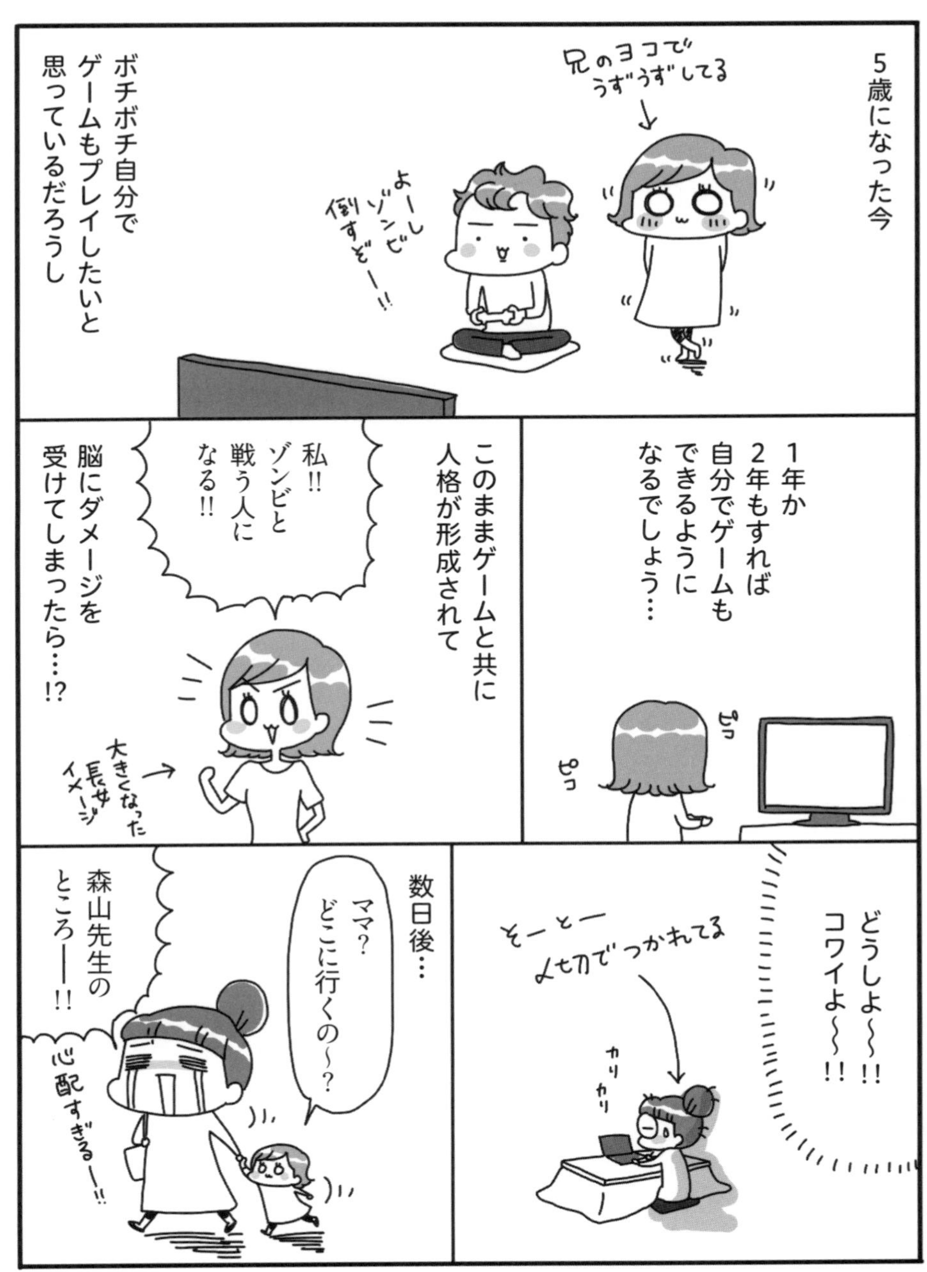
5歳になった今
兄のヨコでうずうずしてる
よーしゾンビ倒すぞーー!!
ボチボチ自分でゲームもプレイしたいと思っているだろうし
1年か2年もすれば自分でゲームもできるようになるでしょう…
ピコ
ピコ
このままゲームと共に人格が形成されて
私!!ゾンビと戦う人になる!!
大きくなった長女イメージ
脳にダメージを受けてしまったら…!?
どうしよ〜!!コワイよ〜!!
そーとー〆切でつかれてる
カリカリ
数日後…
ママ?どこに行くの〜?
森山先生のところ——!!
心配すぎる——!!

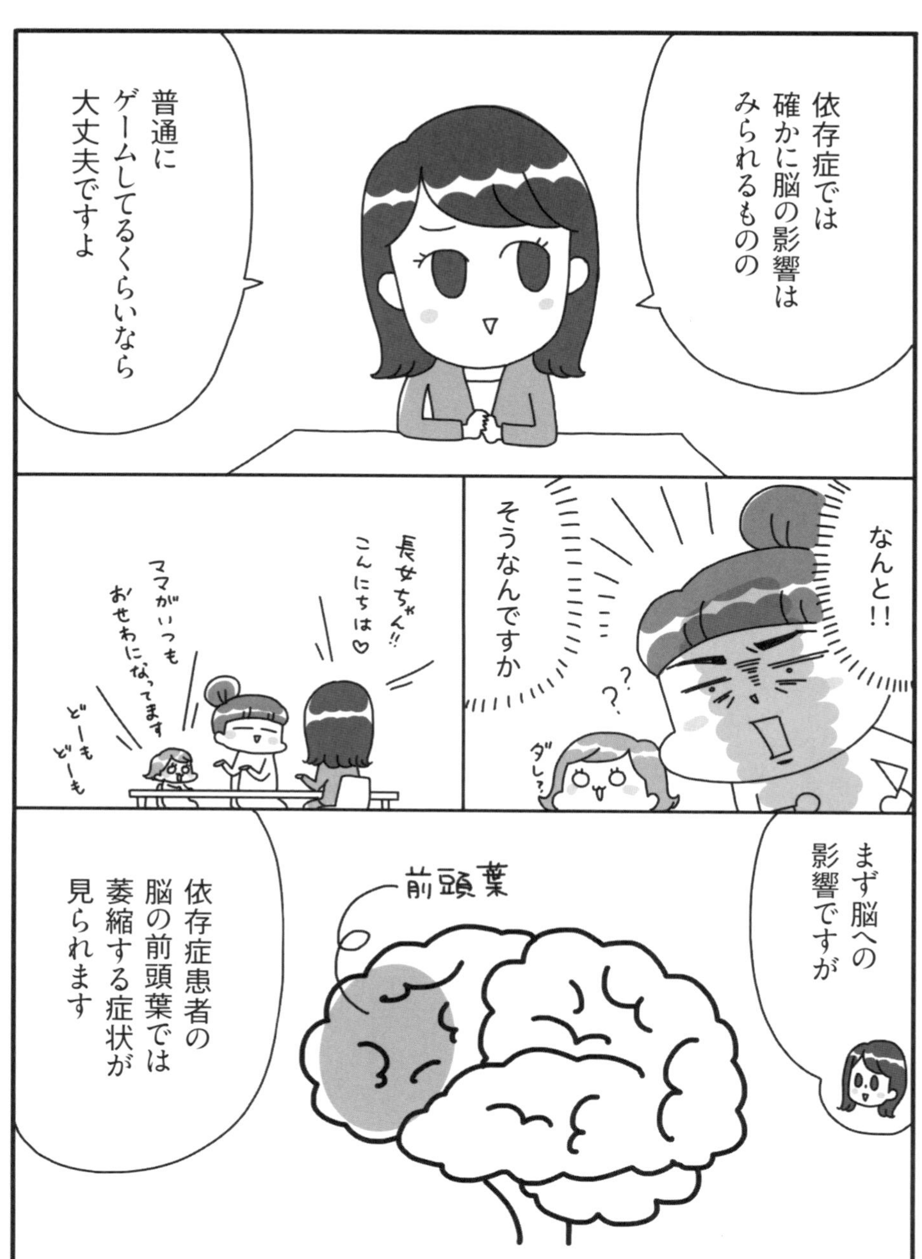
依存症では
確かに脳の影響は
みられるものの
普通に
ゲームしてるくらいなら
大丈夫ですよ
なんと!!
そうなんですか
ダレ?
長女ちゃん!!
こんにちは♡
ママがいつも
おせわになってます
どーも
どーも
まず脳への
影響ですが
前頭葉
依存症患者の
脳の前頭葉では
萎縮する症状が
見られます

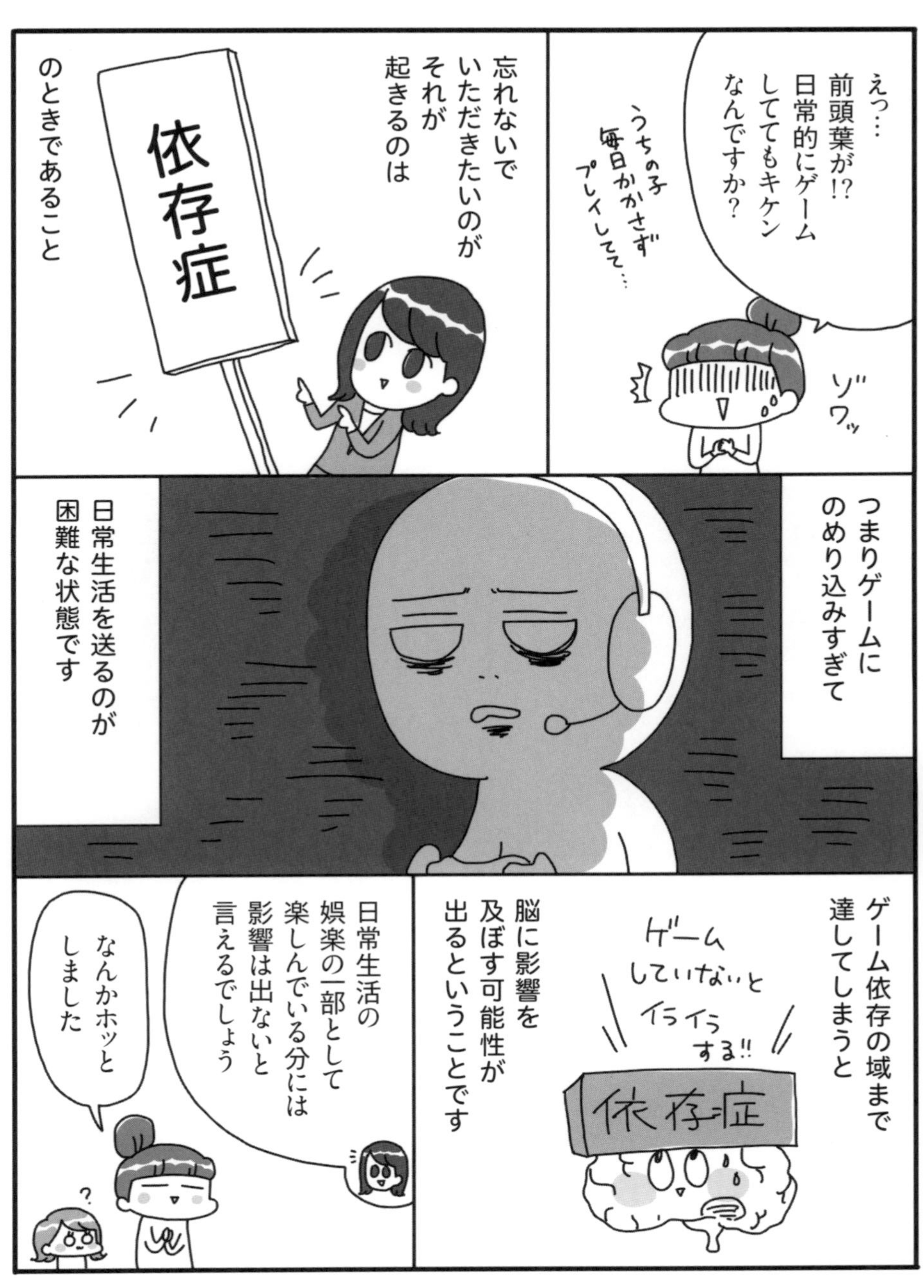

えっ…
前頭葉が!?
日常的にゲーム
しててもキケン
なんですか?
うちの子
毎日かかさず
プレイしてて…
ゾワッ
忘れないで
いただきたいのが
それが
起きるのは
依存症
のときであること
つまりゲームに
のめり込みすぎて
日常生活を送るのが
困難な状態です
ゲーム依存の域まで
達してしまうと
ゲーム
していないと
イライラ
する!!
依存症
脳に影響を
及ぼす可能性が
出るということです
日常生活の
娯楽の一部として
楽しんでいる分には
影響は出ないと
言えるでしょう
なんかホッと
しました
?

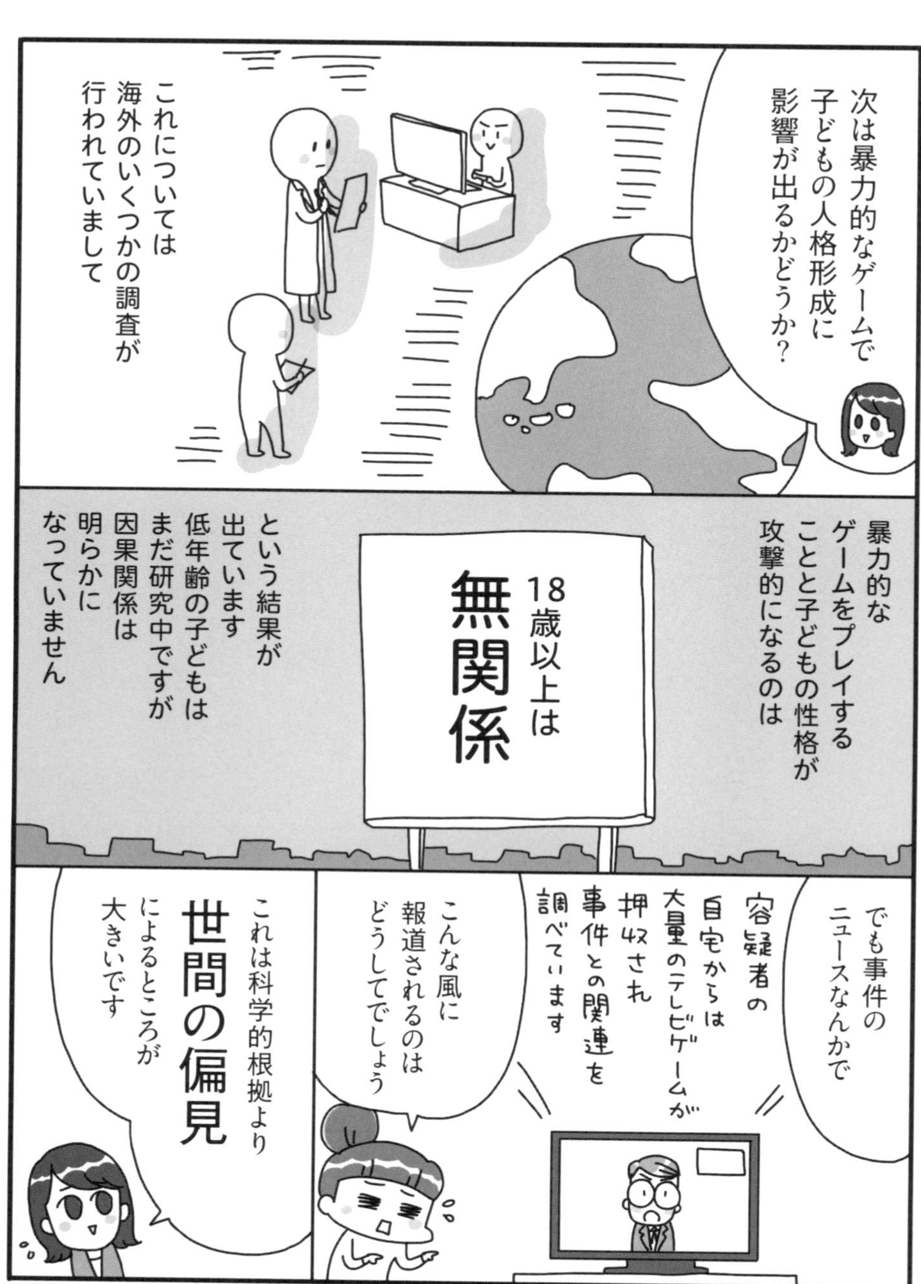
次は暴力的なゲームで子どもの人格形成に影響が出るかどうか？
これについては海外のいくつかの調査が行われていまして
暴力的なゲームをプレイすることと子どもの性格が攻撃的になるのは
18歳以上は
無関係
という結果が出ています
低年齢の子どもはまだ研究中ですが因果関係は明らかになっていません
でも事件のニュースなんかで
容疑者の自宅からは大量のテレビゲームが押収され事件との関連を調べています
こんな風に報道されるのはどうしてでしょう
これは科学的根拠より
世間の偏見
によるところが大きいです

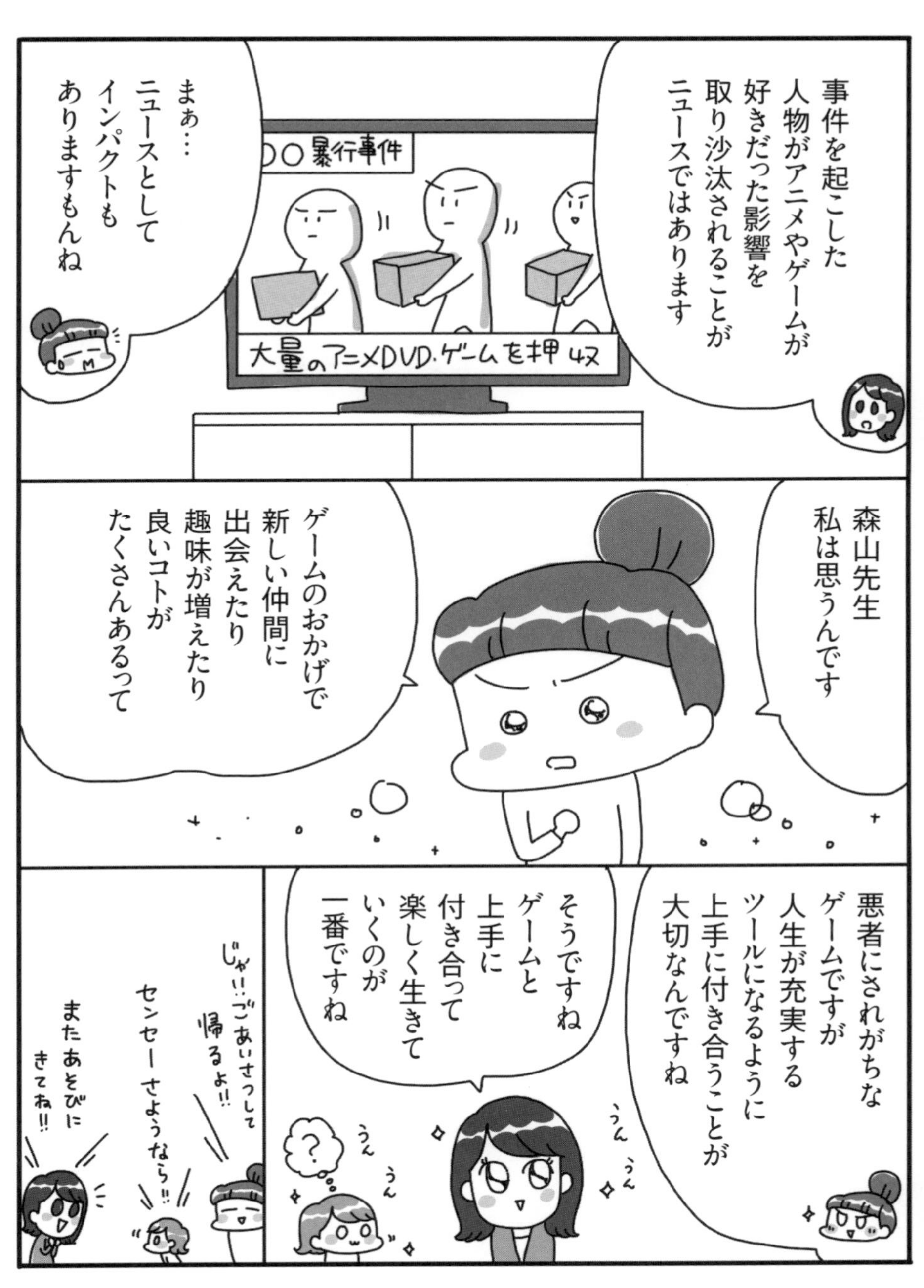
事件を起こした人物がアニメやゲームが好きだった影響を取り沙汰されることがニュースではあります
○○暴行事件
大量のアニメDVD・ゲームを押収
まぁ…ニュースとしてインパクトもありますもんね
森山先生私は思うんです
ゲームのおかげで新しい仲間に出会えたり趣味が増えたり良いコトがたくさんあるって
悪者にされがちなゲームですが人生が充実するツールになるように上手に付き合うことが大切なんですね
うんうん
そうですねゲームと上手に付き合って楽しく生きていくのが一番ですね
うん うん
じゃ!!ごあいさつして帰るよ!!
センセーさようなら!!
またあそびにきてね!!

コラム 13

脳におよぼす影響とは

使用時間と脳の発達の関係

一昔前は、「テレビばっかり見てると頭が悪くなるよ」と言われたものでした。今は長時間のゲームやスマホの使用が脳の発達に影響するといわれる時代です。

デジタルメディアと脳の発達についてはまだ研究段階であり、確実な結論は出ていません。ただしインターネットの使用時間が多いほど、脳活動の成長を示す、前頭前野の灰白質（かいはくしつ）の量が増えないという研究結果があります。つまりインターネットを使う時間が多いと、脳の成長が妨げられるということ。依存する・しないに関わらず使用時間の管理は必要でしょう。

子ども時代は脳の成長期

脳は6歳くらいまでに大人とほぼ同じサイズまで成長し、20歳で完成するといわれています。この頃の脳の発達は非常に重要で、未成年の飲酒が禁じられているのもそのためです。そして思春期は、報酬系を強く刺激するゲームやSNSにはのめり込みやすく、依存のリスクが高いということが示されています。

脳の発達、依存のリスクを考えると、節度をもったデジタルメディアとの付き合い方が重要なのです。

暴力的な性格になる⁉

海外のある論文（※）などでは「無関係」と定義されているものの、この研究は18歳以上を対象としているため、子どもにおいてどうかはまだ明らかになっていません。攻撃的になる、という研究結果もありますが、「ゲームをすると攻撃性が高まる」という因果関係は証明されていません。ただし子どもは成長するときにおかれていた環境が重要です。

非行少年が犯罪行為に及んでしまうのは、一緒にいる仲間や先輩から学んでいることも一つの要因です。

「暴力的なゲームをすると暴力的な子どもになるか？」という問いに答えるならば、暴力的なゲームそのものが悪いというよりも、暴力的な言動が身近にある環境では、そのような行動を学習しやすいため、注意が必要なことは間違いありません。

レーティングマークをチェック

ゲームソフトを購入するときは、ゲームの表現内容にもとづき、対象年齢等を表示しているレーティングマーク（P154）や対象年齢をチェックしましょう。暴力的表現だけでなく、性表現系、反社会的行為表現系（犯罪描写、薬物、自殺など）、言語・思想関連表現系などを審査しています。ただしスマホやパソコンゲームはカバーしていないことも多いので、子どもがプレイする際は必ず親が確認しましょう。

※ Kühn, S., Kugler, D. T., Schmalen, K., Weichenberger, M., Witt, C., & Gallinat, J. (2019). Does playing violent video games cause aggression? A longitudinal intervention study. Molecular Psychiatry, 24(8), 1220–1234. https://doi.org/10.1038/s41380-018-0031-7

脳の神経細胞の成長

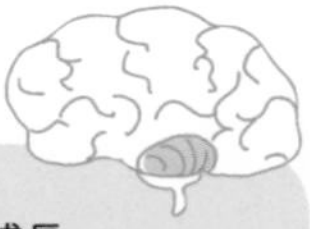

6歳くらいまで	大人の脳とほぼ同じサイズ（90 ～ 95%）に成長
12歳ごろ	神経細胞が発達し、シナプス（神経細胞どうしをつなげるジョイント）が密になる
15歳ごろ	使っていない神経細胞やシナプスを整理し、効率化が進む
20歳ごろ	神経細胞のネットワークが効率化し、ベースが完成する

第2話

見守っていて大丈夫？ 専門家に相談するケースとは

あの――森山先生
私が小学生の頃はゲームばっかりしていると目が悪くなるってよく言われましたが
実際のところはどうなんですか？
アベはスマホ老眼
ゲーム依存やインターネット依存が問題視されたのが1995年頃と
比較的新しい症例のため
依存症になるとこういう弊害がある
ということを断言するのは難しいのですが…
使い方によって明らかに
放っておくと悪くなる
と分かっているのが
目の疾患

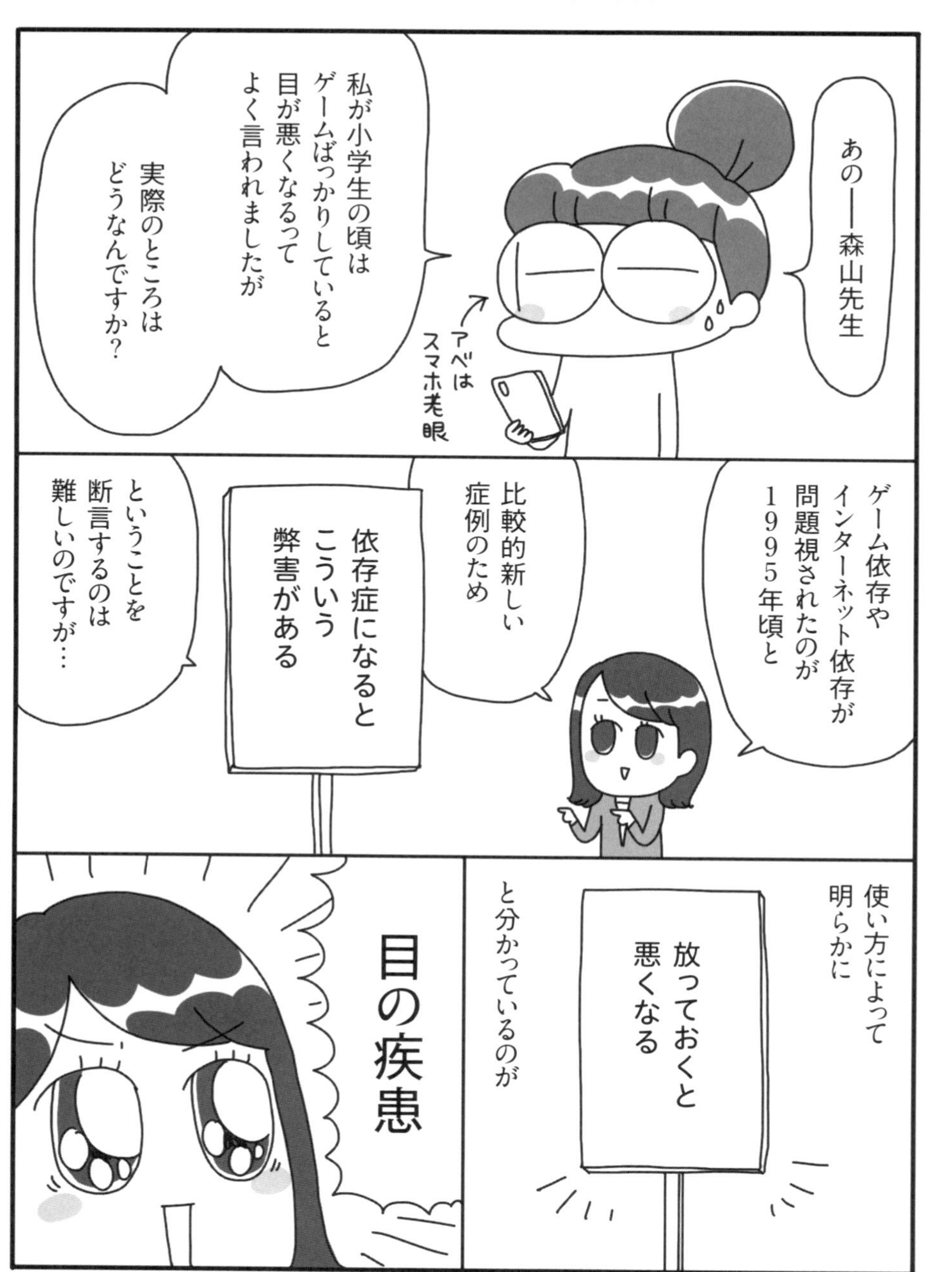

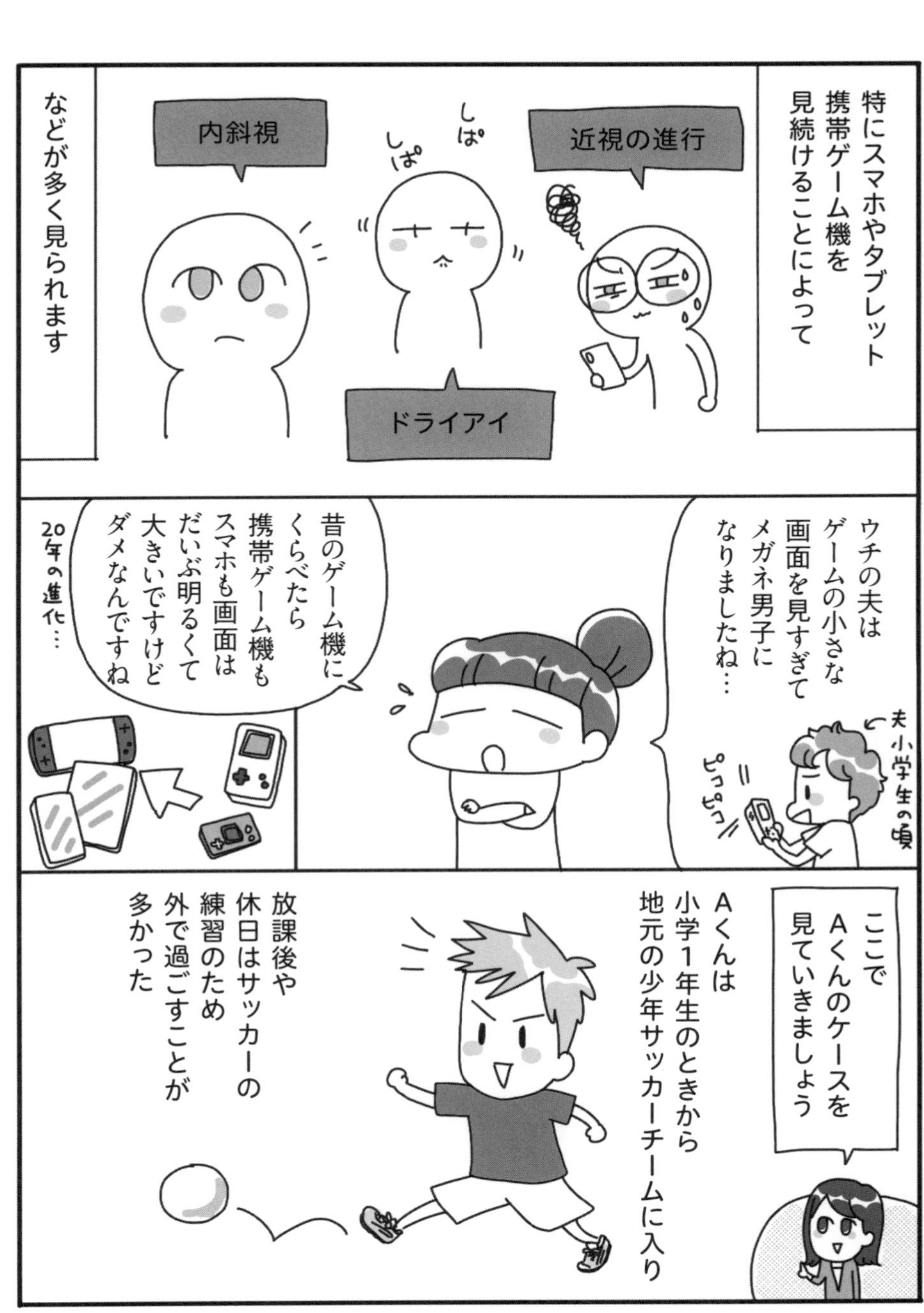
特にスマホやタブレット携帯ゲーム機を見続けることによって
近視の進行
しぱしぱ
ドライアイ
内斜視
などが多く見られます
ウチの夫はゲームの小さな画面を見すぎてメガネ男子になりましたね…
夫小学生の頃
ピコピコ
昔のゲーム機にくらべたら携帯ゲーム機もスマホも画面はだいぶ明るくて大きいですすけどダメなんですね
20年の進化…
ここでAくんのケースを見ていきましょう
Aくんは小学1年生のときから地元の少年サッカーチームに入り
放課後や休日はサッカーの練習のため外で過ごすことが多かった

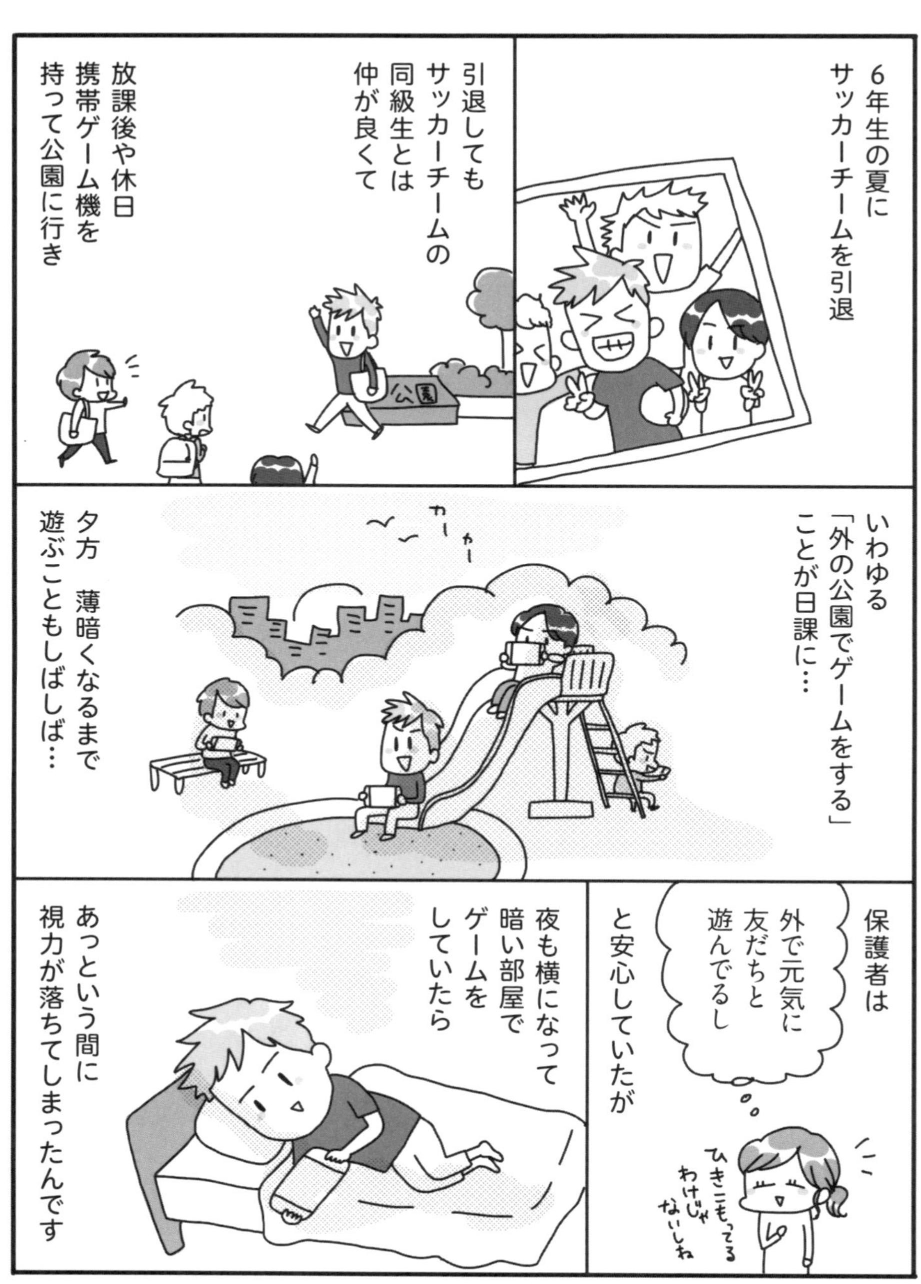
6年生の夏に
サッカーチームを引退
引退しても
サッカーチームの
同級生とは
仲が良くて
放課後や休日
携帯ゲーム機を
持って公園に行き
公園
いわゆる
「外の公園でゲームをする」
ことが日課に…
カーカー
夕方　薄暗くなるまで
遊ぶこともしばしば…
保護者は
外で元気に
友だちと
遊んでるし
と安心していたが
ひきこもってる
わけじゃ
ないしね
夜も横になって
暗い部屋で
ゲームを
していたら
あっという間に
視力が落ちてしまったんです

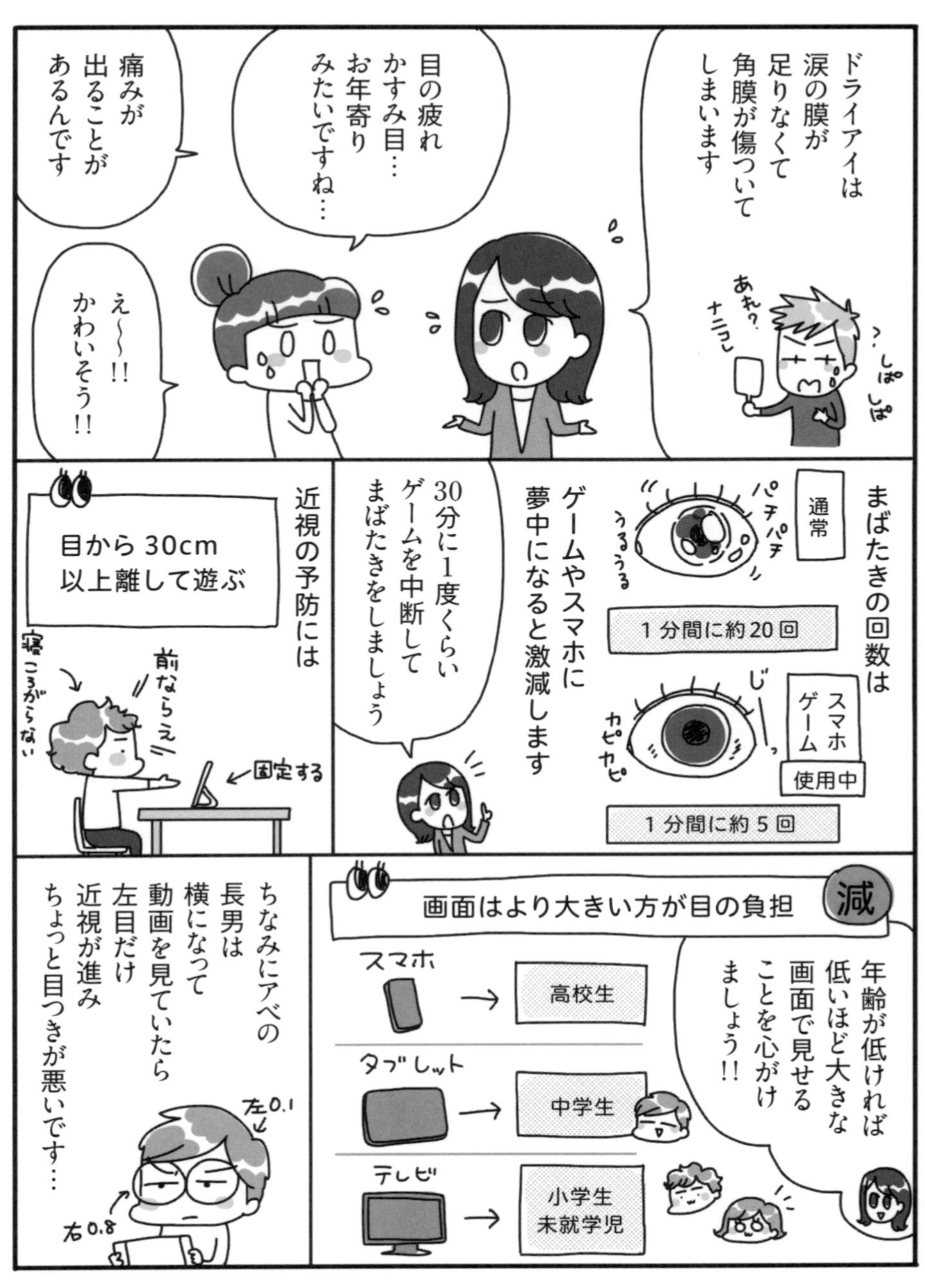
ドライアイは
涙の膜が
足りなくて
角膜が傷ついて
しまいます
あれ？
ナミダ
しぱ しぱ
目の疲れ
かすみ目…
お年寄り
みたいですね…
痛みが
出ることが
あるんです
え～～!!
かわいそう!!
まばたきの回数は
通常
パチパチ
うるうる
1分間に約20回
スマホ
ゲーム
使用中
じー…っ
カピカピ
1分間に約5回
ゲームやスマホに
夢中になると激減します
30分に1度くらい
ゲームを中断して
まばたきをしましょう
近視の予防には
目から30cm
以上離して遊ぶ
寝ころがらない
前ならえ
固定する
画面はより大きい方が目の負担
減
スマホ
高校生
タブレット
中学生
テレビ
小学生
未就学児
年齢が低ければ
低いほど大きな
画面で見せる
ことを心がけ
ましょう!!
ちなみにアベの
長男は
横になって
動画を見ていたら
左目だけ
近視が進み
ちょっと目つきが悪いです…
左0.1
右0.8

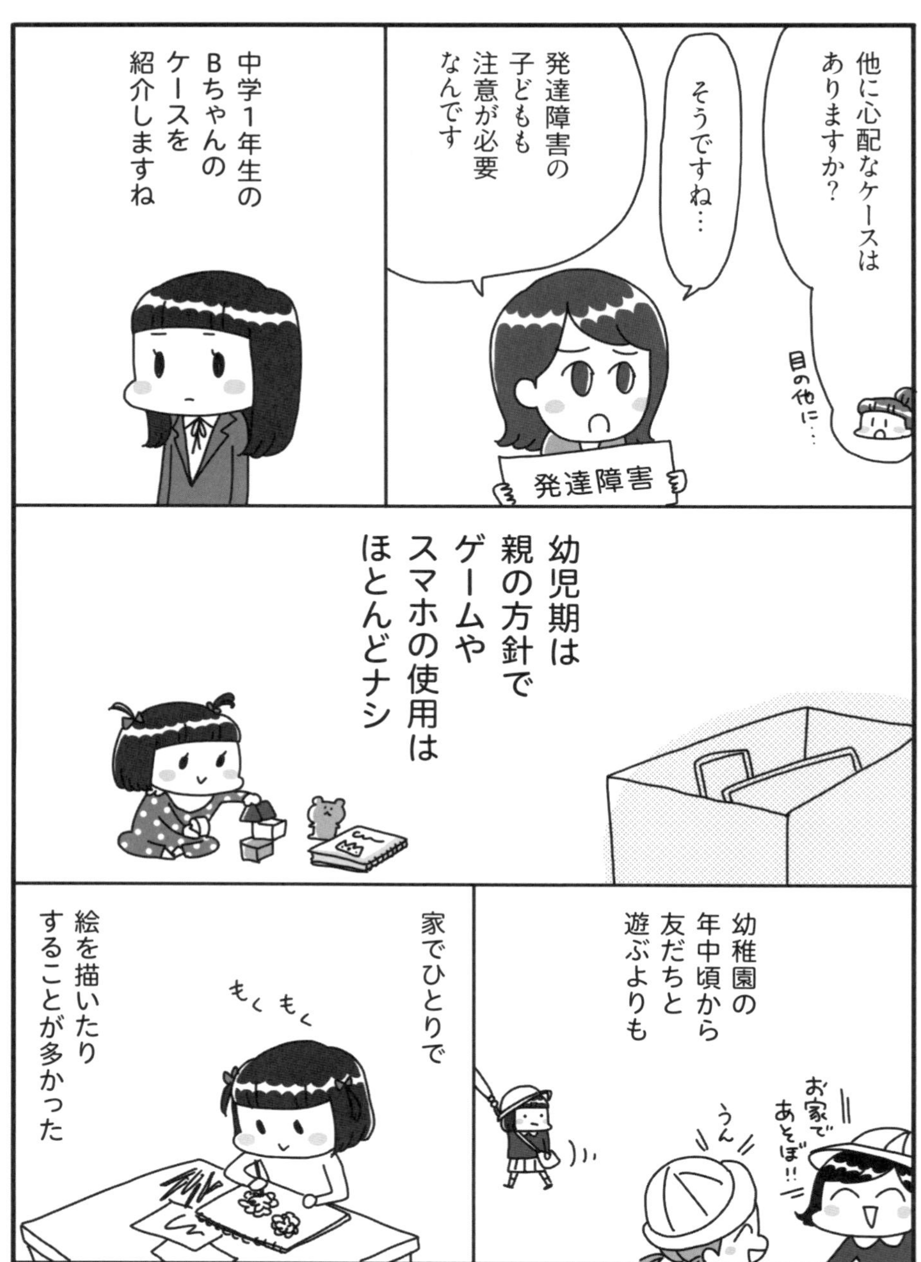
他に心配なケースはありますか？
目の他に…
そうですね…
発達障害の子どもも注意が必要なんです
発達障害
中学1年生のBちゃんのケースを紹介しますね
幼児期は親の方針でゲームやスマホの使用はほとんどナシ
幼稚園の年中頃から友だちと遊ぶよりも
お家であそぼ!!
うん
家でひとりで
もくもく
絵を描いたりすることが多かった

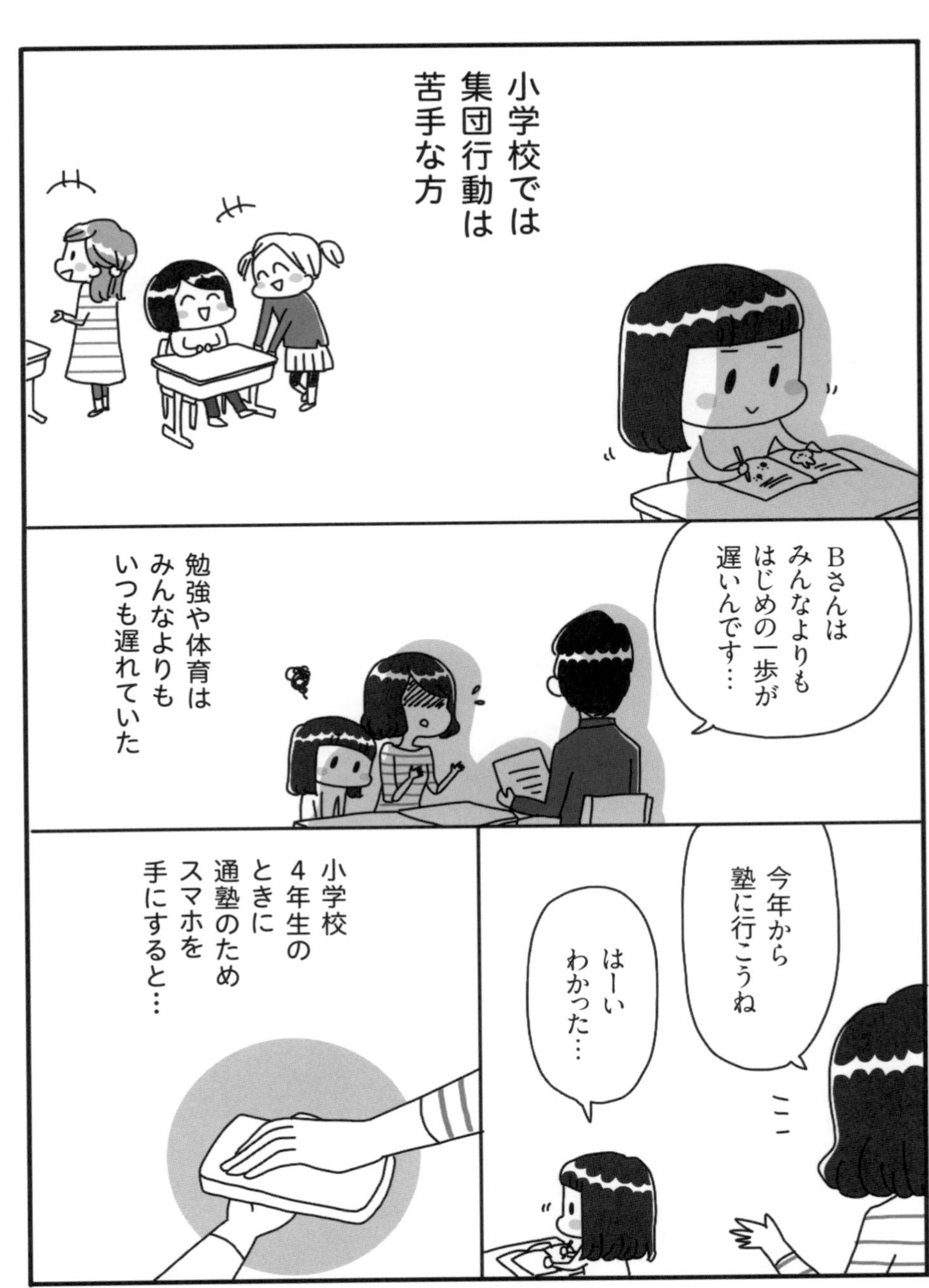
小学校では
集団行動は
苦手な方
Bさんは
みんなよりも
はじめの一歩が
遅いんです…
勉強や体育は
みんなよりも
いつも遅れていた
今年から
塾に行こうね
はーい
わかった…
小学校
4年生の
ときに
通塾のため
スマホを
手にすると…

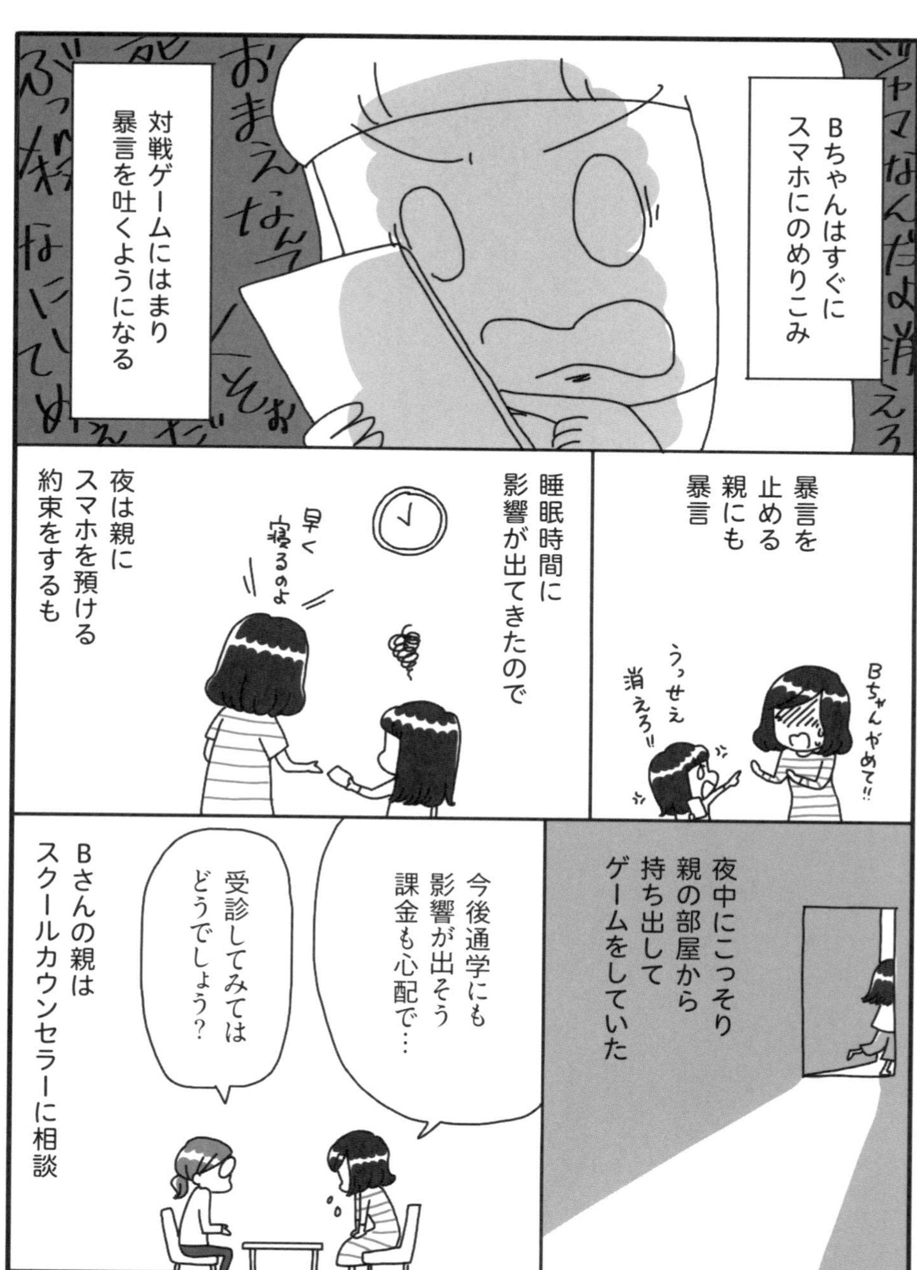
ジャマなんだよ消えろ
Bちゃんはすぐにスマホにのめりこみ
対戦ゲームにはまり暴言を吐くようになる
暴言を止める親にも暴言
Bちゃんやめて!!
うっせぇ消えろ!!
睡眠時間に影響が出てきたので
早く寝るのよ
夜は親にスマホを預ける約束をするも
夜中にこっそり親の部屋から持ち出してゲームをしていた
今後通学にも影響が出そう課金も心配で…
受診してみてはどうでしょう?
Bさんの親はスクールカウンセラーに相談

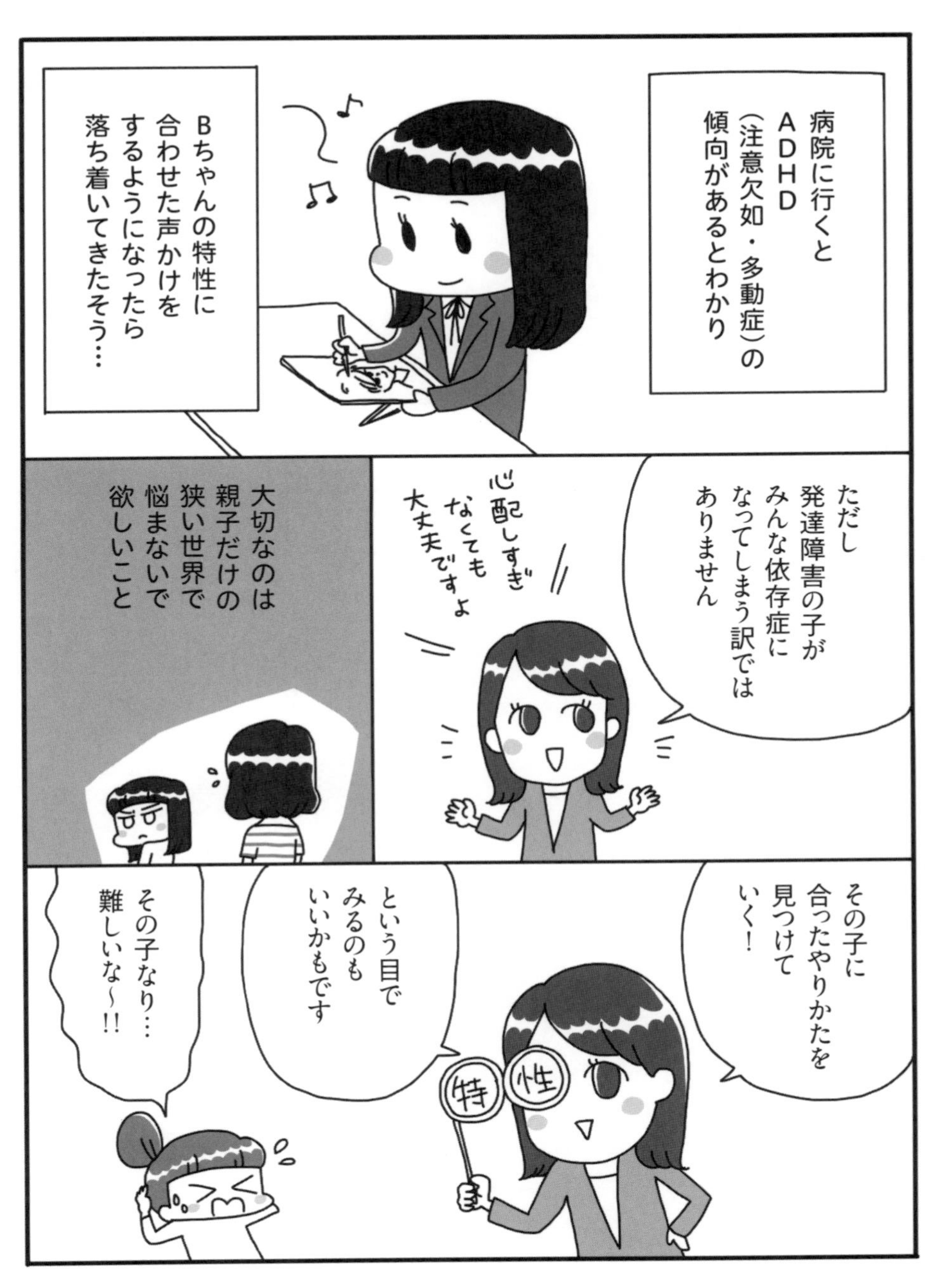
病院に行くと
ADHD
（注意欠如・多動症）の
傾向があるとわかり
Bちゃんの特性に
合わせた声かけを
するようになったら
落ち着いてきたそう…
ただし
発達障害の子が
みんな依存症に
なってしまう訳では
ありません
心配しすぎ
なくても
大丈夫ですよ
大切なのは
親子だけの
狭い世界で
悩まないで
欲しいこと
その子に
合ったやりかたを
見つけて
いく！
という目で
みるのも
いいかもです
特性
その子なり…
難しいな〜!!

コラム 14

早期に発見したいケース

予防できる「目の疾患」

マンガにもあるように、デジタルメディアが問題視されるようになってからまだ20年あまりのため、気になる問題があっても因果関係を断言することは難しい状況です。ただ、使い方（遊び方）によって明らかに悪化するとわかっているのが目の疾患。正しい使い方を知って、目の疾患から子どもを守りましょう。

使うときの注意点

スマホや携帯ゲーム機など小さい画面を使用するとき、画面に目を近づけてじっと目をこらす子どもが多くいます。**特にゲームで遊ぶときは夢中になってしまうため、まばたきの回数が減ってドライアイを引き起こしてしまうのです。**

目の表面が乾燥してなめらかな目の動きを妨げる状態が続くことで目が疲れてしまいます。読書や勉強の集中力も続かず、なんだかいつも目が疲れている…子どもにはそんな毎日を過ごしてほしくありません。次のことを心がけて、目をいたわりながら使用しましょう。

健康的に使うポイント

Point 1

適度に休憩をとる

30分に1回は休憩し、30秒～1分間、遠くを見ましょう

Point 2

意識してまばたきをする

しっかり目を閉じたり、
折に触れまばたきをしたりして目の潤いをキープしましょう

Point 3

正しい姿勢で、機器と目を離して使用する

スマホやゲーム機などの画面から目を30cm以上離し、
座って正面から画面を見て使用しましょう
（寝転んだり、横目の状態で使用しない）

発達障害とゲーム依存

発達障害とゲーム依存については多くの研究が行われていて、インターネットやゲーム依存は、ＡＤＨＤ（注意欠如・多動症）の診断を受けているとなりやすいのでは、と考えられています。ただし、**ＡＤＨＤやその他の発達障害と診断された子が必ず依存症になるわけではありませんし、診断を受けていない子は依存症にならない、というわけではありません。**

どんな子でも、その子なりの特性に合ったデジタルメディアとの付き合い方を探していくことが大切です。

どうして依存しやすいの？

ＡＤＨＤの特性のひとつに「今すぐ〇〇したい」というせっかちで衝動的な行動をとりがちなことがあります。例えば勉強や筋トレなど「努力の成果がすぐに見られないこと」よりも、スカッとするシューティングゲームやすぐに反応があるＳＮＳなど「今すぐに得られる満足や刺激」を求める傾向があります。先の見通しを立てるのが苦手なため、快感を求め続けて時間を忘れて没頭してしまうことから、依存に進んでしまうことがあるのです。

子どもの視点に立つ

子どもが没頭して約束の時間を守れなかったとき、頭ごなしに叱ったり没収したりするのは逆効果であることは変わりません（Ｐ１５０参照）。始める前にタイマーをセットするなど相談しながら工夫してみましょう。

また発達障害の特性によっては、人間関係が苦手だったり苦手な科目があったりと、学校や部活などでうまくいかないと感じる子もいます。ゲームやスマホを現実世界からの逃避手段としていることも考えられますから、まずは子どもの様子をみて、心配なことがあったらお互いが落ち着いているときに話し合ってみるといいでしょう。

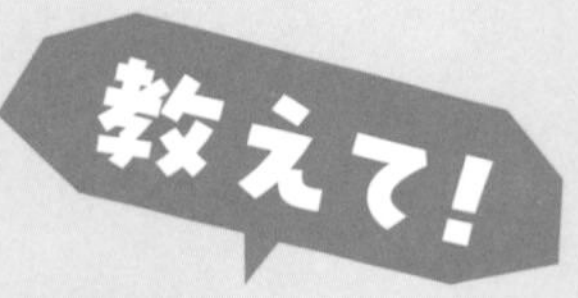

森山先生に 10の質問

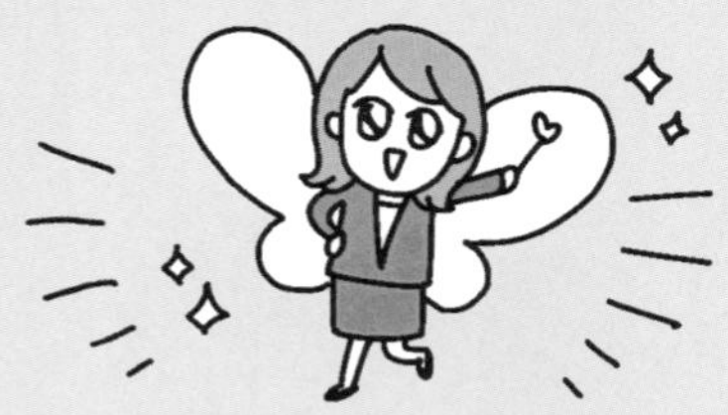

まだまだあります、
子どもとデジタルメディアの
悩ましいエピソード。

森山先生、
こんなときはどうしたらいいですか!?

Q

1

YouTubeやTicTokなどのショート動画はあまり見せたくありません。知育アプリなら見せてもいいですか？

A

必要であればOKですが、声かけなどで関わってあげて

動画やショート動画はアカウントの視聴傾向に合わせて関連動画などがおすすめされるので、子どもは退屈せずに見続けてしまいます。また、内容も千差万別ですので、見せるとしても、与えっぱなしにせずに、内容を考慮する必要があるでしょう。

知育アプリでは、教育的な効果を狙って設計されています。手を動かしたり、受け答えをしたりと、子どもが能動的にアプリを使用するので、デジタルメディアを使用するのであれば、ただじっと画面を見続ける動画やショート動画を見るよりもいいでしょう。もちろん、言葉や社会性の発達については、フェイストゥーフェイスの相互交流がある方が最も学習効果が高いのは言うまでもありません。知育アプリを使うときも、親御さんの余裕があれば、声かけをするなど関わりを持ってあげるとさらに良いです。

Q 2

自分の部屋（親の目が届かないところ）でゲームやスマホを使わせていいのは何歳からですか？

A 見守り機能などを利用し、中学生くらいから検討しても

特に小学生や中学生では、年齢にそぐわない過激な描写がないか、課金をしていないか、友達やゲーム仲間とのトラブルが起きていないか、など安全に使うための見守りは基本的に必要です。また、子どもが夢中になっているゲームやアプリを把握し、子どもと気軽に会話できる点でも目の届く範囲で利用するメリットがあります。

一方で、中学生くらいから、自分の部屋で使いたいという気持ちが芽生えてくることもあると思います。それは思春期に差し掛かる年代では、当然出てくる欲求であり、それ自体は成長の一つと捉えてよいと思います。

自分の部屋での使用を完全に禁止にするというよりも、就寝時はスマホを持ち込まない、スクリーンタイムや見守り機能で使用内容や時間を親も把握するなどの対策をしながら、子どものニーズもある程度満たすことがあってもよいのではと思います。

Q 3

**上の子の影響で、
まだ幼児の下の子も見てしまいます。
隔離したいけど上の子ひとりで
デジタルメディアを見せるのも心配です。
どうしたらいいですか？**

A 年齢が離れていなければ気にしすぎなくてOK

アメリカの小児科学会では、2～5歳の子どもについてスクリーンタイムは1時間まで、教育的な内容など質の高いコンテンツであることも推奨しています。これを聞くと、かなりハードルが高いかもと感じると思いますし、年長のきょうだいがいるとなおさら難しいですよね。

上の子と下の子で年齢がいくつ離れているかにもよりますが、大きく年齢が離れていなければ、下の子も見る前提で、

- **暴力的な内容でないもの**
- **ある程度教育的な要素のある内容の動画やアニメ**

を選ぶと良いと思います。また、きょうだいであるメリットを利用して「今日はどっちが電源をオフにする？」など役割を与えるなどゲーム性をもたせてお約束を守れるように工夫することもできます。

Q 4

子どもの友達がよくない使い方（暴言、時間無制限、友達のゲーム機を借りて返さないなど）をしています。親に言うべきですか？

A

親同士の話し合いは慎重に。基本的には学校に相談を

家庭によって価値観や倫理観、置かれている環境も異なる場合があり、トラブルを避けるためにも友達の親御さんに指摘するのは慎重に対応する必要があります。スマホや動画のトラブルに限らず、「当事者同士で話す前に、まずは学校に相談してください」という方針の学校が今はほとんどではないでしょうか。親同士の関係性がオープンなものであれば、率直に伝えることで「わが家ではこんなふうにしているよ」と情報交換や連携をとるきっかけになることもあると思います。ただ、そうでない場合はまず学校の先生に相談し、対応を一緒に検討してもよいと思います。

また、もしご自身の子どもが暴言による被害を受けた場合は、子どものケアも大切になると思います。そのときも学校の先生やスクールカウンセラーにサポートを求めて、家庭の中だけで抱えないようにしてもらいたいと思います。

Q 5

夫（妻）がスマホゲームばかりしているので、子どもに注意できません。夫（妻）へどう注意したら効果的ですか？

A

ポイントを踏まえて伝えてみましょう。子どもは親の行動から学びます。

大人はOKで子どもはNGというのは、子どもも納得がいかないですよね。やはり子どもだけなく、親も一緒に「やってもよい時間」「やらないで過ごす時間」に取り組んでいきたいところです。子どもは最も身近な存在である親の行動から学ぶことが多くあります。親が子どもの前でも時間の制限なくゲームをしていれば、子どもが時間を決めてゲームができるようになる可能性は低くなるでしょう。

パートナーに対して自分の気持ちを伝えたいときは、①長々とお説教をせず、シンプルに伝える、②感情的にならず「私はこうしてほしい」と伝える、③「ゲームやめて」ではなく代わりに「何をしてほしいのか」を具体的に伝える、といったポイントを踏まえて伝えてみてください。また、もしかしたらパートナーは、悩みや不安から逃避する手段としてゲームに没頭しているのかも。いずれにせよ、冷静に話し合う場をつくりたいですね。

Q 6

スマートフォンは
何歳くらいから
買い与えてもいいですか？

A

親の管理のもとで、小学校高学年以降からが現実的

中学生の90％以上はスマホを使用していますし、最近では小学校高学年くらいから多くの子どもが持ち始めています。防犯面はもちろんのこと、友達とのコミュニケーションや関係構築にスマホが重要な役割を担う場面も多いため、小学校高学年以降から持ち始めるというのが現実的なラインかと思います。

ただし、ゲームやスマホなどの使用開始年齢が早いほど、依存のリスクが高まるということが指摘されています。また、10代は成人よりも依存のリスクが高いことも明らかになっています。したがって、小学生からスマホを与える場合には、

- 使用できる時間やアプリなど制限をかける
- 中高生についても親子で使用ルールや使用コンテンツを使を決める

などを話し合って、家庭で見守り、管理していくことが大切です。

Q 7

**いつも叱ってばかりで、
こんな生活にうんざりしています。
親があきらめて叱らなくなったら
ネット依存、ゲーム依存になってしまうでしょうか。**

A

**リスクは高まります。
いったん距離を置いて、専門家に相談しても**

叱るのはエネルギーがいるので、親御さんも疲れてしまいますね。だからといって何もせずに放置してしまうのは、やはり依存へのリスクが高まるでしょう。

親子の関係性がぎくしゃくし、対立的になると、親も子どもに対して否定的な感情を持ってしまいがち。子どもも息苦しさやストレスの発散をゲームに求め、親に隠れてゲームをするようになったりさらにゲームにのめり込んでしまったり、という悪循環が生まれてしまうことがあります。依存からの予防や回復で重要なことの一つに、ポジティブな親子の関係性を構築、維持していくことがあげられます。けれど、急には難しいものです。親御さんも疲れてしまって、子どもに対して余裕をもって関わることができないと感じたら、一旦子どもと距離を置いてみることも一つの方法です。また、カウンセラーなど専門家に相談することで、客観的な視点で子どもとの関わり方を考えることもできます。

Q 8

動画をぼんやり見ているのと、頭を使ってゲームをしているのは、どちらがマシですか？

A

どちらか、と言えばゲームです

動画とゲーム、どちらが発達や学習により良い影響があるのかということは、一概に言えません。ただ、乳幼児期に大人向けの動画を長時間見ることは、子ども向けの動画を見ることと比べて、認知発達の低下と関連するという研究結果があります。また、インタラクティブなやり取り（双方向のやり取り）を通じた方が学習効果は高いので、幼児向けだとしても、ぼんやり動画を見ている時間が長いのはやはり好ましくありません。

いっぽうゲームの場合、種類にもよりますが、誰かと共同して目標達成に向けて進めていくタイプのオンラインゲームであれば、協力する力や自分の強みの発見などの学びが期待できるでしょう。

しかし、オンラインゲームはあおられたり、暴言をあびたりすることがあるため、親の監視のもとでプレイすることが原則。また過度に暴力的な描写があったり、射倖心を煽ったりと子どもには不向きなゲームもあるので、内容には十分注意が必要です。

Q 9

**動画もゲームもテレビで見ています。
テレビが1台しかない場合、
きょうだいのそれぞれに時間制限を設けても、
結局みんなで見たりゲームをしたりすると
長時間になってしまいます。どうすべきでしょうか？**

A 「話し合いの場」にしてみる

それぞれの持ち時間のときに隔離するわけにもいかず、悩ましい問題ですね。例えば、きょうだいごとに設定するのではなく、「子どもたちがテレビを動画やゲームに使ってよい時間」を決めてしまって、その時間内で、どの動画を見るのか、ゲームをするのか、子どもたちで話し合って使うようにするのはどうでしょうか。

その際、年上の子が自分の有利になるよう仕向けたり、年下の子が泣いてしまったりとお互いの意見がぶつかって対立してしまう場合もあるでしょう。でも、それぞれの意見を尊重しながら、時に譲り合うことを学ぶ良い機会になるかもしれません。

親御さんとしては、口を挟みたくなる場面も多く、最初は難しく感じるかもしれませんが、子どもたち自身で問題解決をしていくプロセスを作ってみるのも、一つの方法です。下の子が小さい場合はQ3の対応も参考にしてみてください。

Q 10

3歳の女児。時間を決めて動画を止めると手がつけられないくらい暴れたり泣いたり。言い聞かせる（コミュニケーションがとれる）年齢になるまでは、どうやって視聴時間を守らせたらいいですか？

A

自分で確認させ、達成できる工夫も

3歳では、まだまだ自分の思い通りにならないときに感情をコントロールするのは難しいですね。時間を決めてから動画の視聴を始めるのは良いことだと思いますが、その上で子どもが自分で確認できるような工夫も大切です。「時計の針がここになったらやめるよ」という伝え方や、「あと何分で終わりだね」といったリマインドを出すことも大切です。また、時間になったらすぐに止めさせるのではなく、この動画が終わったらやめようね、と区切りのよいところにしてもオッケーです。「自分でやりたい」という気持ちが強い子なら、「時間になったら自分でおしまいにできるかな？」と終了ボタンを押させるようにして、できたら褒めるといったように達成感が得られるような工夫もできます。どうしても泣いてしまうという場合は、怒ったり、無理に説得したりするのではなく「まだ見たいよね」と気持ちに共感しながら、落ち着くのを待つか、別の遊びを促します。

参考文献

『スマホはどこまで脳を壊すか』
榊浩平（著）川島隆太（監修）／朝日新聞出版（2023）

『発達障害の子どもの「できる」を増やす提案・交渉型アプローチ
叱らないけど譲らない支援』
武田鉄郎（編・著）／Gakken（2017）

『スマホゲーム依存症』
樋口進（著）／内外出版社（2017）

『ゲーム・スマホ依存から子どもを守る本』
樋口進（著）／法研（2020）

『マンガ ケーススタディ ゲーム依存』
三原聡子（著）／法研（2023）

『専門家が親に教える 子どものネット・ゲーム依存問題解決ガイド』
森山沙耶（著）／Gakken（2023）

あとがき

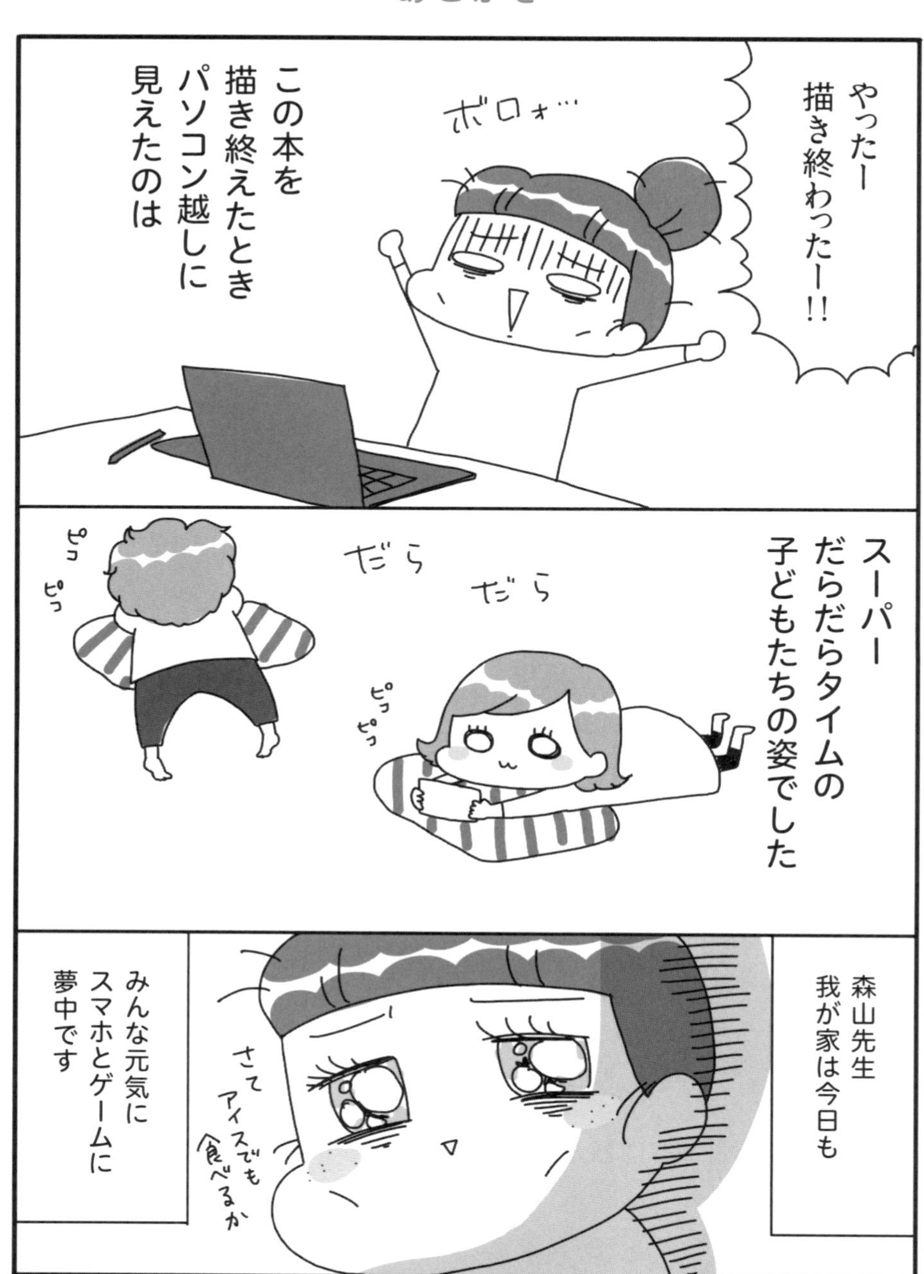

やったー
描き終わったー!!
ボロォ…
この本を
描き終えたとき
パソコン越しに
見えたのは
スーパー
だらだらタイムの
子どもたちの姿でした
だら
だら
ピコ
ピコ
ピコ
ピコ
森山先生
我が家は今日も
さて
アイスでも
食べるか
みんな元気に
スマホとゲームに
夢中です

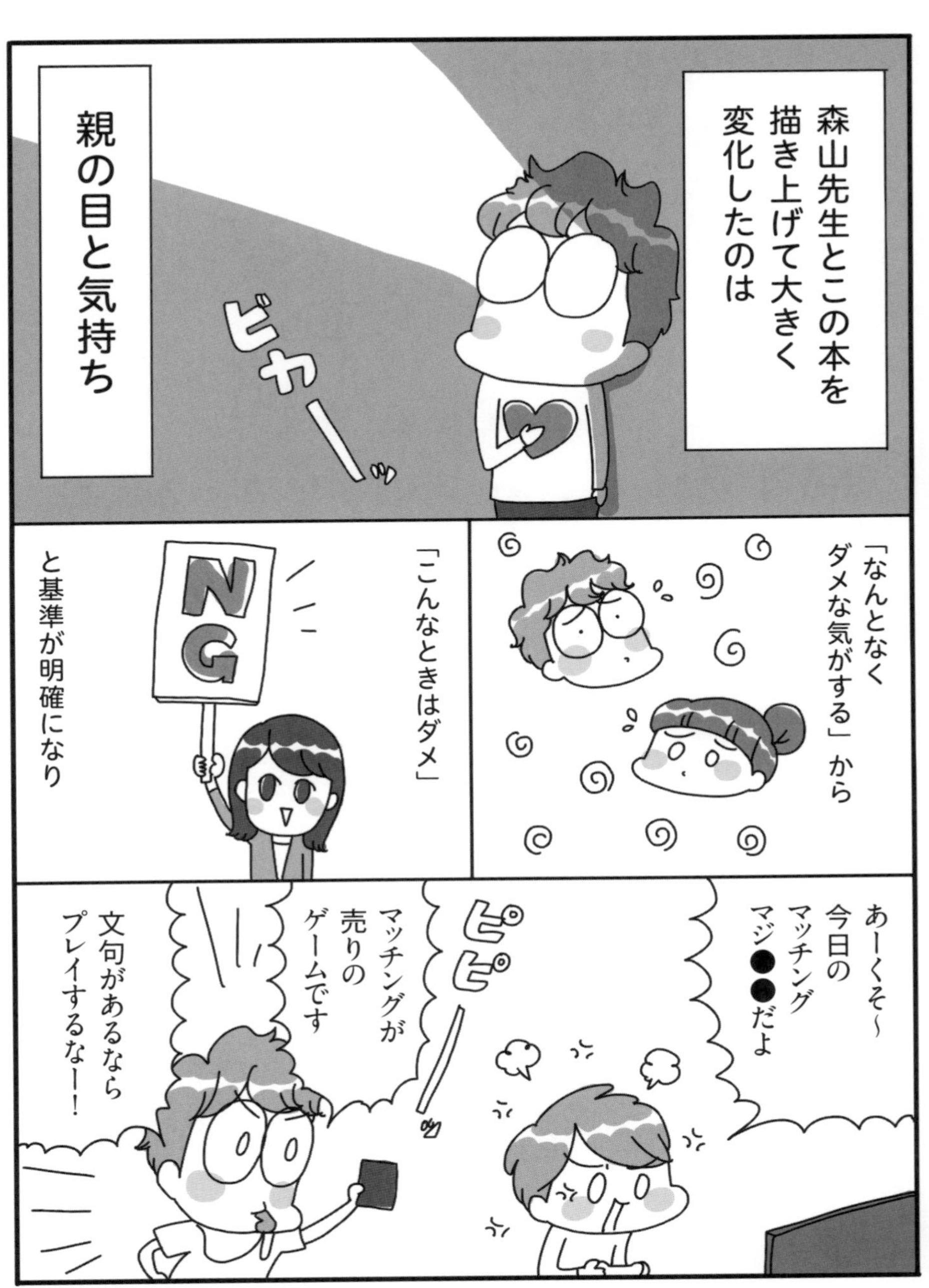
森山先生とこの本を
描き上げて大きく
変化したのは
親の目と気持ち
ビャーッ
「なんとなく
ダメな気がする」から
「こんなときはダメ」
NG
と基準が明確になり
あーくそ～
今日の
マッチング
マジ●●だよ
ピピーッ
マッチングが
売りの
ゲームです
文句があるなら
プレイするなーー！

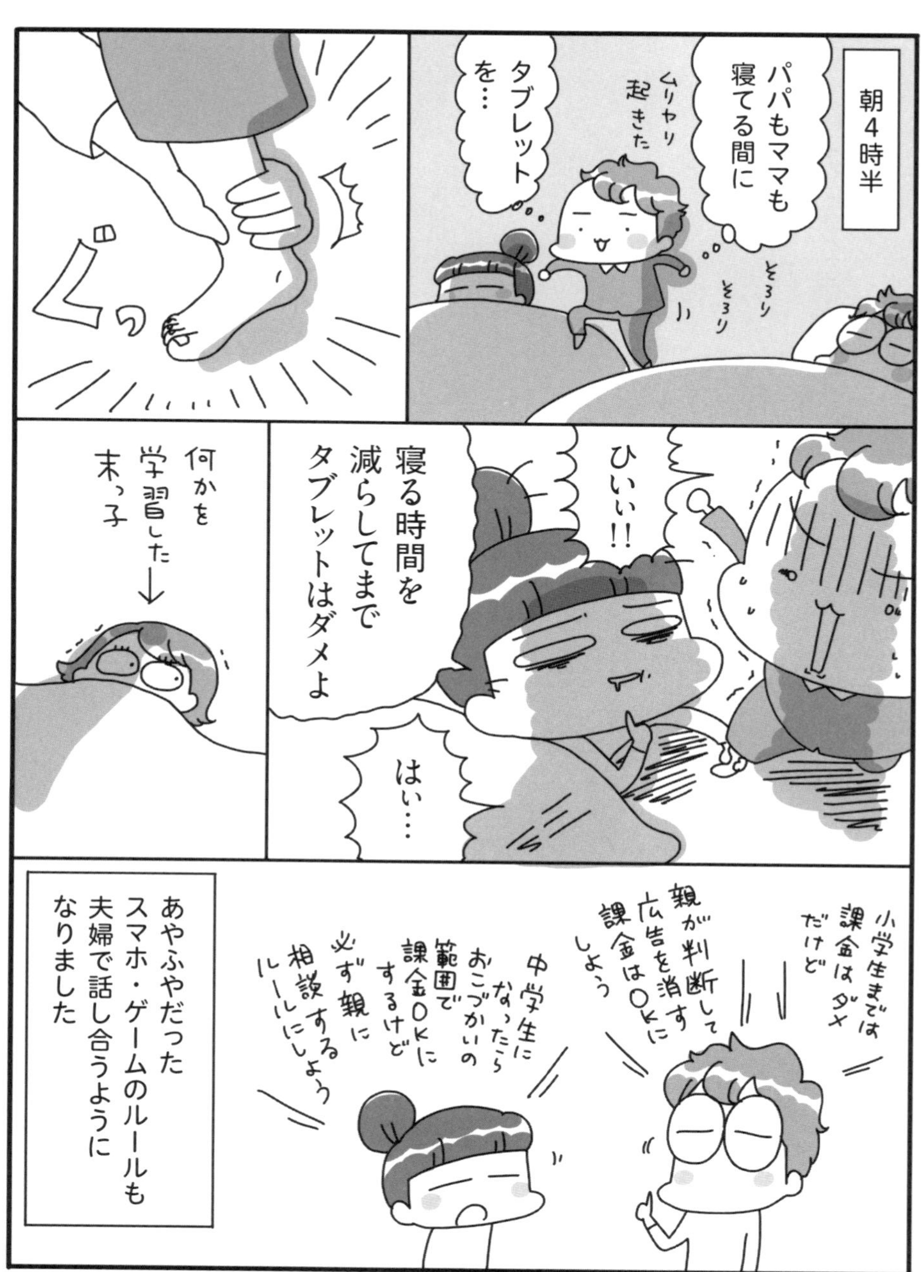
朝4時半
パパもママも寝てる間に
ムリヤリ起きた
タブレットを…
とろり
とろり
ぐっ
ひぃぃぃ!!
寝る時間を減らしてまでタブレットはダメよ
はい…
何かを学習した末っ子
小学生までは課金はダメだけど
親が判断して広告を消す課金はOKにしよう
中学生になったらおこづかいの範囲で課金OKにするけど必ず親に相談するルールにしよう
あやふやだったスマホ・ゲームのルールも夫婦で話し合うようになりました

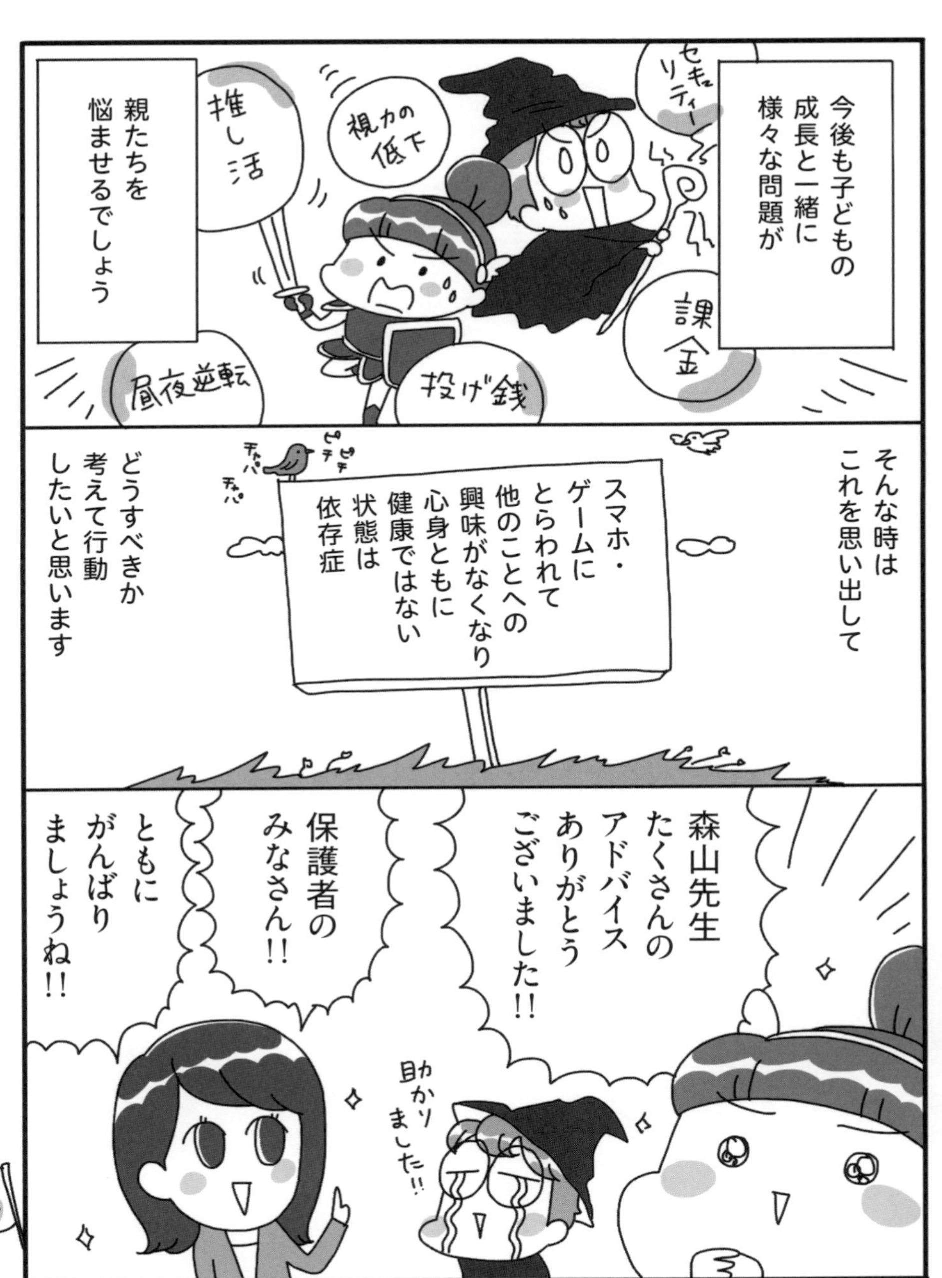
今後も子どもの
成長と一緒に
様々な問題が
セキュリティー
課金
視力の低下
推し活
投げ銭
昼夜逆転
親たちを
悩ませるでしょう
そんな時は
これを思い出して
スマホ・
ゲームに
とらわれて
他のことへの
興味がなくなり
心身ともに
健康ではない
状態は
依存症
どうすべきか
考えて行動
したいと思います
森山先生
たくさんの
アドバイス
ありがとう
ございました!!
保護者の
みなさん!!
ともに
がんばり
ましょうね!!
助かりました!!
終

監修者より

このたびは、育児や仕事、家事などでお忙しい中、本書を手に取り、お読みいただき誠にありがとうございます。私は監修という立場から、ネット依存やゲーム依存が正しく理解できるように、それぞれのご家庭で少しでも「やってみよう」と思えるようなアドバイスや解説ができればという想いで、関わらせていただきました。

まずは、素敵な漫画を描いてくださったアベさんに、心から感謝を申し上げます。読者の方も「あるある！」「わかる〜！」と共感できるシチュエーションが多くあったのではないでしょうか。「食事中にスマホで動画を見せるのもＯＫなの？」など、ご家庭によっては気になるという方もいらっしゃるかもしれません。しかし、ストーリーを読みながら、いろんな気持ちや考えが浮かぶことが大切だと考えています。「この感情はどういう理由で生じているのかしら」と思いを巡らせてみると、「うちの家庭ではこうしてみよう」という方針も整理されます。

また、専門家が堅苦しい文章で淡々と説明するよりも、アベ家とともに「そうだよね」とうなずいたり、「これは難しい」と一緒に考えたりすることで、読者の皆様の心に必要な情報をより深く届けることができたのではないかと思います。

私自身は、ゲームやネットを排除すべきとは考えていません。やはりとても魅力的ですし、子どもたちにとって大切な楽しみの一つです。教育においても、効率的かつ効果的に学習するために欠かせないものになっています。

しかし、ネットやゲームには過度に没頭しやすいものもあるため、バランスを欠いてしまった結果、心身の健康や生活に悪影響を及ぼす場合があります。特に、発達段階にある子どもたちにとって、バランスの取れた生活リズムや人間関係を構築していくことは非常に重要です。また、「もっとやりたい」という欲求をコントロールし、折り合いをつけていくことも成長には必要な要素だと思います。

本書をお読みいただくことで、ネット依存・ゲーム依存の問題をただ「悪」とするのではなく、どのようにして向き合い、子どもたちが健やかに成長できる環境を整えるかについて考えるきっかけになれば幸いです。

公認心理師・臨床心理士　森山　沙耶

うちの子、ゲームして動画ばっかり見てますけど大丈夫ですか!?
もしかしてデジタル依存!? と思ったら

2024年7月16日　初版発行

マンガ／アベ ナオミ
監修／森山沙耶

発行者／山下直久
発行／株式会社 KADOKAWA
〒102-8177 東京都千代田区富士見2-13-3
電話 0570-002-301（ナビダイヤル）

印刷・製本／TOPPANクロレ株式会社
作画協力／菅原茉由美／ミキ／YUME
装丁／伊藤紗欧里（ガラパゴ）
DTP／飯澤彩水（アトムスタジオ）

本書の無断複製（コピー、スキャン、デジタル化等）並びに
無断複製物の譲渡及び配信は、著作権法上での例外を除き禁じられています。
また、本書を代行業者などの第三者に依頼して複製する行為は、
たとえ個人や家庭内での利用であっても一切認められておりません。

●お問い合わせ
https://www.kadokawa.co.jp/（「お問い合わせ」へお進みください）
※内容によっては、お答えできない場合があります。
※サポートは日本国内のみとさせていただきます。
※ Japanese text only

定価はカバーに表示してあります。

©Naomi Abe 2024　©KADOKAWA CORPORATION 2024
Printed in Japan
ISBN978-4-04-683660-1　C0077